IMUNE

IMUNE

A extraordinária história de como o organismo se defende das doenças

Tradução
Bruno Fiuza

Harper Collins

Rio de Janeiro, 2024

Título original: *An Elegant Defense: The Extraordinary New Science of the Immune System: A Tale in Four Lives*

Diretora editorial: *Raquel Cozer*

Gerente editorial: *Alice Mello*

Editor: *Ulisses Teixeira*

Copidesque: *Erika Nakahata*

Liberação de original: *André Sequeira*

Revisão: *Marina Goés*

Capa: *Elsie Lyons*

Imagem de capa: © *Doozy Doo/ Shutterstock*

Adaptação de capa: *Osmane Garcia Filho*

Diagramação: *Abreu's System*

CIP-Brasil. Catalogação na Publicação
Sindicato Nacional dos Editores de Livros, RJ

R418i
Richtel, Matt
Imune: a extraordinária história de como o organismo se defende das doenças / Matt Richtel; tradução Bruno Fiuza. – 1. ed. – Rio de Janeiro: Harper Collins, 2019.
400 p.

Tradução de: Elegant defense : the extraordinary new science of the immune system : a tale in four lives
ISBN 9788595085640

1. Sistema imunológico. 2. Imunologia. 3. Doenças imunológicas – Pacientes. I. Fiuza, Bruno. II. Título.

19-59961 CDD: 616.079
CDU: 612.017

Leandra Felix da Cruz – Bibliotecária CRB-7/6135

Rua da Quitanda, 86, sala 601A — Centro
Rio de Janeiro, RJ — CEP 20091-005
Tel.: (21) 3175-1030
www.harpercollins.com.br

Para Jason e os Argonautas

SUMÁRIO

PARTE III: BOB

PARTE IV: LINDA E MERREDITH

PARTE V: JASON

PARTE VI: VOLTANDO PARA CASA

NOTA DO AUTOR

Para distinguir o termo *doutor* no sentido de profissional da medicina e *doutor* como título acadêmico, refiro-me aos médicos com o honorífico *dr.*, ao passo que aos acadêmicos, exclusivamente pelo sobrenome. Essa é uma solução dolorosa, dado que tais acadêmicos não apenas trabalharam duro para conquistar seus doutorados, como fizeram as mais importantes descobertas em seu campo de atuação. Tomei essa decisão seguindo o estilo informal do *The New York Times*, para ajudar a guiar o leitor em uma história com vários personagens, alguns com experiência em pesquisa, a caminho de se tornarem Ph.D., e outros com experiência clínica, a caminho de se tornarem médicos. Imploro o perdão dos cientistas, que são os principais entre os Argonautas desta Odisseia.

Por fim, usei apenas o primeiro nome de Jason Greenstein, de sua família e amigos, e de outras pessoas com as quais eu tinha alguma intimidade, incluindo Bob Hoff, Linda Segre e Merredith Branscombe. O caráter pessoal de seus contos médicos pedia uma linguagem mais informal.

Parte I

VIDAS NA BALANÇA

1

Jason

Sob um céu acinzentado, Jason Greenstein sentou-se em silêncio no banco do carona de um Ford Windstar. Era uma sexta-feira, 13 de março de 2015. Ele ia em direção a um milagre e viajava no estilo ao qual havia se acostumado — a imundice.

Sua minivan prateada, que atravessava rapidamente os subúrbios de Denver rumo ao centro, parecia um pedaço de sucata sobre rodas. O aquecedor tossia e cuspia, e funcionava apenas quando fazia calor do lado de fora. O porta-malas não abria. Várias luzes de aviso piscavam no painel, alertando Jason sobre falhas do sistema que ele ignorava. Seus mapas e atlas transbordavam dos compartimentos e recobriam o chão.

E havia também o cheiro. Ele permeava a cabine, vindo do galão de 20 litros de gasolina que guardava para emergências e dos resíduos de gordura acumulados ao longo das infinitas refeições de *fast-food*. Jason não conseguia resistir aos cachorros-quentes do 7-Eleven, apesar de se referir a eles como "dedos de bruxa" e "repugnantes".

Quando Jason cruzava o país para fazer suas vendas, o que era recorrente, ele, às vezes, dormia na parte de trás do veículo. Enrolava-se em um tapete oriental laranja cheio de manchas, com a cabeça ao lado do galão de gasolina. De vez em quando, dormia sobre as caixas de bugigangas enfeitadas com pedrinhas brilhantes que ele vendia para os cassinos mais distantes, que as usavam como brindes.

Jason estava com 47 anos, tinha um diploma universitário de uma universidade de elite, pós-graduações em administração e direito, e nenhuma confiança nem especial reverência por esses penduricalhos. Ia de uma ideia de empreendedorismo a outra, de uma aventura à seguinte. Nada o fazia mais feliz do que dirigir com um punhado de tabaco Skoal Fine Cut enfiado na boca, ouvindo Bruce Springsteen ou uma estação local, rumo a uma nova cidade. Jason estava determinado a descobrir, explorar e viver do seu próprio jeito. Era um legítimo sonhador americano, e a minivan era sua carroça coberta.

"Mãe, se alguma coisa acontecer comigo, quero que você cuide da van. Está ouvindo?", ele disse à mãe, Catherine. Jason e ela ora trocavam elogios ora brigavam num diálogo visceral, cruel e passivo-agressivo que faria inveja a Arthur Miller.

Dessa vez, ele sentava-se no banco do carona e sua namorada, Beth, na direção. Estava prestes a pôr em prática o truque mais fora dos padrões que jamais poderia ter concebido. Estava determinado a se tornar um prodígio da medicina, o garoto-propaganda, como ele mesmo chamava, de um novo tratamento milagroso contra o câncer. Jason ia desafiar a morte da beira de seu precipício, com um dos pés já sobre o abismo.

Ele sofria de câncer em estágio mais que avançado. Qualquer definição razoável diria que era terminal.

Quase sete quilos de linfoma de Hodgkin estavam alojados em seus pulmões e na parte posterior do lado esquerdo de seu corpo, e esse volume dobrava a cada duas ou três semanas. Quatro anos de quimioterapia e radioterapia sem grande sucesso, sendo revertido apenas por breves períodos, este que é um dos cânceres com maior potencial de cura. Os médicos tentaram quase tudo, algumas drogas foram testadas duas vezes ou combinadas gerando violentos efeitos colaterais. O tumor sempre voltava. Naquele momento, projetava-se de tal forma de suas costas que Beth se referia carinhosamente a Jason como Quasimodo. A massa começou a pressionar seu nervo ulnar, o que lhe provocou uma dor lancinante e o deixou incapaz de mover a mão esquerda; ela estava inchada e parecia uma bolha carnuda.

O acometimento desta mão foi cruel. Quando Jason era criança — quando nós dois éramos, na verdade —, ele era um atleta fenomenal, perspicaz, obstinado, um arremessador canhoto rápido e escorregadio. Não era alto, mas sabia pular muito bem, um antílope com pernas de sapo, que competia pelo estado do Colorado tanto no basquete quanto no beisebol. A aparência se destacava, cabelos e olhos escuros, um enorme sorriso, a ascendência metade italiana metade judia tendo produzido um vira-lata americano a quem as garotas não conseguiam resistir. Mas, para mim, sua marca registrada era a risada, que explodia em um tom agudo, beirando o soprano, muitas vezes ao fim de uma de suas próprias piadas. Era alegria pura.

Enquanto Beth dirigia pela estrada que ligava Boulder a Denver, o sol contornou as nuvens, como se março ainda não pudesse decidir se era inverno ou primavera. Jason estava afundado no banco, dado o mal-estar. Usava uma calça de moletom cinza, mocassins de lona, uma camisa de flanela — tudo muito largo, pois só assim ele conseguia deslizar as peças por sobre os caroços dolorosos em seu corpo. Até os pés estavam inchados. Jason desenvolvera tudo que o câncer podia provocar nele. O oncologista o apelidara de Touro de Aço, porque ele havia suportado, com determinação, todos os tratamentos que lhe foram impostos, muitas vezes soltando uma piada ou exibindo um sorriso durante o processo.

Então, na segunda-feira anterior, em uma consulta com o médico, Jason recebeu a sentença de morte. Ele analisara a progressão do tumor e explicou com lágrimas nos olhos que não havia mais nada a fazer. Eles tentaram todos os tratamentos, as combinações mais tóxicas. O câncer só fez rugir de volta. Era chegada a hora de desistir.

Após a consulta, o oncologista escreveu, em uma nota sobre o paciente, que "a abordagem mais razoável, por maior que seja o custo emocional, é encaminhar o sr. Greenstein para cuidados paliativos". Ele organizou uma reunião com a família de Jason para prepará-lo para o processo.

Insistir no tratamento, escreveu, "está se mostrando mais tóxico do que benéfico", e seria injustificado "a menos que ele apresente uma resposta drástica".

Beth conduziu a minivan pelas áreas de classe média nos arredores do Centro Médico Presbiteriano St. Luke's. Jason, em geral amava falar, um tagarela incansável. Agora ela mal conseguia arrancar dele uma palavra.

Depois de estacionar, Beth segurou-o pelo braço, enquanto eles pegavam o elevador até o terceiro andar. Jason passara horas de sua vida na ala de oncologia, sentado em uma cadeira marrom reclinável dentro daquelas salas quadradas, suportando os nocivos protocolos da quimioterapia. Mas não nesse dia.

Jason sentou-se lentamente em uma cadeira. Uma enfermeira ligou o equipo ao cateter em seu peito. Primeiro ela pingou soro, certificando-se de que o tubo estava desobstruído, e, depois, Benadryl, para deixar Jason com sono. Então ela trocou as bolsas por outra, também com líquido claro. Aquilo era novidade.

O câncer é uma das principais causas de morte no mundo. Mas esta não é uma história sobre câncer. Também não é sobre doenças cardíacas ou respiratórias, acidentes, derrames, Alzheimer, gripe e pneumonia, doença renal, acidente vascular cerebral, HIV ou diabetes. Essas são coisas que nos adoecem e nos matam. Esta não é a história de uma enfermidade ou lesão em particular. É a história de *todas* elas e do extraordinário elo que as une, o aglutinador que define o todo da saúde e do bem-estar do ser humano. Esta é a história do sistema imunológico.

É um relato sobre a notável descoberta deste sistema, particularmente, ao longo dos últimos 70 anos, e sobre o papel que ele desempenha em todas as facetas da nossa saúde. Quando um arranhão ou um corte perfuram o escudo da nossa pele, ela própria a primeira linha de defesa, o sistema imunológico entra em ação. Suas células correm para limpar feridas, reconstruir tecidos, reparar danos internos causados por um inchaço ou uma contusão e para tratar queimaduras e mordidas. A complexa rede de defesa das células ataca cada vírus da gripe — dois a três por ano —, examina as inúmeras ameaças que podem se tornar tumores malignos, controla vírus como o do herpes, que atinge enormes percentuais da população, e enfrenta centenas de milhões de casos de intoxicação alimentar a cada ano. Foi só recentemente que começamos a entender o amplo papel de nosso sistema imunológico no cérebro, onde sinapses danificadas ou desatualizadas são podadas pelas próprias células do sistema imunológico do órgão, mantendo uma saúde neurológica estável.

Essa vigilância é constante e, majoritariamente, invisível para nós, com o sistema imunológico sendo um verdadeiro guarda-costas que define a saúde nos termos mais amplos possíveis. Por exemplo, os próprios mecanismos que defendem nosso vigor individual parecem desempenhar um papel em funções essenciais, como a escolha de parceiros — ajudando-nos a evitar uniões incestuosas, que podem prejudicar nossa segurança e sobrevivência coletivas.

O sistema imunológico é frequentemente descrito com uma linguagem bélica, que opõe nossas forças internas a doenças malignas, usando células poderosas capazes de exercer vigilância e espionagem, efetuar ataques com precisão cirúrgica e ofensivas nucleares. Expandindo a metáfora bélica, nosso sistema de defesa conta também com agentes secretos equipados com pílulas suicidas, e é interligado por uma das redes de telecomunicação mais complexas e velozes do mundo. Esse aparato de defesa também desfruta de um status quase inalcançável por qualquer outro aspecto da biologia humana. Ele vagueia livremente pelo corpo, movendo-se pelos sistemas de cada órgão. Tal qual a polícia em tempos de lei marcial, o sistema imunológico procura ameaças e as impede de causar danos fatais, discernindo de maneira hábil até 1 bilhão de diferentes perigos estranhos ao corpo, mesmo aqueles ainda não descobertos pela ciência.

Essa é uma tarefa extraordinariamente complexa, visto que a vida é um festival turbulento, que o corpo é como uma vasta festa, um evento caótico e exuberante povoado por uma variedade de células. Há bilhões delas, células de tecidos e células do sangue, proteínas, moléculas e micróbios invasores.

O trabalho de patrulha torna-se mais complicado pela natureza frágil das fronteiras de nosso corpo. Quase todo organismo que deseje alcançar nosso interior pode fazê-lo. Somos uma festa a céu aberto, um banquete sem assentos marcados, convivendo com todas as formas de vida existentes — pequenos ladrões e gangues; terroristas armados com maletas nucleares; primos e tios estúpidos e bêbados; agentes inimigos disfarçados de amigos;

e adversários tão imprevisíveis e estranhos que parecem teletransportados de outro universo.

No entanto, apesar de todas essas ameaças, a metáfora bélica é enganosa, imperfeita — talvez até, completamente equivocada. O sistema imunológico humano não é uma máquina de guerra. É uma força de manutenção da paz que, mais do que qualquer outra coisa, busca a harmonia. Seu trabalho é circular por essa festança mantendo-se atento aos encrenqueiros e — este é o ponto fundamental — botando para fora os caras maus, ao mesmo tempo em que provoca o mínimo de dano possível a outras células. E não se trata apenas de não querermos machucar nosso próprio tecido. Diz respeito, também, se vamos precisar de muitos dos organismos estranhos que vivem sobre nosso corpo e dentro dele, incluindo os bilhões de bactérias que habitam nossas entranhas. Cada vez mais tem se provado que alguns desses micróbios, longe de nos ameaçar, são bem-vindos como aliados essenciais. Nossa saúde depende da interação harmoniosa com uma infinidade de bactérias. Na verdade, quando usamos antibióticos e sabonetes bactericidas ou combatemos toxinas que prejudicam nossa flora intestinal, corremos o risco de prejudicar os seres que contribuem para a eficácia de nosso sistema imunológico.

Quando nosso sistema imunológico entra em efervescência... cuidado.

Assim como um estado policial fora de controle, quando este sistema encontra-se desregrado, pode se tornar excessivamente zeloso, convertendo-se em algo tão perigoso quanto qualquer doença. Autoimunidade é o nome dado a esse processo, que está em ascensão. Um total de 20% da população dos estados Unidos, ou 50 milhões de pessoas, desenvolvem algum distúrbio autoimune. Segundo estimativas, 75% são mulheres, que apresentam enfermidades como artrite reumatoide, lúpus, doença de Crohn e síndrome do intestino irritável (SII) — todas elas terríveis, exasperantes, debilitantes e difíceis de diagnosticar. Somados todos os distúrbios, a autoimunidade é a terceira categoria de doença mais comum nos Estados Unidos — depois de problemas cardiovasculares e câncer). O diabetes, principal causa de morte no país, origina-se de uma guerra entre o sistema imunológico e o pâncreas.

As últimas décadas da imunologia, a ciência do sistema imunológico, ensinaram-nos outro aspecto central do sistema: é possível passá-lo para trás. Às vezes, uma doença se estabelece e começa a crescer e se espalhar, mas faz ele pensar que, no fim das contas, não é tão ruim assim. A enfermidade o engana, de modo que ele a ajuda a crescer. Foi o que aconteceu com Jason.

O câncer se valeu de uma trapaça suja contra sua elegante defesa. Assumiu o controle dos canais de comunicação do sistema imunológico e instruiu os soldados de seu corpo a recuar. Depois, passou a usar o próprio sistema para se proteger, como se fosse um novo tecido, precioso e saudável, enviando-o rapidamente à cova.

O líquido claro gotejado em seu peito naquele dia 13, uma auspiciosa sexta-feira, prometia reverter a trapaça do câncer. A substância instruía seu sistema imunológico a lutar. Jason, que estava entre os primeiros cinquenta pacientes a experimentar um dos maiores feitos da história da medicina, tornou-se o homem de frente e corajoso que jamais imaginou que seria. Encontrava-se no limite da realização humana, à medida que a ciência moderna desafiava uma das técnicas assassinas mais duradouras e eficazes do panteão das doenças.

Quando ficou claro que Jason poderia representar uma extraordinária guinada na história da medicina, peguei minha caneta.

Como jornalista do *The New York Times*, mas também como seu amigo, dei início a uma jornada para compreender o sistema imunológico, o caminho percorrido para chegarmos a esse patamar, com o qual podemos fazer experimentações, e o que isso representa. Mais do que isso, encontrei uma história de descobertas científicas e heroísmo, um rastro global que atravessa Europa, Rússia, Japão e Estados Unidos, com pesquisadores acumulando descobertas duramente alcançadas. A soma de meu aprendizado é uma série de lições essenciais, histórias pessoais e descobertas científicas inacreditáveis, tornando este livro menos técnico e mais anedótico. É o relato da mecânica do sistema imunológico e de sua influência no aspecto prático da saúde — no sono, na forma física, no humor, na nutrição, no envelhecimento e na demência.

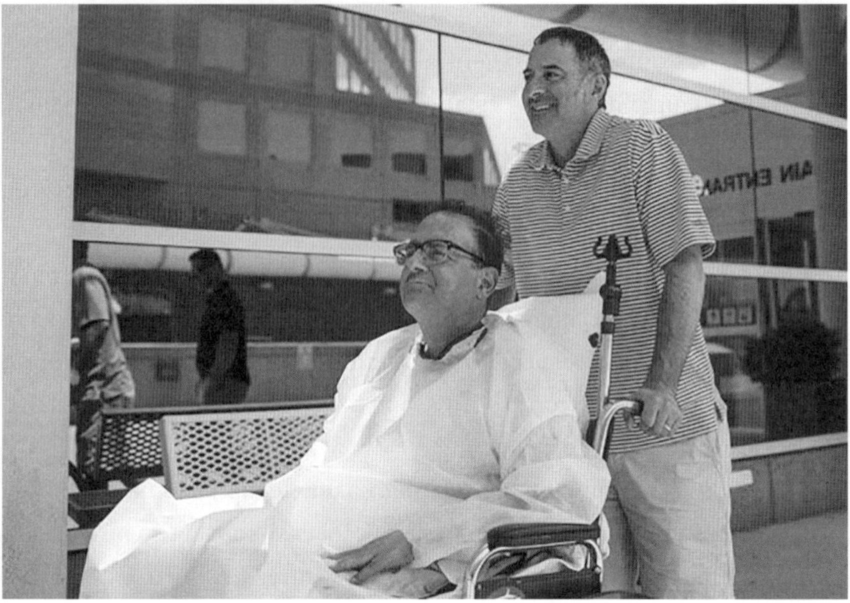

O autor com Jason Greenstein. "Estou de volta", disse Greenie.
(*Nick Cote*/New York Times)

É também a vida de Jason e de três outras maravilhas da medicina: Bob Hoff, homem com um dos sistemas imunológicos mais inusitados do mundo, e Linda Segre e Merredith Branscombe, duas almas incansáveis que lutam contra um assassino invisível — seus próprios sistemas imunológicos hiperativos.

Assim como Jason, eles são parte de um monumental ponto de inflexão científica, uma explosão de conhecimento, com especialistas levando essa nova compreensão do sistema imunológico ao mesmo patamar das maiores conquistas humanas.

Essas descobertas inéditas são "tão significativas quanto a dos antibióticos", afirmou o dr. John Timmerman, da Universidade da Califórnia em Los Angeles (UCLA), que realizou pesquisas pioneiras sobre o assunto. Em termos de combate a uma série de doenças que afetam tanto a qualidade de vida quanto a longevidade, "hoje somos como a Apollo 11. Chegamos lá. A *Águia* pousou".

* * *

No centro médico St. Luke, naquela sexta-feira 13, a droga foi gotejada no sistema de Jason por uma hora, depois da qual Beth dirigiu por 45 minutos até Boulder, onde ele planejava assistir ao jogo de basquete da escola do sobrinho, Jack, no Coors Events Center, dentro do campus da Universidade do Colorado. Quando chegaram ao local, Jason não tinha forças para subir as escadas da arena, então um parente pediu à equipe do evento para deixá-lo entrar por uma entrada especial e ir diretamente para a quadra.

Era assim que o enfermo costumava assistir aos jogos quando estava no auge, direto da quadra, o centro de tudo. Na verdade, nessa mesma arena, décadas antes, eu estava sentado na arquibancada e vi Jason executar um dos mais improváveis e emocionantes arremessos que, provavelmente, jamais testemunharei outra vez. A cesta que deu a vitória à equipe saiu do topo do garrafão, um décimo antes de soar a campainha que indicava o fim da partida, após duas prorrogações, contra um adversário tradicional, fazendo com que seu time avançasse nos *playoffs* estaduais.

Muitos anos depois, Jason estava sentado na arquibancada enquanto amigos passavam e olhavam para aquela concha encolhida, a qual certamente pensavam estar participando do último jogo de sua vida.

"Ele parecia muito mal", observou um velho amigo e companheiro de equipe de Jason, um cestinha chamado Danny Gallagher. "Fiquei com a impressão de que ele não ia passar daquele dia."

2

Jason e eu

A história do sistema imunológico é uma história de vida e morte, claro, uma história de sobrevivência diante das doenças mais letais que existem. Na mesma medida, trata-se também da luta por paz e harmonia, por uma integração bem-sucedida, pela circulação de organismos dentro do corpo e para fora dele, do destino manifesto e da evolução. É uma história de amizade.

Minhas lembranças mais antigas de Jason são no campo de beisebol e no banco de reservas. Tínhamos 10 anos. Nossa equipe da liga infantil era patrocinada pelo McDonald's. Uniformes brancos com gola amarela. Ele usava uma cabeleira bem cheia, sempre com um sorriso igualmente enorme. Nas fotos da equipe, aparecia na fila de trás. Eu ficava sentado na frente, feliz por diversos motivos e confiante na escola, mas escondendo a insegurança crescente de um garoto baixinho que ansiava por atenção.

A mim, Jason parecia personificar um ideal, o garoto americano por excelência, não apenas um grande atleta, mas também um ser abençoado com uma curiosidade natural, bondade e uma montanha de carisma. No sétimo ano, foi eleito o aluno mais notável da turma. Quando estava presente, todos se rendiam a ele. Seu apelido era Golden. Era ainda mais atraente por ser o oposto de um valentão. "Manda ver, Rick!", gritava ele, quando eu estava rebatendo, prestes a sair, com sorte se chegasse à primeira base. "Quem sabe da próxima", dizia, enquanto eu voltava para o banco.

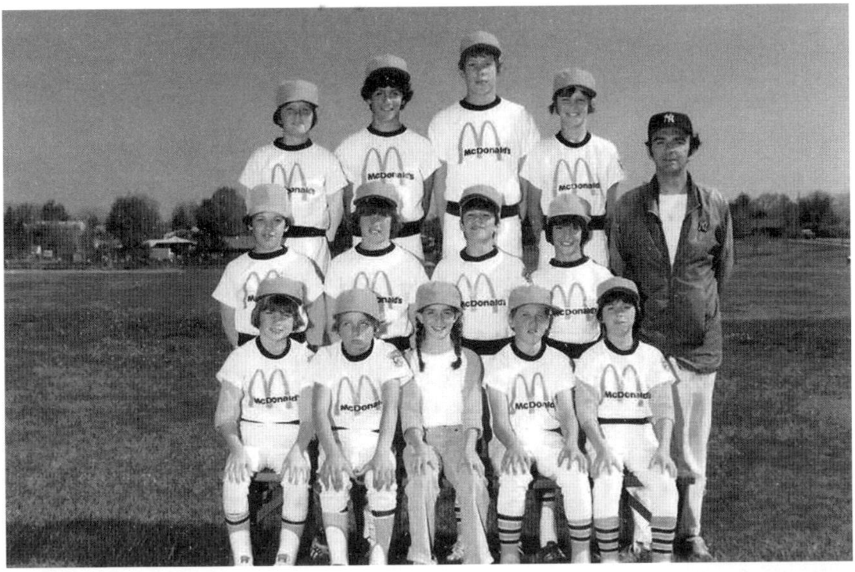

Jason, segundo da esquerda para a direita no topo; o autor, no canto inferior direito, abaixo do pai de Jason. (Cortesia do autor)

Tínhamos algumas coisas em comum, a principal delas, pais que admirávamos, que se destacavam em nossas vidas e na comunidade. Meu pai era juiz na relativamente pequena cidade onde morávamos. O dele, Joel Greenstein, era um festejado advogado especialista em divórcios, nosso treinador, ou seja, *o* treinador da liga infantil na cidade, nossa própria versão do Walter Matthau, mas sem os palavrões e a bebedeira. Vivia com um charuto entre os dentes, tinha um sorriso irônico e um humor seco, e podia ser visto do outro lado do campo em seu blusão azul-marinho dos Yankees. Ele ficava no banco de reservas com o joelho em um degrau, o punho batendo no couro rachado de sua luva de apanhador.

Joel era apaixonado por Jason e o orientava de maneira gentil e, ao mesmo tempo, minuciosa, como um treinador prudente que teve a sorte de se deparar com um puro-sangue.

"Jason adorava meu pai", contou-me sua irmã Yvette. "Eles eram muito próximos, meu pai o adorava. Nosso velho era o tipo de pessoa mais reservada, e lá estava Jason, que sempre botava tudo para fora, sem filtro, verdadeiro, sensível; ele deixava claro tudo o que estava sentindo a cada momento."

Guy, irmão mais velho de Jason, disse-me: "Meu pai era seu guru".

Em termos de saúde, havia uma diferença material poderosa entre nossos pais. O meu, Murray, descobriu a corrida no início da década de 1970 e se tornou fanático, como todo mundo naquela época, tendo completado 13 maratonas. Joel também estava em forma, mas amava charutos. A mãe de Jason, Cathy, fumava um maço de cigarros por dia. O cheiro de tabaco permeava a casa dos Greenstein. Fumar põe à prova o sistema imunológico como poucos hábitos humanos; os pequenos cortes e talhos no macio tecido pulmonar não apenas criam lesões duradouras, mas forçam as células a se dividir para substituir o tecido ferido. A divisão celular aumenta a possibilidade de malignidade, de câncer. É matemática simples, e pode ser fatal.

No oitavo ano, Tom Meier, um dos melhores amigos de Jason, estava no ginásio da escola. A porta se abriu de um golpe e Golden entrou correndo. "Ele estava soluçando", relembrou Tom.

O amigo não conseguiu interpelá-lo, que foi até o vestiário com Tom em seu encalço. Jason se sentou no banco do vestiário.

"O que que há, J?"

"Meu pai está morrendo."

Jason descobrira que o pai tinha câncer de cólon.

Mesmo 40 anos depois, Tom fica com os olhos cheios d'água ao contar essa história. "Lá estava a pessoa mais forte que eu conhecia em todo o mundo, e ela estava completamente arrasada."

Por fora, Jason parecia indiferente à malignidade que devorava o pai vivo, vítima de sua desconexão emocional cada vez maior. No nono ano, ele concorreu à presidência do conselho estudantil. Sua fala esbanjava confiança e graça. Disse à escola que não desistiria jamais.

“Se for eleito, tentarei ser consistentemente comprometido e não perder meu entusiasmo nem meu vigor.” Ele tinha apenas uma promessa. “Farei o meu melhor e batalharei duro por vocês se for eleito presidente.”

Se. É claro que ele ganhou.

Então, no ano seguinte, quando cursávamos a Boulder High School, Jason apareceu com a filosofia de vida que nos definiria por alguns anos ingênuos e maravilhosos. Ele batizou nosso grupo de Liga dos Companheiros Preocupados, a LCP.

Era uma visão de mundo adotada como princípio orientador por Jason e outros seis de nós, que formávamos um grupo muito unido no ensino médio — Josh, Noel, Tom, Adam, Bob, Jason e eu. A filosofia da LCP era, em essência, o oposto do que parecia. Jason defendia que não estávamos particularmente preocupados. Preocupação era coisa de pessoas que haviam perdido a perspectiva.

Como todas as filosofias e religiões permanentes da vida, aquela ideia varonil dava uma volta em torno de si mesma e se transformava numa completa contradição. Não olhe muito de perto. Estávamos preocupados com todo tipo de coisas, assustados e inseguros, apesar de nossos privilégios. Esse tipo de desconexão, como você vai ver, pode levar à ansiedade e à doença, tudo relacionado à maneira como o sistema imunológico reage ao estresse. Mas, na época, nossa aparência era de uma bem-afortunada combinação de bons alunos e bons atletas, a “galera legal”. Jason carregava a tocha. No ano seguinte, ele fez algo notável.

Mesmo baixo para um aluno do ensino médio, Jason ajudou os Panthers da Boulder High School em uma corrida mágica pelos *playoffs* estaduais do basquete em 1984. Com os tênis de basquete nos pés, ele era extraordinário, não a estrela solitária da equipe — havia vários veteranos de primeira linha —, mas, sem dúvida, o que os unia, o armador e o mascote, um jogador incomparável no quesito intensidade.

O treinador da equipe naquele jogo final do ensino médio —, uma figura à la Bobby Knight chamada John Raynor, via Jason como o garoto impossível de ser batido. "Às vezes ele jogava com uma entrega inconsequente", lembrou o Raynor. Ele mergulhava no chão "e se levantava coxeando, e eu pensava: 'Meu Deus, esse cara vai sobreviver?'".

Nas arquibancadas, durante a final do campeonato — que valia a supremacia de todo o maldito estado —, os membros da LCP se sentaram e torceram, os rostos pintados com as pequenas patas roxas dos Boulder Panthers.

Acomodado não muito longe de nós, uma sombra encolhida que parecia lutar pela própria vida, Joel observava o filho amado.

O jogo foi mal desde o início.

Jason, já superado em tamanho e força, atuava com um tornozelo vacilante que havia machucado na partida anterior. Marcou apenas quatro pontos. Os dois grandes arremessadores dos Panthers estavam tremendo. Placar final: 52 a 42.

Apenas alguns meses depois, em 13 de julho de 1984, Joel Greenstein morreu. Tinha 50 anos.

Jason soube que o pai estava muito mal e voltou do trabalho para casa. Encontrou-o deitado em uma maca na sala de estar, recebendo cuidados paliativos. Soluçou. Por alguma razão, o jovem não acreditava que aquilo pudesse acontecer.

Mais tarde, ele me diria: "Há duas coisas que odeio neste mundo, hospitais e câncer".

Alguns familiares se perguntavam se a morte do pai, seu alicerce, não havia deixado Jason tão desorientado a ponto de fazê-lo disparar — física, espiritual e emocionalmente. Após a morte de Joel, Jason se pôs numa corrida cada vez mais acelerada e determinada, um cavalo de competição sem seu treinador. Era todo um estilo de vida, o que envolvia viagens pelo mundo — lecionando no Japão, perambulando pela América Latina — e várias pós-graduações. Ou algo assim. Por não pagar as mensalidades, jamais conseguiu retirar o diploma de direito que lhe cabia. Tornou-se um empreendedor em série, formando uma equipe de vendas de um homem só e oferecendo serviços de telefonia móvel, Crocs em shoppings, máquinas de suco para restaurantes. Construiu e administrou uma empresa de turismo para esquiadores. Cada uma de suas ideias havia sido concebida com o entusiasmo de um cara que faz a cesta da vitória.

Existe a impressão, olhando em retrospecto, de que ele estava pondo sua saúde em risco, mas fui eu quem teve o primeiro contato com a doença. Depois da faculdade, desabei, cedendo à pressão de ambições hiperdimensionadas e equivocadas, sem uma pista real sobre minhas verdadeiras paixões. A insônia e a ansiedade também vieram. Tive que me encontrar para conseguir sobreviver. Saí desse processo como uma pessoa extremamente satisfeita com quem eu era, e, de pronto, consegui, sem medo, ir atrás do que me inspirava.

No fim dos anos 90, eu, curado e feliz, e Jason, aventureiro, inventando uma ideia de negócio mais louca que a outra, estabelecemos uma amizade profunda e autêntica. O entusiasmo nos uniu, bem como a lembrança dos velhos tempos, somada à capacidade de não nos levarmos tão a sério enquanto éramos consumidos pela virtude de nossas respectivas inspirações. Então, o destino chegou para Jason.

Ele pousou em um aeroporto de Phoenix sob um lindo céu noturno em 9 de maio de 2010. Era noite de domingo, e Jason havia passado o fim de semana em uma feira da indústria dos jogos de azar em Biloxi, Mississippi. Seu negócio mais recente envolvia a venda de bugigangas feitas na China — pequenas caixas decorativas esmaltadas — a cassinos, para serem oferecidas como mimo a clientes fiéis ou como prêmios em campanhas promocionais. O nome da empresa era Green Man Group.

Era o Jason "mais Jason" que ele poderia ser. Vivia em Las Vegas, terra dos apostadores, vendendo coisas brilhantes para sonhadores como ele, e percorrendo o país em visita a cassinos, cada vez mais numerosos, para se gabar de si mesmo e explicar por que suas bugigangas aumentariam exponencialmente o grau de fidelidade dos clientes. Dirigia um Chrysler Concorde modelo 1982, que ele descreveu para mim como "o último carro de 98% dos judeus. Todos esses judeus morreram, não conseguiam dirigir ou venderam o carro para uma família mexicana. E cada um deles é de propriedade de uma família mexicana, exceto o que eu estou dirigindo".

Em seguida, deu sua típica gargalhada estridente, talvez por tomar consciência do preconceito em seu comentário, talvez, apenas por se achar engraçado. E era quase impossível não rir com ele. Esse era Jason ao natural, os vidros do carro abertos, o calor do ar, uma aventura pela frente. "Eu adorava dirigir pelo deserto, me sentir na estrada."

A caminho de casa, em Las Vegas, fez uma parada em Phoenix porque tinha alguns negócios no Arizona. Quando desembarcou, no fim do dia 9, a companhia aérea extraviara sua bagagem, o que incluía os kits de amostras de bugigangas. Precisaria esperar lá mesmo. Sentiu uma coceira na garganta. Pensou: *Às vezes, no deserto, tenho alergias, ou minha garganta é tomada por infecções ou por um vírus.*

Jason se hospedou em um Days Inn a meia hora de distância do aeroporto e acordou se sentindo péssimo na manhã seguinte. Isso o desestimulou. "Era um dia lindo de maio, e eu me senti extremamente enjoado, tinha dores de cabeça." Para se animar, fez o que costumava fazer sempre que dirigia: enfiou atrás dos lábios um naco de tabaco Skoal Fine Cut — "Eu mascava feito um louco" — e então, como continuava a se sentir mal, parou para fazer um lanche em um posto de gasolina.

Lá estava ele, sentindo-se uma merda, na estrada, que era seu lugar, seu lugar feliz.

"Jason era uma daquelas pessoas que teriam se estabelecido no Oeste", disse sua irmã Natalie ao descrevê-lo. "Ele teria deixado a cidade e arriscado encarar os índios ou o que quer que fosse." Ela não estava certa se era apenas uma máscara ou se sua natureza havia se expandido após a morte do pai: "Quando nosso pai morreu, algo nele se despedaçou ou virou uma chave". Sossegar, reduzir a velocidade — não era bem assim que as coisas funcionavam para o irmão. Ele tinha as próprias ideias e corria atrás delas mesmo quando as pessoas o encaravam e arregalavam os olhos, perplexas, exatamente como ocorreu diante do tratamento caseiro que ele inventou algumas semanas mais tarde para curar sua dor de garganta.

Jason morava em Las Vegas com — quem mais poderia ser? — uma stripper. Ela alugava um quarto na casa que a mãe de Jason comprara para ele, como investimento, por 175 mil dólares. Era um imóvel de três quartos no estilo fazenda, com uma piscina nos fundos, construído em 1947. Foi em algum momento depois disso — mas muito antes de os Greenstein o comprarem — que aquele bairro vivera seu auge. A certa altura, um magnata dos cassinos morava do lado oposto da rua, e Jason planejava reformar e virar a casa para o outro lado. Era o que ele dizia.

A relação com a stripper era estritamente platônica. Aquilo funcionava muito bem para ele. Além disso, havia Beth.

Na sexta-feira depois que ficou doente, ele ainda não tinha conseguido se livrar dos sintomas. "Fiz o que a maioria das pessoas faria", disse ele, rindo. "Saí tarde da noite na sexta, comprei uma caixa de cerveja e fiquei de porre para tentar espantar o resfriado."

Jason acordou na manhã seguinte se sentindo ainda pior. "Tentei beber pra ver se botava aquilo pra fora, mas não funcionou muito bem."

Ele ligou para Beth, que lhe disse: "Você precisa ir ao médico". Ele obedeceu, submetendo-se a um exame de sangue. Na ocasião, notaram um grande nódulo linfático em seu pescoço. O médico achou que ele tinha mononucleose e lhe deu antibióticos. Os remédios não funcionaram.

"Não senti diferença alguma."

Todo verão, Jason ia de carro para o Leste, acompanhado da mãe, para visitar a família dela em Nova York. Os dois tinham uma relação de codependência e admiração mútua que podia ser facilmente confundida com uma luta livre, pelo menos no nível verbal. Discutiam por qualquer coisa, suas vozes histriônicas cada vez mais altas.

Mãe, você não está ouvindo! Eu não estou me sentindo bem.

Jason, se você não está se sentindo bem, vai dormir!

Estou bem, mãe. Vou levá-la para Nova York.

Que bom, Jason. É muito delicado da sua parte.

Ele dirigiu até o Colorado, pegou-a e os dois foram para o Leste. *Estou mesmo fraco,* ele pensou. Era meados de junho, quando chegaram a Bayside, no Queens, a jornada anual do destino manifesto às avessas que levava Jason de volta ao ponto de origem da família nos Estados Unidos. Lá, na casa de sua tia Rose, ele não conseguiu sair do sofá.

"Aquele momento me lembrou do meu pai quando ficou doente. Ele nunca havia feito aquilo antes", recordou Jason.

Ele não tinha médico. Na verdade, não tinha um plano de saúde adequado.

"Pouco tempo antes, contratei um plano de saúde de araque na internet. Dizia que era para emergências. Não cobria câncer. Pagava despesas só até mil dólares. Esse era o meu estilo de vida — era como apostar uma garrafa de rum com a minha inquilina que os peitos dela eram verdadeiros."

De volta ao Colorado, ele fez um exame de sangue mais completo. Um dos testes media a taxa de sedimentação de eritrócitos, oferecendo uma medição não específica da inflamação. O número de Jason estava muito acima do normal.

O médico ligou para ele. "Temos um problema de verdade aqui." Explicou os resultados dos testes. "Nunca vi nada assim nos meus 30 anos de profissão. Tem alguma coisa muito errada."

Jason foi diagnosticado com linfoma de Hodgkin. Seu sistema imunológico estava sendo inundado por forças do mal. Vendo pelo lado positivo, o Hodgkin estava entre os tipos de câncer com maiores chances de cura — pelo menos para a maioria das pessoas.

3

Bob

Robert T. Hoff tornou-se uma maravilha do sistema imunológico na noite de Halloween de 1977. Ele estava fantasiado de múmia.

Nascido em 1948, criado em Iowa, filho de um vendedor de seguros e de uma professora substituta, vivia "no armário" desde os 4 anos. Fora com essa idade a primeira vez que conseguia se lembrar de ter trocado carícias com o menino que morava ao lado. Ele adorava aquilo, ansiava por afeição física de outros garotos e, mais tarde, de outros homens. Aprendeu a esconder o fato de que, durante alguns anos da infância, botava os vestidos e cachecóis da mãe. Na escola, ele se superou. Não tornou a falar com alguém sobre suas paixões depois de cometer esse erro uma vez só, no sétimo ano, quando o garoto a quem ele havia contado, Steve Lyons, espalhara para todo mundo.

"Eu era chamado de bicha louca."

Bob precisava de uma nova estratégia. Ele a encontrou por meio da imitação. Havia um garoto, chamado Art, que era o cara mais popular da escola. Bob aprendeu a imitar Art.

"Eu copiava tudo que ele fazia. Escolhi as mesmas atividades extracurriculares. Nadava na Associação Cristã de Moços. Aprendi a falar de maneira diferente. Existe uma espécie de sotaque gay, e aprendi a pensar antes de modo a não usar uma palavra que me denunciasse."

"Então, comecei a me tornar popular, era a estrela da peça da escola, fui eleito presidente do conselho de alunos, o cara mais popular da turma."

Ele namorava garotas e parou de fazer sexo com homens até a universidade, temendo ser excluído.

Entrou para a faculdade de direito e se casou com uma mulher. Serviu como membro ativo na Força Aérea. Ele e sua esposa tentaram fazer dar certo. Ela não quis ficar casada com um homossexual. Então se divorciaram. Ele se casou novamente. Em certo momento, a mãe de Bob descobriu suas verdadeiras preferências. Ficaram sem se falar por 20 anos porque ela dizia que ele era pecador.

Em 1977, Bob morava em Washington, D.C., já um advogado bem-sucedido — conselheiro geral assistente de um importante escritório federal, a Administração de Serviços Gerais. Em 31 de outubro, Bob foi sozinho a uma festa; sua esposa na época, uma comissária de bordo, parte da fachada de sua vida, estava fora da cidade.

Bob estava circulando pela festa quando conheceu John, um ruivo com um corpão. Os dois foram para o segundo andar e fizeram sexo sem proteção.

Duas semanas depois, Bob se sentiu tonto, letárgico e cansado, com sintomas incômodos semelhantes aos de uma gripe — o que não era suficiente para impedi-lo de ir trabalhar. O desconforto durou dez dias. "Atribuí aquilo tudo à gripe", lembrou Bob.

Por volta do Dia de Ação de Graças, ele foi ao casamento da prima em Cedar Falls. Na volta, começou a se sentir muito mal. Vomitou e teve diarreia. Presumiu que tinha comido algum camarão estragado. Bob, um vencedor ao longo de toda a vida, foi procurar o médico que o examinara quando tirou sua licença para piloto comercial de avião.

Bob tinha hepatite. Era hepatite tipo A, uma cepa que havia sido identificada apenas alguns anos antes, em 1973. Trata-se de uma infecção do fígado que leva algum tempo para se manifestar. Quando isso acontece, os sintomas que a pessoa experimenta, normalmente, resultam do trabalho que o sistema imunológico está fazendo para revidar: inflamação.

Para Bob, esse diagnóstico não era uma notícia tão ruim, levando tudo em consideração. Desde que o sistema imunológico faça seu trabalho de maneira adequada, a hepatite A é uma cepa que pode ser derrotada.

Mas isso não era tudo que o acometia. Bob havia contraído o vírus da imunodeficiência humana, HIV, na sigla em inglês, possivelmente, a ameaça direta mais séria que já desafiou nosso sistema imunológico. Levaria alguns anos até Bob descobrir a verdade. Ele então se tornaria uma poderosa fonte de inspiração e sabedoria para as mais altas instâncias do meio científico. No campo da medicina, Robert Hoff é um verdadeiro tesouro. Seu corpo repelia o HIV e a morte como talvez ninguém tivesse feito antes dele, portanto seu precioso sistema imunológico oferecia novas possibilidades e promessas também para o resto de nós.

4

Linda e Merredith

Pouca coisa indicava que Linda Bowman abrigasse dentro dela um assassino suicida invisível, enquanto ela se preparava para a primeira tacada num campo de golfe tomado por chuva e vento em Ulster, Irlanda. Era maio de 1982, durante a última volta do Smirnoff Ulster Open, um precursor do Ladies Irish Open. Linda estava empatada na liderança.

Um pouco antes das 2 horas da tarde, para quando estava agendada a primeira tacada de Linda, seu *caddie*, o rude e reservado Victor McCauley a surpreendeu ao levá-la até o estacionamento. "Tenho algo para lhe mostrar", disse ele. Ele abriu o porta-malas, revelando uma dúzia de belíssimas rosas vermelhas. "Linda", ele disse, "vamos ganhar esse troço."

Não ia ser fácil. Ela, com 22 anos, nunca tinha vencido um torneio profissional de golfe, e enfrentaria uma competidora que, por dois anos seguidos, registrava os maiores ganhos financeiros de toda a Europa. Ela mal conseguira dormir na noite que antecedera a rodada final.

Por outro lado, muito da vida de Linda era um livro de histórias — *histórias*, mas não contos de fadas. Ela não tivera tudo de mão beijada, não era uma princesa. Dera duro para valer e gostava de trabalhar. Ainda criança, aos 7 anos, começou a andar a cavalo, atingindo um patamar competitivo. Ela se esforçou, buscando superar os limites, e, no início da adolescência chegou a se meter em dietas exclusivas de proteína — carne e ovos, sem frutas nem vegetais — para se manter magra e graciosa em sua égua.

Ela se tornou a melhor competidora do grupo do qual fazia parte. "Você poderia me dar um cavalo terrível, e eu era capaz de obter um bom desempenho."

E neurônios? Linda, destacando-se sobretudo em matemática, a exemplo da irmã mais velha, havia pulado o terceiro ano.

Ela era benquista, talvez não a mais popular, um pouquinho nerd, mas contente e motivada. A mãe fora golfista profissional, o pai era excelente golfista e, por fim, Linda largou os cavalos e entrou para o ramo da família. Tendo começando tarde, aos 15 anos, praticou incansavelmente o esporte e conseguiu, graças ao próprio esforço, uma bolsa para jogadores de golfe na Universidade Stanford. Seus *drives* voavam por 230 jardas, um feito e tanto naqueles tempos.

Na última volta do Ulster Open, naquele dia de maio de 1982, Linda manteve o mesmo nível da líder da competição, Jenny Lee Smith. No 18º e último buraco, Linda deu tudo de si após a segunda tacada, que deslizou pelo *green* e foi parar em um *bunker*. A bola espalhou areia por todos os lados e aterrissou a menos de 15 centímetros do buraco. Com o *par* garantido, a partida foi para a prorrogação.

As duas jogadoras avançavam em pé de igualdade, um buraco por vez. Se uma delas ganhasse um buraco, um único que fosse, ficaria com todos os louros. Linda e Jenny jogaram empatadas por quatro buracos, e então, no quinto, um *par* 5 de 500 jardas, Linda fraquejou. Depois que as duas executaram *drives* sólidos quase idênticos, Linda puxou seu taco *madeira* 3, balançou e... bateu na parte de cima da bola. Ela rodopiou preguiçosamente no terreno por 90 jardas, bem menos da metade da distância esperada. Jenny se levantou e arrasou. Bastava acertar uma tacada decente e o torneio seria dela.

Com toda a tranquilidade, Victor, o *caddie* de Linda que carregava rosas, entregou a ela um taco *ferro* 5 e disse que ela sabia o que fazer. Balançar graciosamente, com força e confiança, colocar a bola perto do pino, permanecer no páreo, botar pressão sobre a adversária.

Linda acertou em cheio e a bola aterrissou a menos de 1 metro do buraco. Jenny bateu com seu taco *wedge* sobre o *green*. Quando Linda marcou um *birdie* na tacada final e venceu, seus companheiros de equipe a colocaram nos ombros. Mais tarde, já na segunda festa do dia, ela dançou com aquele velho *caddie* ao som de "Forty shades of green".

Linda Bowman tinha muitos dons, entre os quais a ética no trabalho, a graça sob pressão.

Até que seu corpo se voltou contra ela.

Catorze anos depois, em 1996, quem a via de fora tinha a impressão de que grande parte da sua vida seguia como nos livros de histórias. Ela tinha um MBA em Stanford para combinar com todo o resto, dois filhos, incluindo um recém-nascido, um marido empregado em um dos escritórios de advocacia mais importantes do Vale do Silício. Estava prestes a se tornar a sexta mulher a integrar a sociedade do Boston Consulting Group.

Linda morava em uma bela casa em San Mateo, subúrbio de San Francisco. Certa noite, em setembro daquele ano, estava preparando um jantar para um grupo de colegas quando sentiu uma dor no dedão do pé esquerdo. Não apenas uma pontada. DOR! Ela notou que o dedão estava inchado do tamanho de uma bola de golfe. Em agonia, aguentou firme durante o jantar, mas, terminado, tomou uma atitude incomum para uma pessoa tão vitoriosa como ela: educadamente pediu aos convidados que fossem embora cedo.

Então, agindo de maneira ainda mais atípica, cancelou uma reunião que havia marcado para o dia seguinte. Linda deveria voar para Los Angeles para se encontrar com um grande cliente, um dos maiores bancos do mundo. Mas ela não conseguia se imaginar chegando ao aeroporto e atravessando-o até o portão.

Para dormir, tomou um Vicodin que sobrara do parto do filho. Não fez efeito. Tomou outro. Nenhum alívio. Engoliu um terceiro.

No dia seguinte ou logo depois, Linda foi ao médico e exibiu o dedo do pé, cujo tamanho lembrava as bolas de golfe que ela costumava acertar. Estava vermelho e inchado, um balão insuportável de dor.

O médico a examinou. "Não sei exatamente o que é isso", disse ele.

* * *

Linda estava sob ataque do próprio corpo. Ela sofre de artrite reumatoide. Sua história vai soar familiar para as legiões que enfrentam a autoimunidade. Ela lidou com dores e inchaços terríveis — de entranhas, órgãos e articulações em particular.

De maneira geral, é difícil exagerar o preço que a autoimunidade cobra. Dos cinco medicamentos mais vendidos no mercado, três tratam esta enfermidade, incluindo o remédio mais vendido no mundo, Humira, usado para suprimir o sistema imunológico no tratamento de várias doenças. São quase 20 bilhões de dólares por ano em vendas.

Para todos os que sofrem de distúrbios autoimunes, os medicamentos mostram quão longe a ciência já foi para tratar e compreender essas doenças. O que se pode observar com clareza é que pessoas que sofrem de artrite, doença celíaca ou lúpus, e até as que enfrentam episódios aparentemente inexplicáveis de fadiga, febre e dor, compartilham todas uma ameaça quase invisível: uma elegante defesa que está em desequilíbrio, um sistema imunológico agindo em excesso, sendo acionado para funcionar sem a restrição adequada. Essas condições afetam milhões de indivíduos — bem mais do que aqueles que são diagnosticados —, cujos próprios defensores atacam ou rejeitam a si mesmos, e, às vezes, também à comida ou ao ambiente, como se fossem hostis.

A história de Linda nos fornece uma perspectiva íntima do modo como a autoimunidade se manifesta, não apenas por meio da agonia física, mas da frustração interminável relacionada às tentativas de diagnosticar essas complexas condições médicas.

Essa frustração é reforçada pela história de Merredith Branscombe. Sua condição a fez se sentir invisível, uma vez que não há nenhum agente estranho dentro dela para ser identificado, apenas a própria. Por décadas, pessoas como Linda e Merredith foram negligenciadas, até rejeitadas, por amigos, familiares e pela medicina.

No caso de Linda, as pistas e o catalisador de sua doença estavam ali o tempo todo para serem descobertos, se houvesse escrutínio adequado. Ela sofria de estresse extremo, insônia, histórico familiar e de um caso de inflamação na garganta que poderia ter impelido seu sistema imunológico a um funcionamento excessivo. O caso de Merredith mostrou-se ainda mais perturbador.

Merredith nasceu em Denver, apenas dois anos depois de Linda, num contexto marcado por campos minados de autoimunidade. Sua família guardava um grande segredo, desconhecido por anos. Os avós e a mãe haviam escapado dos nazistas em meio a muita angústia. Isso adicionou trauma a uma história familiar já sombria, cheia de sintomas estranhos, como a fadiga e as lutas gastrointestinais da mãe, e a doença autoimune rara do avô, que lhe atacou o sistema nervoso.

Merredith era uma boa aluna e se tornou uma escritora de talento. Tinha progenitores politicamente ativos, sendo o pai jornalista. Era atormentada vez por outra por sintomas físicos estranhos — erupções cutâneas, problemas estomacais, dor nas articulações — que iam e vinham. A vida parecia boa quando ela entrou na Universidade Northwestern. Então, ainda no primeiro ano, Merredith foi estuprada e voltou para casa. Seu sistema imunológico ficou como um barril de pólvora.

Quando a doença explodiu, foi algo de fato espantoso de testemunhar.

Em setembro de 2017, eu me encontrei com Merredith no Colorado. Passava pouco das 5 horas da tarde, e Merredith desceu de seu Toyota bege parecendo muito deslocada. A temperatura estava em torno dos 25ºC e o sol ainda batia forte mesmo àquela hora, especialmente, a mais de 1,5 mil metros acima do nível do mar. Mas Merredith, de 53 anos, vestia jeans, uma camiseta de mangas compridas e um boné pretos, o cabelo louro cheio caindo sobre os ombros.

Ela abriu o porta-malas de seu velho Camry e dali saltaram Bam-Bam e Ringo, dois vira-latas com traços de galgo.

Estávamos em Boulder, minha cidade natal e, por coincidência, o lugar onde Jason e eu havíamos crescido. Enquanto Merredith punha coleira nos cães, já impacientes, comecei a assimilar sua escolha aparentemente inusitada de roupas. Claro, pensei, tem a ver com a doença dela. Ou melhor, doenças. No plural.

Merredith fora diagnosticada com pelo menos três enfermidades autoimunes, incluindo lúpus e artrite reumatoide. Seu sistema imunológico se voltara contra o próprio corpo, como se ele, por si só, fosse uma ameaça externa. Raras vezes Merredith se via sem algum tipo de desconforto — com frequência havia uma febre baixa, 20 dias ou mais por mês, em alguns casos beirando os 38ºC. Era o suficiente para gerar uma fadiga regular, mas não o bastante para derrubá-la de vez. Quando os sintomas batiam forte, ela soltava um suspiro. Houve visitas à emergência no meio da noite com uma inflamação em volta do coração, sangue nas fezes, e uma dor "como se alguém tivesse enfiado facas em ambos os lados do meu corpo e estivesse apenas... virando e cravando cada vez mais fundo em meus músculos".

Ela fechou o porta-malas do Toyota.

"Quer ver algo bacana?", perguntou.

"Claro."

"Vou mostrar a você o que acontece quando me exponho ao sol."

Eu tinha certeza de que o que ela estava prestes a me mostrar não ia ser exatamente bacana. Seria algo fascinante, talvez, ou instrutivo sobre o poder do sistema imunológico. Mas não bacana, não quando se é Merredith.

"É um pouco decepcionante, porque, em geral, invisto bastante numa imagem de mim mesma como não sendo estoica, mas não quero ser aquela pessoa para quem estar doente é a coisa mais importante que já lhe aconteceu", disse-me ela.

Com os cachorros na dianteira, andamos até a Linden Avenue, em direção ao sopé das colinas. Depois de atravessarmos uma área coberta de árvores, chegamos a um caminho de terra batida, as montanhas e o sol amarelo-alaranjado à nossa esquerda e uma porção arborizada de um bairro abastado à nossa direita. Por alguns instantes, estávamos expostos.

"Veja só isso", disse Merredith. Ela puxou a camiseta preta por sobre a mão esquerda, protegendo-a do sol. Manteve a mão direita diante de mim, com a palma virada para baixo. "Vai ser rápido."

"O que é?"

"Apenas veja."

A mão descoberta começou a inchar. Ficou vermelha.

"Você está bem?"

"Quê? Isso?" Ela parecia estar acostumada àquilo.

"Vamos sair do sol", disse eu.

Andamos mais 10 metros.

"Aí está". Merredith retirou a mão esquerda de debaixo da blusa e posicionou as duas lado a lado. Agora estava mais evidente, a esquerda branca e um pouco gordinha, o que refletia a inflamação regular, e a direita vermelha e visivelmente inchada.

"Meu sistema imunológico", disse, "está sempre me atacando."

O sistema imunológico de Merredith está bastante descontrolado, sem rédeas, um assassino dentro dela. Assim como o de Linda. Com Jason, ele não é capaz de tanto, não por si próprio. No caso de Bob Hoff, seu sistema imunológico possui o mais raro dos dispositivos. Uma coisa maravilhosa. Então, por que ele foi tão evitado pela sociedade?

Em combinação, eles formam uma versão de Cachinhos Dourados para a história imunológica: duas pessoas tinham um sistema imunológico muito poderoso, uma tinha um muito fraco e a outra, um adequado.

Nestas páginas estão suas histórias e outros relatos médicos de caráter privado, incluindo alguns contados pelos mais importantes cientistas e, vez por outra, minhas próprias questões de saúde. As narrativas pessoais dão vida à poderosa e complexa ciência do sistema imunológico.

O que ocorre dentro de nosso corpo fará mais sentido se eu começar do início, apresentando a forma como os cientistas passaram a entender o verdadeiro significado do sistema imunológico, e, então, retornar aos detalhes das histórias de Jason, Bob, Linda e Merredith.

É uma narrativa que começa com um pássaro, um cachorro e uma estrela-do-mar.

Parte II

O SISTEMA IMUNOLÓGICO E O FESTIVAL DA VIDA

5

A ave, o cão, a estrela-do-mar e a pílula mágica

Existe uma hipótese que diz que foi uma galinha que originou o campo da imunologia.

O cenário era a Universidade de Pádua, no norte da Itália, no final do século XVI. Havia naquela época um jovem pesquisador chamado Fabricius ab Aquapendente, que gostava de cortar as coisas. Dissecava olhos, ouvidos, fetos de animais e, de vez em quando, humanos. Mas ele entrou para a história por causa de uma galinha.

Durante uma dissecção, Fabricius notou uma estranha região sob a cauda da ave. Tinha encontrado um órgão parecido com um saco, que chamou de bursa, termo que compartilha sua origem com a palavra moderna *bolsa*. Daí a designação *bursa de Fabricius*.

A coisa parecia não ter propósito. Que diabo era aquilo? Por que Deus (estamos no século XVI) colocaria dentro de uma ave uma bolsa em forma de saco que parecia não servir para nada?

Teria ele acreditado que empunhava a chave para entender nossa sobrevivência? Saberia o pesquisador que aquela simples observação algum dia salvaria a vida de milhões de pessoas, inclusive a de Jason?

O mesmo valeria para um punhado de outras descobertas aparentemente desconexas, que constituiriam a base de nossa compreensão sobre o sistema imunológico humano.

* * *

Em 23 de julho de 1622, um cientista italiano chamado Gaspare Aselli dissecou um "cão vivo e bem alimentado", segundo um relato dessa seminal cirurgia. Em seu estômago, ele encontrou "veias leitosas". Essa observação não condizia com a compreensão de um sistema circulatório que carregava sangue vermelho. Em vez disso, esses vasos pareciam conter sangue branco. A dissecção de Aselli desencadeou um período de exploração que a história chama de linfomania, a fascinação por um fluido corporal pouco conhecido, chamado linfa, juntamente com a dissecação e a vivissecção de centenas de animais.

O papel das veias leitosas não ficou claro por muitos anos. Como indicou a revista *Nature* séculos depois, a descoberta de Aselli "permaneceu em relativa obscuridade por décadas".

O que era aquele sistema circulatório alternativo?

No nordeste da Sicília, no verão de 1882, Élie Metchnikoff espiou por um microscópio. Ele era um zoólogo de Odessa que tinha ido à Itália para visitar a irmã e a família durante um período em que estavam se formando agitações na Rússia. Agricultores judeus enfrentaram uma intensificação das perseguições por parte do governo e dos camponeses. Em determinado momento, os camponeses assassinaram um fazendeiro. Metchnikoff levou seu microscópio para a Sicília, onde caiu a ficha: "Deu-se o grande evento da minha vida científica."

O nome Fabricius estará para sempre ligado à bursa da galinha. Para Metchnikoff, a associação é com uma larva de estrela-do-mar. Foi esse o suporte de sua grande observação.

Um dia, enquanto sua família estava no circo "para ver alguns extraordinários macacos adestrados", Metchnikoff posicionou seu microscópio em estrelas-do-mar embrionárias, transparentes, e percebeu células se movendo ao longo dos minúsculos organismos. Ele as descreveu como "células errantes", e teve seu instante de revelação.

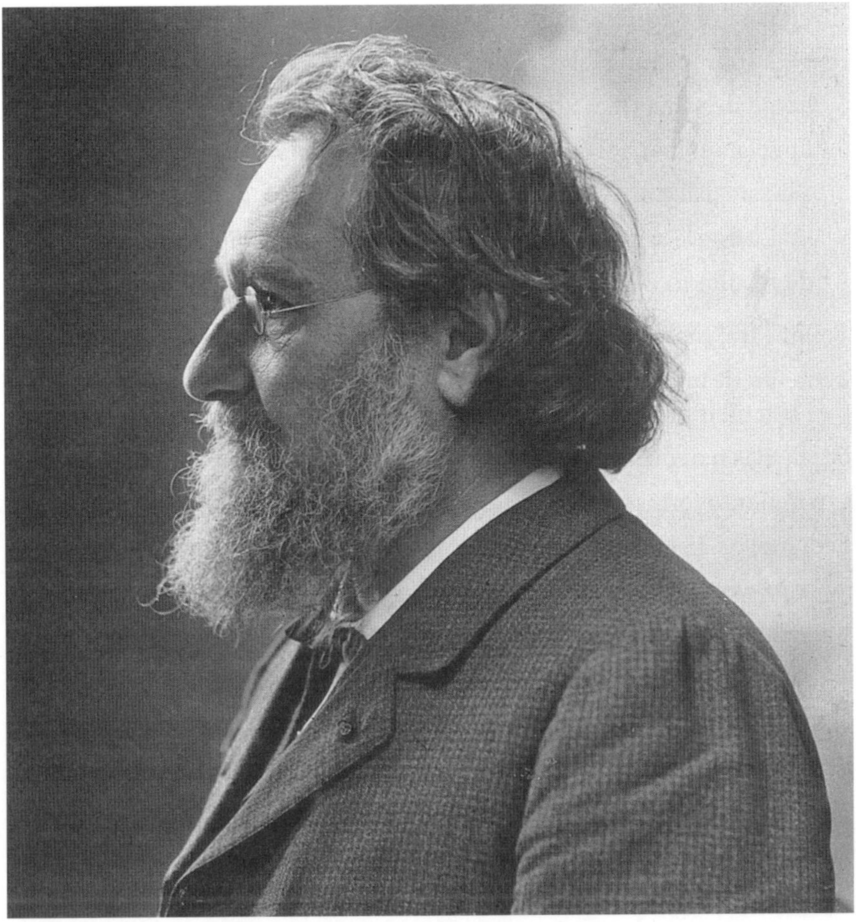

Élie Metchnikoff estava anos à frente de seu tempo na observação de células imunológicas. *(Coleção Wellcome)*

"Um pensamento inédito, de repente, me passou pela cabeça. Imaginei que células semelhantes poderiam atuar na defesa do organismo contra um intruso", escreveu ele.

Ele tinha uma ideia de como desvendar aquilo. E se, perguntou a si mesmo, ele enfiasse uma farpa em uma estrela-do-mar? Será que de algum modo brotariam células como aquelas, como se estivessem indo em socorro do organismo?

Havia um pequeno jardim em nossa casa, onde alguns dias antes organizamos uma "árvore de Natal" para as crianças em um pequeno pé de tangerina; arranquei alguns espinhos dela e os introduzi, imediatamente, sob a pele de algumas belas larvas de estrela-do-mar, tão transparentes quanto água.

Eu estava agitado demais para dormir naquela noite, na expectativa do resultado de meu experimento, e bem cedo na manhã seguinte verifiquei que havia sido bem-sucedido.

De fato, muitas daquelas células errantes se aglomeravam ao redor da farpa. Elas pareciam devorar o tecido lesionado ou problemático. "Aquele experimento formou a base da teoria dos fagócitos, a cujo desenvolvimento dediquei os 25 anos seguintes da minha vida."

A palavra *fagócito* tem origem no grego, e, em linhas gerais, pode ser traduzida como "devorador de células".

Fagocitose é o processo no qual esse ato de devorar acontece. (Parabéns, leitor! Você foi apresentado à linguagem da imunologia, por vezes, um dos léxicos mais enlouquecedores e até contraintuitivos jamais inventados.)

A irmã de Metchnikoff escreveu a biografia dele e, de forma eloquente, preservou a teoria do irmão, que levou anos para ser integralmente adotada pelos cientistas. "Esse experimento tão simples chamou a atenção de Metchnikoff por sua profunda semelhança com o fenômeno que ocorre na formação de pus", escreveu ela, visto que a morte de células provoca "inflamação no homem e em animais superiores". Na obra, ela definiu inflamação como "uma *reação curativa* do organismo, e os sintomas mórbidos não são outra coisa senão os sinais da luta entre as células mesodérmicas e os micróbios".

Em outras palavras: no momento da invasão, o corpo apresenta uma reação inicial que envolve o grupo de células devoradoras, e a experiência nem sempre é agradável. Isso é o que chamamos de inflamação.

Sobre Metchnikoff, esteja ciente: o cara estava *muito* à frente de seu tempo.

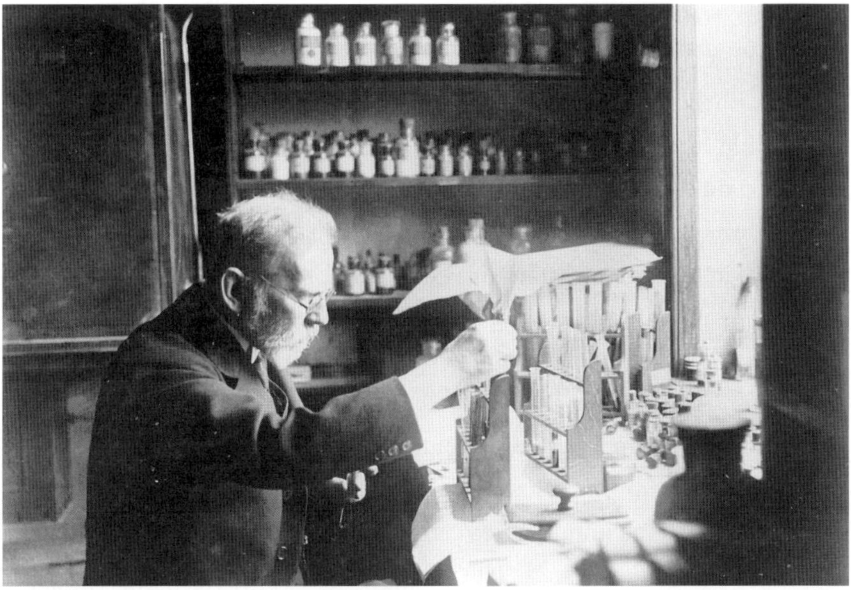

Paul Ehrlich, padrinho da imunologia, em seu laboratório. (Coleção Wellcome)

Nove anos mais tarde, em 1891, um contemporâneo de Metchnikoff chamado Paul Ehrlich — um padrinho da imunologia que morava em Berlim — deu início à procura por uma "pílula mágica". O dr. Ehrlich tinha como objetivo explicar uma das questões mais inquietantes de toda a imunologia: como nosso sistema de defesa se tornou capaz de reconhecer e atacar agentes estranhos perigosos, chamados patógenos, organismos como vírus, bactérias e parasitas? De que maneira as células do corpo da estrela-do-mar, por exemplo, sabem que precisam dar as caras e começar a devorar?

Paralelamente, ele desenvolvia uma obsessão por uma técnica científica que permitia ao tecido ser tingido. Dessa forma, pôde notar que determinadas substâncias químicas tinham "uma afinidade marcante" com certas partes do corpo, como explica um relato publicado na revista *Pharmacology*. Por exemplo, de acordo com o relato, a substância azul de metileno parecia viajar para o sistema nervoso. Ou era ele que estava atraindo a substância?

Será que havia uma pílula mágica ou algum outro elemento ou processo que permitiria a uma célula de defesa atacar um bandido?

A amplitude da resposta iria distrair os cientistas por anos. Mas a pergunta estava correta.

O dr. Ehrlich tinha uma teoria. Era ao mesmo tempo brilhante e equivocada. Ele supôs que talvez o sistema de defesa humano fosse construído em torno de um mecanismo semelhante ao de uma fechadura. Quando surgisse uma doença, células especiais do corpo entrariam em contato com vírus ou bactérias e se agarrariam a eles. O dr. Ehrlich deu um nome a essas células. Ele as chamou de *Antikörper*. Traduzindo: anticorpo.

A ideia era que os anticorpos se ligariam a partes da doença chamadas antígenos. O anticorpo era a chave e o antígeno, a fechadura. Assim, os primeiros ajudariam a destruir a célula. Havia alguns problemas na teoria do dr. Ehrlich, embora ela fosse avançada. Por um lado, ele acreditava que as células do sistema imunológico carregavam consigo conjuntos de chaves, chamadas de "cadeias laterais", que podiam tomar a forma correta e se encaixar em uma fechadura. Tal percepção estava equivocada, mas mesmo assim era um palpite notável, considerando-se a falta de tecnologia disponível, e sua ideia deu origem a uma das palavras mais importantes na linguagem do sistema imunológico. Anticorpo.

Apesar de toda a maravilha dessa descoberta, e ainda há muito mais por contar, existe um problema com o termo *anticorpo*. Ele sugere que os anticorpos se voltam contra o corpo — *anti-corpo*.

Não sou apenas eu que estou dizendo. Até alguns historiadores dessa área escreveram que a linguagem é complexa, por vezes contraintuitiva. "O termo contém uma falha lógica", diz um cuidadoso relato sobre a história da palavra. De forma ainda mais ilustrativa, um dos pioneiros da imunologia riu, conscientemente, ao descrever o vernáculo complexo do sistema imunológico, e disse: "Você tem um problema de glossário".

Trata-se de uma frase que você ouvirá repetidas vezes ao longo da trajetória da ciência do sistema imunológico. Esse grupo de cientistas, imunologistas, jamais ganharia prêmios na categoria marketing. Eles não conseguiriam sequer servir cafezinho numa agência de publicidade usando palavras como *anticorpo* e *antígeno*, *macrófago*, *fagocitose*, *células da glia* e assim por diante.

O dr. Ehrlich também descobriu todo um universo de diferentes tipos de célula, com variados contornos e formas, e funções aparentemente distintas — e ampliou ainda mais o léxico peculiar da imunologia, com termos como *basófilos* e *neutrófilos*.

Seriam eles parte da nossa defesa ou alguma outra coisa?

Com o tempo, perguntas e observações foram se acumulando. Não admira. O sistema imunológico é um dos mais complexos do mundo, igualado, talvez, apenas pelo cérebro humano, com suas origens muito anteriores à evolução de nossa espécie.

Os ecos distantes de seus primórdios podem ser encontrados 3,5 bilhões de anos atrás, quando surgiram as bactérias, os primeiros organismos celulares. Com sofisticadas ferramentas químicas e moleculares, os cientistas descobriram que algumas bactérias parecem ter sistemas imunológicos tão avançados quanto o nosso, que incluem a capacidade de identificar ameaças externas específicas e de codificar uma lembrança delas, de modo que, no momento da invasão, elas possam ser neutralizadas.

Há cerca de 500 milhões de anos, ocorreu uma divisão, da qual evoluiriam as duas principais linhagens do sistema imunológico. Uma pertence aos vertebrados não mandibulados, como a lampreia e a mixina. Eles desenvolveram uma rede de defesa que é diferente da nossa, mas igualmente sofisticada. Em comparação, a deles é como uma língua antiga escrita com outro alfabeto, um *script* alternativo do código genético que confere muitas das mesmas vantagens de defesa.

Vinte milhões de anos depois, há cerca de 480 milhões de anos, as raízes da outra linhagem se estabeleceram. Sabemos disso porque criaturas que viveram muito tempo atrás, como o tubarão, dependem dela. Assim como os seres humanos. No sentido mais elementar, compartilhamos o mesmo sistema imunológico dos tubarões e de outros vertebrados mandibulados.

O fato de nossa versão do sistema imunológico existir há tanto tempo ilustra seu poder. A evolução não permite que as coisas passem adiante, a menos que funcionem. É uma força de paz sempre vigilante e onipresente no Festival da Vida.

6

O festival

Imagine um festival — uma enorme festa, aberta a quem chegar. Assim é a vida dentro de seu corpo.

As células se acumulam dentro de você, muitas mantendo-se em suas próprias áreas, regiões, órgãos. Estão envolvidas no negócio da sobrevivência, e esse pode ser um negócio eficiente, bem programado, mas assoberbante. O sangue corre; substâncias químicas fluem e viajam; as condições mudam com o movimento, a temperatura, o pensamento, a emoção, a idade e a doença; e nossa máquina invisível executa as ordens reunidas por um robusto código genético.

Entre esses bilhões de células, os encarregados da limpeza e os trabalhadores braçais fervilham discretamente no Festival da Vida, engolindo detritos e ajudando a reconstruir e consertar os andaimes após eventuais danos ou distúrbios nos tecidos. Eles fazem parte do sistema imunológico. Assim como as sentinelas e os espiões que se infiltram entre nossas células, captando sinais, entrando em atrito com cada molécula, coletando dados conforme se esbarram, uma presença passiva, mas zelosa. O crescimento de algum novo tecido é canceroso? Algum órgão está danificado? As células estão liberando substâncias químicas que indicam estresse em alguma parte do corpo, falta de sono, ameaça?

O sistema imunológico procura por invasores indesejados.

O corpo foi visitado por um patógeno, vírus, bactéria ou parasita — talvez um desses vagabundos tenha sido inalado, entrado por um corte na pele, por um excremento invisível insuficientemente lavado em um banheiro, ou apanhado no metrô e esfregado das costas da mão para o nariz. Esses patógenos, ao contrário das células saudáveis em nosso corpo, não gostam de ficar em uma área específica. Eles são programados para atravessar fronteiras, avançar sobre tecido virgem, espalhar-se, comer e se replicar.

Uma vez dentro, o patógeno se mistura às células, reproduz-se, forma uma colônia. Toma conta de um pedaço da festa e se espalha. Nessa etapa, uma ou mais dentre as numerosas células da primeira linha de defesa do sistema imunológico suspeitam do perigo. Elas possuem nomes como neutrófilos, células exterminadoras naturais (mais conhecidas por seu nome em inglês, células *natural killer*, ou apenas células NK) e células dendríticas. Compõem uma espécie de brigada de incêndio. O que acontece em seguida é inchaço, dor, febre. Inflamação é isso. No festival da sua vida, teve início uma briga de bar — ainda não é uma guerra completa, porque está relativamente contida, e o sistema imunológico pretende mantê-la assim.

Diversos cenários podem ocorrer depois disso.

A título de exemplo, a inflamação se intensifica à medida que as células do sistema imunológico chegam em batalhões e devoram a infecção. Algumas de suas células explodem a si mesmas no processo. Outras cortam partes da infecção e as levam para serem avaliadas em um centro de defesa chamado linfonodo. As amostras de infecção são compartilhadas com hordas de defensores que por lá passam, chamadas células T e células B. Trata-se dos mais avançados combatentes do sistema imunológico; na verdade, são duas das estruturas biológicas mais eficazes do mundo. O que as torna tão notáveis é o fato de serem extremamente específicas. Graças a um capricho genético, cada uma das bilhões que existem em seu corpo foi confeccionada sob medida para reconhecer uma infecção muito específica. Uma vez que uma célula T ou B encontra sua versão maligna, ou infecção *doppelgänger*, de pronto ela põe em marcha uma defesa poderosa, trazendo soldados treinados especificamente para rejeitar aquele antígeno. Explosões! Implosões! Ataques de gás tóxico! Os mocinhos dando uma surra nos bandidos!

Parece uma coisa boa, certo? Mas não vamos nos precipitar.

Manter a paz no Festival da Vida envolve riscos próprios. A inflamação não é nada divertida para a pessoa que está enfrentando a doença, e pode nos colocar em perigo. A resposta imunológica pode ser acompanhada de fadiga, febre, calafrios e dores. Em milhões de pessoas, a resposta imunológica excessiva é uma doença crônica por si só. Isso explica por que o sistema imunológico, quando tudo está no devido lugar, é projetado em primeiro lugar, para manter a paz. Força em excesso acaba mal. A escaramuça dói, o festival é interrompido, a festa é tomada pela ansiedade. O equilíbrio da vida foi perturbado.

É uma linha quase intransponível que o sistema imunológico precisa cruzar, tentando não reagir de maneira exagerada diante de patógenos que são, também eles, aperfeiçoados pela evolução de modo a sobreviver. São os penetras do festival, astutos, violentos e, às vezes, estupidamente brutais.

Eles já atacam antes mesmo de nascer, são desagradáveis e estão por toda parte.

7

Os penetras do festival

Recém-nascido, ainda no berçário, você recebe uma injeção. A agulha perfura sua pele, a linha de frente de sua rede de defesa. A ameaça nem se deu ao trabalho de pegar a fila de entrada para a festa — sua boca ou seu nariz. Ela se esgueirou pelo telhado. O aço invade o tecido. É provável que esteja livre de bactérias. Mas, independentemente disso, causará uma resposta localizada, um pânico virtual entre as células.

Meses depois, você pode ser arranhado pelo gato da família. O gato pode carregar um micróbio. O mesmo acontece com o mosquito que pousou no seu berço e perfurou sua pele. Em um instante, a mais sofisticada rede de defesa do mundo conhecido explode em ação.

Ou, se você nasceu em uma região com difícil acesso a imunizações, seus pais podem, simplesmente, dar a você um gole de água. Nela haverá um parasita, um verme, que vai descer até seu intestino. Lá, vai se estabelecer e se alimentar.

Esses são os cenários mais simples. É possível imaginar infinitas outras circunstâncias, sobretudo quando se trata de um panteão de agentes nocivos que fariam de nós sua comida, seu sustento.

Permita-me apresentar-lhe os vilões e os desafios que eles representam. Esses agentes são variados, na ordem dos milhares, pelo menos. Assumem uma infinidade de formas e têm um repertório próprio de táticas e armas. Quando tento imaginar seu alcance, penso em uma cena do primeiro *Star Wars* na qual Han Solo briga com um caçador de recompensas em um bar conhecido como Mos Eisley Cantina. Personagens nefastos e de aparência estranha permeiam a festa: membros da banda de instrumentos de sopro, cujos cérebros bulbosos parecem estar do lado de fora da cabeça; um alienígena com aparência de gorila e chifres em forma de cone; um caçador de recompensas com uma cabeça verde e espinhosa, e assim por diante. Eles são assassinos em série e homens-bomba — vírus ebola, estafilococos, gripe aviária, vírus ou bactéria da pneumonia, espiroquetas da sífilis, vírus da varíola, poliovírus, entre outros.

Quando agrupados, são conhecidos como patógenos, agentes causadores de doenças. É tentador pensar em vírus e bactérias como patógenos, e alguns deles são. Mas nem todos. Bilhões de células bacterianas vivem dentro de nosso corpo sem causar dano. Na verdade, as estimativas que analisei indicam que apenas 1% pode deixá-lo doente. E há uma boa chance de que você tenha câncer dentro de si neste momento, mas é essencialmente inofensivo. Como em qualquer boa história, pode ser difícil distinguir o bom do mau e do neutro.

Os perigosos, no entanto, circulam livremente e não costumam deixar alguém vivo para contar a história.

Primeiro, as bactérias. É provável que elas sejam uma das mais antigas formas de vida, datando de 3,5 bilhões de anos atrás. O que as tornou sobreviventes primitivas foi o fato de poderem crescer sozinhas, desde que tenham uma fonte de alimento. São, desse modo, uma unidade independente. São pequenas. Você pode colocar muitos milhares de bactérias dentro de uma célula humana. Para algo que é tão minúsculo, elas podem ser não apenas fatais, mas letais o suficiente para mudar a trajetória da história humana, moldar a cultura, reescrever o tempo. A peste negra, no século XIV, matou, no mínimo, 30% da população de toda a Europa. Ela é causada por um dos patógenos mais mortais conhecidos pelo homem, *Yersinia pestis*, uma bactéria transmitida por pulgas cujo nome faz referência ao homem que a descobriu, em 1894: Alexandre Yersin. Para ficar claro, tenha cuidado com o que você descobre. Aqui estão algumas outras bactérias que você não quer que se alimentem de você: *E. coli*, salmonela, bacilo do tétano, estafilococos e espiroquetas da sífilis.

Próximos da fila: vírus.

As bactérias, por menores que sejam, fazem os vírus parecerem anões. Em apenas uma delas cabem vários milhares deles.

Alguns dos mais desagradáveis são os da gripe, ebola, da raiva e da varíola. Um desafio para os vírus é que, em geral, eles só conseguem se reproduzir e crescer depois de invadir uma célula e assumir o maquinário usado por ela para se replicar.

Existe uma teoria sobre a origem dos vírus que ajuda a explicar sua natureza. Talvez as bactérias tenham vindo primeiro, e depois as células mais complexas. Então, pouco a pouco, algumas bactérias eliminaram partes de seu material genético por meio de mutações e evoluções aleatórias, e alguns desses organismos menos complexos encontraram uma maneira de infectar células e viver delas, incluindo as de mamíferos. Esses vírus sobreviveram. Uma segunda teoria sugere que os vírus se desprenderam de nossas células e evoluíram, sendo excrementos da própria humanidade que encontraram uma forma de sobreviver dentro e fora de nós.

Indiscutivelmente, o vírus mais famoso do nosso tempo é o vírus da imunodeficiência humana, ou HIV (na sigla em inglês), que pertence a uma categoria especial chamada retrovírus. Esses organismos têm a capacidade de invadir uma célula e depois se integrar ao nosso DNA. Eles se misturam com a gente. Imagine como é irritante para o sistema imunológico tentar distinguir o que é estranho e o que faz parte de si próprio. Ao mesmo tempo, há outra reviravolta: cerca de 8% de nosso material genético foram formados com base em retrovírus. Isso significa que nos mesclamos a esses vírus, e eles se tornaram parte de nós, a ponto de não serem apenas úteis, mas essenciais. Um exemplo é a placenta, que pode ter evoluído de um retrovírus de tal maneira que ajudou a permitir a transmissão e o compartilhamento de material entre mãe e filho.

* * *

Por fim: parasitas.

Os parasitas podem ser muito mais sofisticados do que as bactérias, sobretudo os maiores entre esses organismos nocivos.

Eles são conhecidos como parasitas eucarióticos, ou "protozoários parasitários", que é o termo chique para organismos que não são suficientemente evoluídos para serem plantas nem animais. Alguns são vermes. "Minúsculas lascas na árvore da vida", como Eric Delwart, um virologista molecular da Universidade da Califórnia em San Francisco, descreveu-as para mim.

Alguns são mortais, como protozoários parasitários da malária, tripanossomos da doença do sono e o principal risco em condições insalubres, a giárdia. Parasitas podem ser tão fatais que, como a peste negra, moldaram a história humana por meio de suas capacidades genocidas. É o caso da malária, que se multiplica muito depressa no sangue, dominando inteiramente o sistema circulatório.

Bactérias, vírus, parasitas.

Esses penetras do festival possuem algumas semelhanças importantes entre si.

Os mais tolos estão tão impacientes para se reproduzir e usar nosso corpo para se alimentar ou se replicar que acabam matando o próprio hospedeiro. Em termos ideais, do ponto de vista desses organismos, eles nos infectariam e, então, nos fariam compartilhá-los com outra pessoa, e continuariam pulando de um ser humano para outro. Mas, se fracassarem, apenas se reproduzirão sem controle, até que estejamos perdidos — e eles também. "Eles são estúpidos, pois podem perder o controle e matar todos nós", disse-me um imunologista.

Outra semelhança é a mobilidade. Eles se movem em torno e através das barreiras em nosso corpo com mais facilidade do que outras células. De fato, a maioria das células está bastante satisfeita em permanecer em sua região ou órgão, sua área do Festival da Vida. Patógenos atravessam barreiras. Bactérias, por exemplo, podem ter caudas diminutas, chamadas flagelos, pequenos motores que lhes permitem explosões de aceleração.

A da salmonela, por exemplo, se engolida com comida, pode usar essa cauda propulsora para romper o revestimento do intestino e penetrar no corpo. Ela foi projetada para invadir.

O próximo desafio, um dos grandes, é que esses organismos são altamente *variáveis*.

As bactérias e os vírus se replicam muito depressa — elas podem se multiplicar a cada 20 ou 30 minutos, e alguns deles em intervalos ainda menores. Cada ato de reprodução cria oportunidade para uma mudança, uma mutação, um embaralhar de sequências genéticas capaz de transformar um vírus ou bactéria que nosso corpo aprendeu a combater em um deles do qual nosso corpo não sabe se defender.

O ciclo reprodutivo humano dá origem a uma nova geração a cada 20 anos, aproximadamente. Não há como sobrevivermos a uma corrida armamentista contra organismos que mudam num ritmo muito mais acelerado que o nosso.

Outra maneira de entender essa disparidade é que as bactérias podem se dividir tão depressa que, se deixadas sem controle, poderiam tomar nosso corpo inteiro em quatro dias. Já nossas próprias células se dividem com relativa lentidão, de modo que a cada dia criam cerca de 16 novas células a partir de uma delas. A matemática trabalha contra nós.

Então, como é possível que um único corpo humano possa estar preparado para lidar com tantas ameaças, inclusive aquelas que *talvez ainda nem existam*? Pense nisto: nosso sistema imunológico precisa lidar com mutações velocíssimas de patógenos em reprodução — uma forma de vida à base de proteínas vinda do espaço sideral.

Esse enigma é amplificado por um cálculo mais simples. Nós temos um número limitado de genes. Na década de 1970, acreditava-se que havia algo em torno de 100 mil genes no genoma humano. Desde então, aprendemos que o número é bem menor, algo entre 19 mil e 20 mil.

Quais são as chances de conseguirmos nos defender?

* * *

"Deus tinha duas opções", disse-me o oncologista de Jason. "Ele poderia nos transformar em espinhas de 3 metros de altura ou nos dar o poder de lutar contra 10^{12} patógenos diferentes." Esse número representa 1 trilhão de agentes nocivos em potencial.

Por que espinhas? Espinhas são repletas de glóbulos brancos, que, por sua vez, são ricos em células do sistema imunológico (em capítulo posterior, vou desenvolver melhor essa ideia). Em suma, você poderia ser um gigantesco sistema imunológico, e nada mais, ou poderia ter algum tipo de poder secreto que lhe permitisse ter todos os outros atributos de um ser humano — cérebro, coração, órgãos, membros — e ainda, de alguma forma, magicamente, ser capaz de combater infinitos patógenos.

"É isso que torna o sistema imunológico tão profundo", disse o médico de Jason.

Muito do que vou explicar neste livro trata dessa mágica, a maneira como podemos sobreviver sem sermos apenas uma grande espinha.

Ao mesmo tempo, no entanto, há vários outros desafios fundamentais ao nosso sistema imunológico — além da variedade e da mutabilidade dos agentes nocivos.

Um desses obstáculos tem a ver com o coração. É uma desvantagem. O problema de um sistema circulatório central tão poderoso é que ele bombeia sangue por todo o nosso corpo, e rápido. O sangue se move da cabeça aos pés em segundos. Então, se um patógeno entra na corrente sanguínea, *zuuum!* Isso pode se tornar uma doença chamada sepse — infecção na corrente sanguínea —, com chance de ser fatal. Um dos principais papéis do sistema imunológico é manter a infecção fora do nosso sistema circulatório.

Outra complicação estrutural básica para o sistema imunológico é defender uma criatura viva que precisa ter a capacidade de crescer e de cicatrizar. O corpo precisa regenerar tecido o tempo todo e substituir células danificadas ou desatualizadas. Tomemos como exemplo uma simples ala de berçário na maternidade: quando a agulha da vacina perfura a pele do bebê, o corpo deve ser capaz de substituir aquele pedaço de pele. Também é o que acontece quando entra uma farpa no dedo ou quando levamos uma mordida do gato. Do contrário, apenas nos degradaríamos, erodindo, pouco a pouco, como um monte de areia na chuva.

Para curar, nossas células precisam se dividir, proliferar. Talvez soe óbvio e simples demais. Mas é algo arriscado para o sistema imunológico. Isso porque ele deve permitir que novos tecidos sejam desenvolvidos ao mesmo tempo em que observa cuidadosamente se há células avariadas, mutações que estão corrompidas, incompletas ou defeituosas. É o que chamamos de câncer.

Apenas nos últimos anos aprendemos que o sistema imunológico colabora na divisão celular, promovendo a cicatrização e a reconstrução do tecido. Mas, neste processo, ele pode ter dificuldade para distinguir células ruins ou mutantes, aquelas que se parecem muito com as nossas, mas também estranhas. Se ele não consegue perceber a diferença ou é enganado de alguma outra forma pelo câncer, de modo a ignorar os sinais costumeiros e impedir a divisão das células malignas, o que se segue é um crescimento descontrolado e imprudente que perturba a arquitetura e a função normais dos tecidos. O sistema imunológico pode acabar protegendo a malignidade.

A linha que o sistema imunológico precisa percorrer é uma corda bamba sobre um abismo, com a morte à esquerda e à direita.

A sobrevivência depende de discernir o que é próprio do que é estranho. O sistema imunológico deve lidar com três grandes desafios: a variabilidade de agentes nocivos, o sistema circulatório central, que envia rios de sangue por todo o corpo em segundos, e a necessidade de cicatrização.

E precisa fazer tudo isso sem se agitar demais a ponto de nos matar no processo. O sistema imunológico caminha sobre a mais delicada trilha. Seu êxito conta com a ajuda de forças de paz tão eficazes que seu trabalho pode ser confundido com mágica.

Os últimos 70 anos da imunologia se traduzem no esforço por compreender como funciona esse truque, como nosso aparato de defesa faz o que faz, em última instância. Essa jornada surpreendente forma um arco que começa com a compreensão conceitual básica do sistema imunológico e avança até o nível molecular. Como resultado, a medicina pode agora penetrar na magia e começar a interferir em sua saúde por dentro da máquina de sua elegante defesa.

Para explicar como tudo isso se aplica à sua saúde — e às de Jason, Linda, Merredith e Bob —, passarei as próximas páginas contando a história dessa descoberta científica. Resumidamente: os cientistas tiveram uma ideia sobre essas coisas chamadas células T e B e começaram a pôr em prática grandes conhecimentos conceituais por meio de vacinas e transplantes capazes de salvar vidas. Então alguns imunologistas criativos e inovadores mergulharam nos minúsculos fragmentos do sistema imunológico e em suas engrenagens, e elaboraram um diagrama da máquina. Eles entenderam, como vou demonstrar, o que é a inflamação e quais moléculas compõem nossa rede de comunicações. A cada avanço da ciência, veio uma nova aplicação prática, como a fabricação de remédios replicando nossas células de defesa. Neste momento, ocorreu outro extraordinário salto científico, como a descoberta, há apenas alguns anos, de um segundo sistema imunológico.

Você pode pensar nos imunologistas como exploradores ou argonautas, escolha sua metáfora preferida. Quanto mais adiante eles chegavam além da costa e da superfície, saindo do conceitual e do teórico para mergulhar nos detalhes, melhor foi ficando nossa saúde, mais tempo passamos a viver. Suas descobertas salvaram centenas de milhões de vidas e impactam sua saúde neste exato momento.

Junte-se a mim em uma excursão por descobertas cruciais e pelo significado delas, começando em um galpão na Inglaterra.

8

O órgão misterioso

Em 1941, o mundo estava em guerra, e o mesmo acontecia com Jacqueline Miller. Uma morena bela e esbelta de 17 anos, ela tossiu até sua garganta ficar em carne viva. Carregava consigo uma escarradeira para coletar o catarro sangrento que expectorava dos pulmões em frangalhos. Havia quatro anos que lutava contra a tuberculose, e as coisas estavam ficando mais difíceis.

Ela foi favorecida, em parte, pela relativa riqueza da família e pelo cenário opulento em que vivia. O pai, gerente de um banco franco-chinês, conseguira uma colocação em Xangai, ajudando a família a escapar da Europa após a invasão da França pela Alemanha nazista. Eles fizeram uma rápida viagem de carro para a Itália e tiveram sorte de pegar o último barco de passageiros de Trieste. Na China, a família vivia em uma moderna casa cilíndrica de cinco andares e eram servidos por 24 criados. "Como reis", lembrou Jacques Miller, o irmão mais novo de Jacqueline, que havia nascido na França. Ele estava então com 10 anos, e caminharia para fazer profundas descobertas sobre o sistema imunológico.

Nos meses que antecederam o Natal de 1941, a tosse de Jacqueline piorou. Jacques observou escutou, e tentou dar sentido a tudo aquilo. "Ouvi o médico conversando com minha mãe e dizendo que não se sabia nada sobre como o corpo se livra das doenças infecciosas", contou-me Jacques. Hoje, aos oitenta e muitos anos, seu poderoso cérebro quase não sofreu a ação do tempo.

Naquela época, recorda, uma pergunta o incomodava enquanto ele observava Jacqueline: "Minha outra irmã e eu morávamos no mesmo quarto, na mesma casa que Jacqueline. Nunca ficamos doentes. Por que isso aconteceu?"

A tuberculose é causada por uma bactéria caracterizada pela superfície cerosa de suas células. Normalmente, invade os pulmões e é contagiosa, mas os irmãos mais novos de Jacqueline não a contraíram. Seus corpos não haviam sido expostos à bactéria, teriam lutado contra ela ou a genética deles era de tal forma diferente que não estavam suscetíveis à tuberculose? Por que uma forma de vida estranha estava tomando conta do corpo daquela jovem, crescendo dentro dela, enquanto suas defesas pareciam tão devastadas e ineficazes quanto os exércitos da Polônia e da França?

Todas boas questões, que seriam respondidas com o tempo, contudo, a mais premente era se algo poderia ser feito por Jacqueline.

O que eles já haviam tentado era quase ridículo, dolorosamente primitivo. Antes da guerra e da mudança para a China, a família passou um tempo na Suíça, conhecido reduto de tratamento da tuberculose. Os suíços trataram a doença injetando ar no peito, para provocar um colapso pulmonar. A esperança era que isso esmagasse as bactérias e desse ao pulmão um período de descanso, começando, assim, do zero. Mais tarde, quando a família estava em Xangai, o pai de Jacqueline a levava a passeios pelo campo para respirar ar puro. Nesse meio-tempo, enquanto tentava em vão ajudá-la, ele também lutou, à sua maneira modesta, para combater o fascismo, colaborando em segredo com o envio clandestino de franceses daquela concessão para barcos que deixavam a China em direção à Grã-Bretanha.

Jacqueline piorou drasticamente em dezembro, "perdeu muito peso. Ela parecia um esqueleto, um cadáver", disse Jacques, relembrando. "Eu me senti horrível."

Ela morreu no dia de Natal.

Três anos depois, em Nova Jersey, os pesquisadores isolaram a estreptomicina, o primeiro antibiótico que poderia matar a tuberculose. Selman Abraham Waksman, chefe do laboratório da Universidade Rutgers, onde ocorreu a descoberta, ganharia o Prêmio Nobel em 1952 pelo feito.

"Se minha irmã tivesse aguentado por mais dois anos, ela teria sido curada", disse Jacques.

De fato, a morte de Jacqueline veio em um ponto de inflexão para a medicina e a imunologia. A ciência estava começando a colocar doenças para correr. É impressionante, neste momento, olhar para trás, para o que um dia nos matou, e perceber as dificuldades enfrentadas por aquela descoberta.

Em 1900, por exemplo, as principais causas de morte a cada 100 mil pacientes eram pneumonia e gripe, seguidas de tuberculose e infecção gastrointestinal. Problemas cardíacos e câncer estavam bem abaixo na lista. Quase um século antes, a primeira edição da revista científica *The New England Journal of Medicine* apresentava um estudo das causas de morte envolvendo 942 pacientes, dos quais quase um terço perecera de tuberculose pulmonar. Quase cinquenta casos foram de natimortos, um pouco menos sucumbiu ao tifo, apenas cinco tiveram câncer, e um único paciente — pelo qual, bem, a medicina pouco podia fazer — foi atingido por um raio.

Estávamos morrendo e matando uns aos outros, e a ciência e a sociedade lutavam contra esses problemas. A imunologia, até o momento, não fazia parte tão significativa da conversa. Era como um remanso. Os imunologistas tinham inúmeras hipóteses sobre como nosso corpo se defendia, mas nosso sistema interno era em grande medida invisível, dada a natureza relativamente primitiva da tecnologia disponível. O campo estava pronto para uma explosão de aprendizado.

Cerca de 60 milhões de pessoas morreram na Segunda Guerra Mundial: foram 15 milhões no campo de batalha, enquanto as vítimas civis compunham a maior parte das baixas, de acordo com o Museu Nacional da Segunda Guerra Mundial, nos Estados Unidos. Isso era cerca de 3% da população global em 1940.

Jacques Miller se formou em medicina em 1956, e foi aceito como pesquisador no Instituto de Pesquisas Chester Beatty, em South Kensington, Londres. Era uma instituição, e um tempo, em que muitos pesquisadores se concentravam no câncer, em parte, porque mais gente estava morrendo por causa disso, já que sobreviviam às infecções que havia milênios vinham matando as pessoas.

Existia outro motivo para se estudar o câncer. Os bombardeios atômicos de Hiroshima e Nagasaki levaram a crescentes incidentes de leucemia. A radiação fez com que as células mudassem a uma taxa espantosa, e danificou o DNA de modo que as novas células sofriam mutação. Quanto mais as células mudavam, mais elas se transformavam em cânceres duradouros, dos tipos que se revelam mais ardilosos para o sistema imunológico. As vítimas do bombardeio representavam um acervo para experimentação por parte dos cientistas, e eles mergulharam de cabeça para entender essa nova e lamentável demografia. O foco no câncer não se limitou ao Japão. A explosão atômica catalisou esse tipo de pesquisa no mundo todo.

A descoberta da origem da célula T pelo dr. Miller se deve indiretamente às consequências científicas dessa pesquisa sobre radiação e leucemia em camundongos.

Camundongos, camundongos, camundongos. A repetição é válida porque o florescimento desse período crucial para a imunologia ocorreu graças a animais de laboratório, em grande parte camundongos. Imunologistas, virologistas e outros estudiosos fizeram seu trabalho com esses roedores. No caso da leucemia, os pesquisadores irradiaram muitos camundongos para causar câncer. Eles analisaram quais contraíram a enfermidade e sob quais circunstâncias. A ideia era praticar nesses animais para ver se havia algo que pudesse ser feito para ajudar aquelas almas desgraçadas em Nagasaki e Hiroshima que tinham sido terrivelmente irradiadas.

A pesquisa da época também levou ao que parecia ser uma curiosidade não relacionada: observou-se que um pequeno subgrupo de camundongos contraiu leucemia de forma espontânea — tendo sido irradiados ou não. Os cientistas notaram que essa ocorrência espontânea de câncer se originou em um pequeno órgão chamado timo.

O nome deriva da palavra *thymos*, que significa "excrescência verrugosa", o que em linguagem ainda mais clara é um inchaço ou um nódulo, um apêndice. O timo tem dois lados, com forma um pouco similar à de folhas ou asas de borboleta, e está localizado acima do esterno.

Por muito tempo se acreditou que o timo era inútil. Absolutamente, completamente sem valor para a vida humana, um desperdício de espaço, um misterioso vestígio de evolução ou uma falha de Deus em fazer a limpeza após a criação.

O que veio a seguir é imunologia por excelência, uma combinação de acaso, experimentos concebidos de maneira brilhante e controvérsia.

A filial à qual o dr. Jacques Miller havia sido designado fora de Londres, no final dos anos 50, dificilmente poderia ser chamada de laboratório. Ele trabalhava em um galpão, não maior que uma garagem para um só carro. Os camundongos que usou eram mantidos em gaiolas em um estábulo.

Seu primeiro experimento buscava replicar um experimento anterior que havia descoberto uma nova linhagem de leucemia. Consistia em extrair tecido leucêmico de um camundongo, triturá-lo até que se tornasse líquido e injetá-lo em um dos roedores que, do contrário, pareciam ter baixa propensão de contrair a doença. O câncer, como um vírus, se espalhou pelo segundo camundongo.

Houve uma reviravolta. Isso funcionava apenas se o líquido leucêmico fosse injetado em um camundongo recém-nascido, não em um adulto. Por que apenas os novos adoeciam? O dr. Miller tinha uma ideia de como responder à pergunta.

"Fiz algo que ninguém mais fez", lembra ele.

O dr. Miller tornou-se especialista na remoção do timo de camundongo, realizando timectomias. Não foi o primeiro, mas levou aquilo ao extremo, tentando todos os tipos de permutações. Em uma delas, bastante significativa, pegou um camundongo logo após o nascimento e injetou-lhe líquido leucêmico. Depois de um curto período, retirou o timo maduro de outro camundongo e o substituiu pelo timo do bebê. O mais velho prontamente desenvolveu leucemia. Na realidade, os camundongos adultos contraíram câncer nos diversos momentos em que receberam o timo imaturo. "Se eu o substituísse numa timectomia um mês após o indivíduo atingir a idade adulta, ou dois meses depois, três meses, seis meses, não importava. Acontecia sempre a mesma coisa", disse o médico.

Isso era sem dúvida algo estranho e interessante, mas seria extraordinário? Significaria que o timo desempenhava um papel mais importante na saúde do que alguém jamais havia demonstrado?

O dr. Miller esbarrou por acidente em uma descoberta. Lembre-se de que ele havia removido as glândulas do timo de camundongos com um dia de vida para colocá-los em espécies adultas. Então, dispunha de um grupo de roedores sem o timo. Eles eram os chamados rejeitos, sacrificados em nome da ciência. Mas Miller percebeu que não estavam apenas morrendo; primeiro, estavam ficando terrivelmente doentes, de maneira fora do normal. Estavam perdendo peso, encolhendo — enfrentando mortes miseráveis e atormentadas por doenças. Aquilo parecia estranho. "Quando isso ocorre, você quer abri-los e ver que diabo está acontecendo", disse Miller. Ele descobriu lesões espalhadas pelo fígado. Era algo semelhante à hepatite. Eles haviam sido surpreendidos por uma infecção.

Naquele momento ele possuía dois dados poderosos. Camundongos com um timo imaturo poderiam contrair leucemia. Camundongos sem timo nenhum pareciam estar indefesos contra doenças.

O dr. Miller formulou uma hipótese herética — de que o timo tinha um baita significado. Ele então deu mais um passo importante para provar isso. Era uma ideia brilhante que, no entanto, ele descartou como sendo óbvia. Ele pegou dois camundongos. Removeu o timo de um no nascimento. Então, tirou pele do outro e a enxertou no indivíduo sem timo.

Ele fez isso porque, desde muito antes, se sabia que enxertos de pele geralmente falhavam, dado que um sistema imunológico saudável rejeitava o tecido estranho. Não era parte de si. Portanto, ele presumiu que um camundongo sem sistema imunológico não poderia reconhecer a pele estranha enxertada em seu corpo. Sem sistema imunológico, o animal não atacaria a pele enxertada.

O dr. Miller esperava que, colocando enxertos estranhos nos camundongos sem timo, ele pudesse provar a ligação entre o sistema imunológico e o órgão, antes considerado sem valor. Aqui está o que mais tarde ele escreveu sobre sua experiência:

"Os resultados foram incrivelmente espetaculares. Os camundongos não rejeitaram essa pele", disse ele. "Sobre os enxertos, cresceram luxuriantes tufos de pelo e, para me convencer, até transplantei em alguns camundongos quatro deles, cada um de uma variedade diferente, com uma cor distinta." E acrescentou: "Nenhum dos enxertos foi rejeitado, e parecia que os receptores tinham colchas de retalhos nas costas".

Ele fez uma bateria de exames de sangue com os camundongos, algo similar aos que são feitos quando se vai a um médico e ele pede um hemograma, mas muito mais primitivo. Roedores bebês, privados do timo, contavam com muito menos glóbulos brancos de apenas um núcleo. Estes já tinham o nome de *linfócitos*.

Isso deve significar, pensou o dr. Miller, que essas células vieram do timo. "Células derivadas do timo", era como as chamava.

Timo. T. Células T.

Mais de cinquenta anos depois, o dr. Miller ainda demonstra grande empolgação ao contar a história. Eu podia ouvir seu deslumbramento, seguido por uma lufada de orgulho e frustração quando explicou o que aconteceu depois. A comunidade científica não acreditava nele. Em uma reunião da Sociedade Britânica de Imunologia em 1961, ele mostrou slides de seus "camundongos de retalhos". As descobertas foram desprezadas sob vários argumentos: ele usara uma linhagem ruim de roedores; as doenças dos estábulos dos cavalos haviam infectado os camundongos de alguma forma e comprometido os resultados; nada do que ele aprendera teria alguma relação com humanos.

O médico publicou um pequeno artigo na prestigiosa revista *The Lancet* — com o "ousado postulado de que o timo era o local responsável pelo desenvolvimento de pequenos linfócitos imunologicamente competentes".

Foi seu momento de Madame Curie.[1] Esse pequeno órgão em formato de folha, considerado um desperdício de espaço havia muito tempo superado pela evolução, era central para o sistema imunológico.

Aquela era uma descoberta gigantesca, mas incompleta, porque o dr. Miller não sabia exatamente o que o timo estava fazendo. Isso viria depois. Mas, neste momento, você conhece a primeira peça do quebra-cabeça na era moderna da imunologia, além de uma porção de curiosidades sobre a origem da célula T e do fato de que ela é fundamental para nossa sobrevivência.

O dr. Miller acreditou ter descoberto o protagonista do sistema imunológico. "Pensei que fosse a única célula do sistema", disse ele sobre a célula T, "e que ela conseguiria fazer qualquer coisa."

Ele não poderia estar mais errado, mas poucas pessoas estavam prestando atenção. Embora no pequeno universo da imunologia gênios fossem celebrados entre seus pares e festejados com prêmios Nobel, em termos mais amplos, os profissionais da área não eram tão aclamados; em grande parte, a imunologia não atraía os cientistas mais sérios, não era onde estava a graça. Para os estudantes, era um assunto a ser ignorado — "uma ou duas páginas do livro de medicina", relatou o dr. Anthony Fauci, diretor do Instituto Nacional de Alergia e Doenças Infecciosas, ligado aos Institutos Nacionais de Saúde (NIH, na sigla em inglês) dos Estados Unidos. "Ela não estava pronta para ser agregada ao corpo principal da ciência."

Os imunologistas estavam apenas se aquecendo.

---

[1] Referência à cientista polonesa Marie Curie (1867-1934), que, por duas vezes, ganhou o Prêmio Nobel. (N. E.)

9

B de bursa

Voltemos o relógio uma década, para 1951, quando um menino de 8 anos, com um histórico médico raro e perturbador, apareceu no Hospital Geral Walter Reed, em Bethesda. Nos 18 meses anteriores, o menino havia passado por pelo menos 18 episódios de pneumonia e outras infecções potencialmente fatais. Embora pudesse combater um pouco do problema — ele ainda estava vivo, afinal de contas —, seu corpo parecia incapaz de montar uma defesa imunológica.

O médico que o atendeu no Walter Reed era, por acaso, um prodígio no campo do sistema imunológico, o coronel Ogden Bruton, que fez um exame em busca de anticorpos. Na época, havia um amplo entendimento conceitual de que os anticorpos estavam envolvidos no reconhecimento e no ataque da infecção. Estes, mais uma vez, são chaves que ajudam a detectar partes da doença e conectam-se a elas. Células com anticorpos circulam pelo Festival da Vida procurando seus equivalentes do mal, mas seus mecanismos ainda não eram compreendidos na época em que o menino doente deu entrada no hospital. Como o conceito de anticorpos já estava estabelecido, Dr. Bruton fez um exame de ponta para procurá-los, que têm, em comparação com outros componentes do sangue, uma carga elétrica relativamente fraca. Assim, o exame consistia em colocar o sangue em um campo elétrico e separar um subconjunto de fluido conhecido como gamaglobulinas, portadoras dos anticorpos.

O menino de 8 anos não tinha gamaglobulinas. Ele não estava produzindo anticorpos. Foi o primeiro caso conhecido de imunodeficiência primária. “Essa descoberta”, relata uma biografia de Bruton publicada pela Biblioteca Nacional de Medicina dos Estados Unidos, foi “equivalente, em importância, à descoberta da febre amarela [...] como uma contribuição para a medicina que marcou época”. O que o menino e o exame mostraram aos pesquisadores foi que, quando os anticorpos não estavam presentes, algo terrível poderia acontecer.

Contudo, havia algo mais que causava perplexidade no caso do garoto. Ele não possuía anticorpos, *mas* ainda assim tinha glóbulos brancos e, por isso, era capaz de combater alguns vírus. O timo do garoto também estava intacto.

O enigma perturbava os cientistas. Quais eram os principais componentes da defesa?

Houve uma ruptura turbulenta entre os imunologistas quanto ao que seria a fonte central das defesas do corpo. Um lado achou que os anticorpos eram o centro da ação, que seria uma substância, um processo, uma reação química de algum tipo que ajudava a atacar ameaças estranhas. Foi batizada de *imunidade mediada por anticorpos*. Outros acreditavam que a célula T era o centro de toda a ação. A filosofia desse grupo foi chamada de *imunidade mediada por células*. Isso significava que as células T davam as ordens.

A centenária e misteriosa galinha de Fabricius ajudou a solucionar o impasse.

Em 1952, ano seguinte à entrada do menino no Walter Reed, um jovem cientista da Universidade Estadual de Ohio via o professor dissecar e autopsiar um ganso. Mais tarde, o cientista escreveria que observou o professor remover a bursa e perguntou: “O que é isso? Para que serve?”.

“Boa pergunta. Descubra você”, respondeu o professor. O cientista notou que, com aquela sugestão, “a busca começara”.

Ele percebeu que a bursa de Fabricius — aquele órgão aparentemente vestigial no dorso da ave — cresceu muito depressa nas primeiras três semanas de vida do filhote. Dois anos depois, em 1954, um colega pesquisador descobriu que as galinhas cuja bursa fora removida não podiam gerar resposta a vacinas, porque produziam um volume muito baixo de anticorpos.

Sem bursa, poucos anticorpos.

Isso certamente não soa como um órgão vestigial. A impressão era que, pelo menos nas aves, os anticorpos poderiam vir da bursa. Mas humanos não possuem bursa.

A questão seria resolvida em certa medida pelo dr. Max Cooper, um médico moldado, tal qual o dr. Miller, por uma história real dolorosa. Sua biografia não é um espetáculo secundário. Ela faz parte da própria história do sistema imunológico.

O dr. Cooper cresceu na área rural do Mississippi, entre a década de 1940 e o início da de 1950. Ele morava em uma cidadezinha onde trabalhou em diversos empregos estranhos — como zelador da escola, atendente de farmácia, funcionário de campo de petróleo, entregador de jornais. Seus pais destoavam porque tinham um alto nível de escolaridade e, portanto, para o jovem Max Cooper, o homem mais venerado da cidade era o médico — "o ápice da sociedade", lembrou ele. Max sabia o que queria fazer.

Ele se formou na faculdade de medicina em Tulane, onde, durante o último ano, atendeu um paciente com problemas digestivos. O homem era condutor do Panama Limited, trem que fazia o trajeto entre Chicago e Nova Orleans. Era um sujeito notável.

E ele estava no lado "de cor" do Charity Hospital em Nova Orleans, porque naquele tempo o hospital era segregado. O dr. Cooper examinou o paciente e fez uma apresentação ao médico supervisor.

"A principal queixa do sr. Brown é que...", começou o dr. Cooper, logo interrompido pelo superior.

"Quem lhe disse para chamar para esse crioulo de *sr.* Brown?", perguntou. "Teria o seu pai lhe ensinado a chamar esse crioulo de *sr.* Brown? Nós não fazemos isso aqui em Tulane."

"Sim, senhor", disse o dr. Cooper, que passou a vida inteira se lamentando por não ter dado uma resposta diferente.

Em 1960, os brancos nos Estados Unidos viviam em média cerca de 70,5 anos. Os não brancos, que compunham a outra ampla categoria aferida pelo governo, viviam em média 63,5 anos. Havia muitos fatores que contribuíam para isso, incluindo o meio ambiente e sua interação com o sistema imunológico. Revelações científicas sobre esse fato viriam apenas mais tarde. Também digno de nota, na época, as mulheres viviam mais (75 anos) do que os homens (66,5 anos), uma disparidade consistente tanto entre brancos quanto entre não brancos.

O dr. Cooper começou a pensar sobre as diferenças entre as pessoas e suas defesas. E, como você vai ver, cultura, meio ambiente, discriminação, tudo isso contribui para as identidades individuais e sociais, para o modo como definimos nossas comunidades, enxergamos nós e os outros, conceitos que são fundamentais para a forma como o sistema imunológico controla nosso corpo, mas também, para a maneira como definimos e controlamos nossas sociedades.

Mais tarde, já em meados da década de 1960, Jacques Miller publicava seu trabalho seminal sobre o timo. Na Universidade de Minnesota, o dr. Cooper, fascinado pelo nascente debate sobre o sistema imunológico, desenvolveu interesse por um distúrbio raro que você não desejaria a ninguém. Chama-se síndrome de Wiskott-Aldrich. Os portadores sofrem de imunodeficiência grave.

"Eles poderiam ter um simples herpes labial e, se seu corpo não fosse capaz de contê-la, ela se tornaria uma infecção generalizada que os mataria", disse o dr. Cooper. Eles normalmente morriam em três anos.

Ele, então, começou a estudar os relatórios de autópsia. Mais uma vez, o enigma se fazia presente: havia muitos glóbulos brancos — linfócitos —, mas bem poucos anticorpos. O timo parecia estar funcionando, mas, de forma geral, o sistema imunológico como um todo *não*.

Foi quando a ficha caiu.

"Havia duas linhagens de linfócitos", disse ele. Em outras palavras, a célula T não era a única atração da cidade. O sistema imunológico não conectava-se apenas ao timo. Devia haver mais coisa.

Uma pista viera da galinha. Sem a bursa, a galinha tinha muito menos anticorpos. Para se aprofundar na resposta, o dr. Cooper e seus colegas fizeram experimentos com galinhas e descobriram que, na verdade, um conjunto de células do sistema imunológico parecia vir da bursa, e outro, do timo. Portanto, a partir daquele momento, duas partes da anatomia da galinha que pareciam não ter propósito nenhum passaram a ser consideradas essenciais para a produção de uma linhagem de células imunológicas.

Mas humanos não são galinhas (muito obrigado, autor!). Não temos bursa. Então, de onde é que vêm os *nossos* anticorpos?

O indício seguinte veio de pesquisadores de Denver que desenvolviam experimentos com (o que mais poderia ser?) camundongos. Eles descobriram que, mesmo quando um dos roedores perdia o timo, ainda era capaz de montar alguma defesa. E ela parecia se originar da medula óssea.

Um dos pesquisadores elaborou a teoria de que as células do timo e as da medula óssea estavam trabalhando em conjunto. Talvez, ele pensou, as localizadas no timo pudessem de alguma forma produzir anticorpos, mas apenas com a ajuda das originárias da medula.

O pesquisador acrescentou: "Esses não são problemas que a presente análise possa resolver".

Jacques Miller estava de volta à investigação. Ele ajudou a reunir as peças que faltavam.

"É muito complicado descrever", disse-me dr. Miller por telefone, da Austrália. "Vai ser difícil para você entender."

"Tente explicar."

"É um experimento muito, muito clássico."

Ele procurou descrever sua experiência seminal relacionando as células T e as células B. Ele tentou me explicar. Eu não vou tentar explicar a você. De fato, é extremamente complicado e envolve a criação de um camundongo hibridizado de duas linhagens diferentes — misturando e combinando medula óssea e timo, e buscando a origem das células do sistema imunológico.

O que o dr. Miller descobriu "mudou os rumos da imunologia!", ele me escreveu em um e-mail, e não estava se gabando. É verdade. (E também é fato que houve muitas outras contribuições cruciais para o assunto feitas por outros cientistas na época.)

O complexo experimento do dr. Miller mostrou que um conjunto de células do sistema imunológico vinha do timo, e outro, da medula óssea. Havia diferenças entre esses tipos de célula que definiam a relação entre elas. As células T se originavam da medula óssea e depois iam para o timo, onde amadureciam. Elas pareciam ser muito capazes. Podiam combater diretamente doenças ou infecções.

Depois, havia as células B. Eles se originavam da medula óssea. Essas eram o que o dr. Miller chamava de "células precursoras formadoras de anticorpos" — estavam prontas para serem munidas de alguma forma, com o objetivo de combater doenças. Mas pareciam precisar de uma espécie de instrução, alguma informação adicional para agir. Ao que tudo indicava, essa informação vinha das células T, que instruíam outras células sobre como atacar.

As células B partiam da medula óssea e geravam anticorpos. As células T amadureciam no timo e podiam tanto lutar quanto dirigir a ação. Eram como generais e soldados.

Esta era a teoria na época. Havia nela muita coisa válida, assim como havia ainda informações faltando.

O dr. Miller se esforçou para criar nomes engenhosos para essas duas linhagens de combatentes imunológicos. Não conseguia pensar em nada particularmente inteligente ou útil. Muitos anos depois, porém, elas receberam seus nomes graças a uma conexão que hoje nos parece óbvia. As células B vêm da *b*ursa (ou da medula óssea, *bone marrow* em inglês), e as células T, do *t*imo, e, "desde então, raras vezes houve um artigo publicado em qualquer revista de imunologia que não mencionasse as células T ou as B", escreveu mais tarde o dr. Miller.

Aquilo era maravilhoso, e também fazia pensar. Uma célula T, uma célula B. Nomes muito bons. Como elas funcionavam? Se trabalhavam em conjunto, como se comunicavam?

10

Células T e células B

Agora você sabe como as células T e as células B receberam seus nomes. Ainda assim, levaria décadas para que a amplitude de seus propósitos fosse compreendida, uma vez que detalhes são acrescentados quase todos os anos. Por muito tempo, conceitualmente, elas foram consideradas o núcleo do sistema imunológico e, para alguns, sua única parte.

Ocorre que elas são essenciais, mas mantêm uma forte dependência de outro grupo de células potencialmente mortíferas, bem como de uma série de sistemas de comunicação e vigilância.

Mas o que *são* as células T e B, e o que isso tem a ver com *você*?

Lembra-se das veias branco-leitosas descobertas por Gaspare Aselli durante a dissecção de um cachorro em 1622? A substância branca é composta de glóbulos brancos. Algumas delas são células T, algumas são B — com outras na mistura também.

Em geral, os glóbulos brancos são diferentes dos vermelhos, que a maioria de nós associa a "sangue". Os glóbulos vermelhos, para começar, parecem dessa cor, não brancos. Elementar. Os dois tipos de célula também possuem contornos fundamentalmente distintos. Os vermelhos têm aparência de lindos círculos esculpidos com reentrâncias graciosas. Os brancos se parecem com bolas de beisebol cobertas de espinhos. Muitos desses espinhos são como antenas. Eles enviam e recebem sinais. Essas células são centros de informação, e podem ser assassinos cruéis.

Os glóbulos brancos são fundamentais para sua sobrevivência. São tão vitais para a vida quanto os vermelhos que transportam oxigênio. Células T e células B compõem a parte mais especializada do sistema. Elas têm um papel importantíssimo, sobretudo, quando você enfrenta bactérias ou vírus complexos e incomuns. Isso ocorre porque as células B e T são incrivelmente especializadas. Elas fabricam assassinos precisos, confeccionados sob medida para atacar doenças específicas. Dentro do mar de glóbulos brancos no interior do seu corpo, existe uma correspondência para praticamente qualquer patógeno que possa infectar você, e um elemento chave para sua saúde envolve a velocidade com que essas células certas podem entrar em contato com a doença, ligar-se a ela e, em seguida, fabricar dezenas de milhares de cópias daquele defensor específico para acabar com os infratores.

Digamos que seja época de gripe. Você está em um avião ou um ônibus e alguém tosse ao seu lado. Ou você está na sua baia de trabalho a 1,50 metro de distância de uma pessoa infectada. Não longe o suficiente, de acordo com o Centro de Controle de Doenças, que considera 1,80 metro o alcance de deslocamento do vírus da gripe por meio de espirro ou tosse. Ou você pode contrair gripe através da pele ao tocar um corrimão que um portador do vírus tocou não muito tempo antes. Um beijo, um abraço, um aperto de mão. Você esfrega o nariz, e agora o invasor tem um lugar quente e confortável para se reproduzir.

Quase que de imediato, o sistema imunológico captura um intruso, mas nesse ponto da jornada científica — na cronologia da descoberta — a imunologia não entendia como o primeiro contato se dava. Isso veio mais tarde.

Então, voltemos à gripe e a você, e às células T e células B. Quando você é infectado pela primeira vez, seu corpo produz um tipo de resposta genérica. É nesse período que sua elegante defesa aguarda enquanto T e B geram uma resposta poderosa. A espera pode levar de cinco a sete dias. Isso ocorre porque as células B e as células T certas, com o anticorpo ou receptor certo, devem ser contatadas, ou devem entrar em contato com a ameaça, ajustar a chave à fechadura e começar a produzir defensores. Com frequência, então, na melhor das hipóteses você fica doente por alguns dias enquanto essa resposta imunológica entra em ação. Mais uma vez, isso não significa que você esteja sem defesas até aquele ponto, mas que está sem defesas de precisão, como uma célula T ou uma célula B.

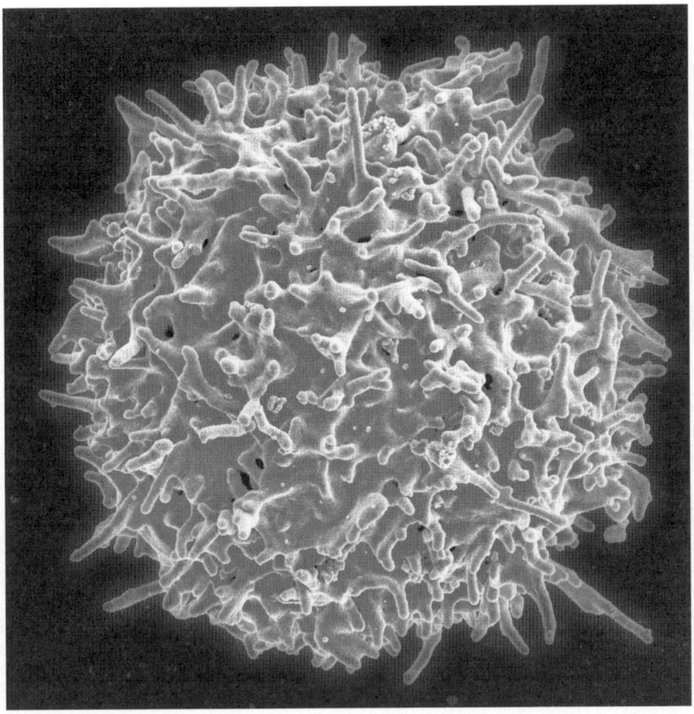

Uma célula T, essencial à nossa elegante defesa. (NIAID/NIH)

O que sabemos hoje é que esses dois tipos de células encontram suas presas de maneiras muito distintas, e essas diferenças são cruciais para entender a complexa evolução do sistema imunológico.

Na superfície das células T, algumas das ramificações são capazes de identificar a assinatura, ou impressão digital, dos patógenos, os bandidos. No entanto, na maioria das vezes, elas não reconhecem o patógeno diretamente. Elas o fazem por meio de um intermediário que apresentarei em breve, em um contexto mais amplo. Por enquanto, basta dizer que as células T recebem uma mensagem que as alerta da presença de um intruso perigoso. Quando isso ocorre, elas podem assumir diferentes papéis. Algumas são soldados de infantaria, outras, generais. Estes últimos despacham outras células T para a linha de frente. Ou enviam células B para a batalha.

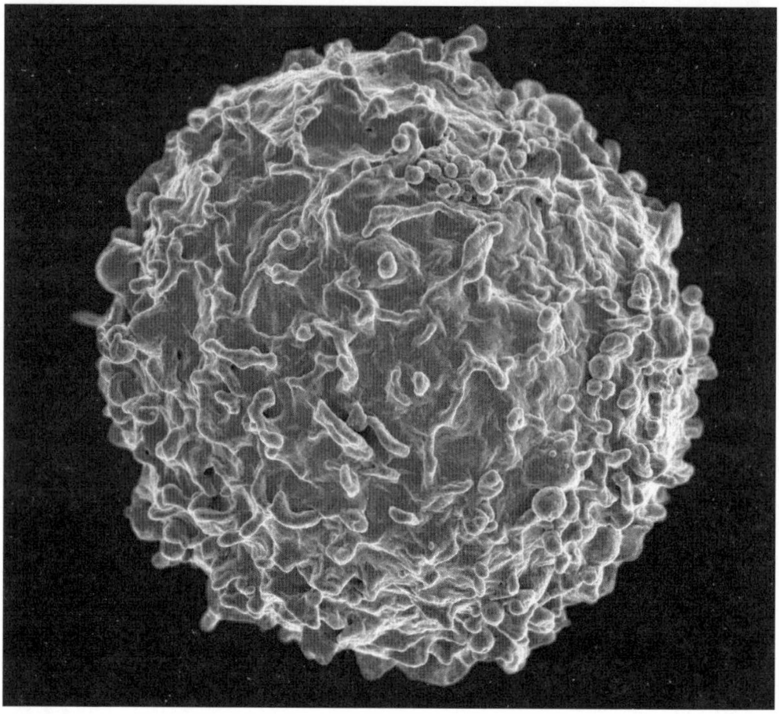

Uma célula B, originada na medula óssea. (NIAID/NIH)

As B podem reconhecer patógenos de forma mais direta usando um tipo especial de receptor, chamado anticorpo. Anticorpos são moléculas de proteína com habilidades extraordinárias, centrais para o sistema imunológico.

Os anticorpos situam-se na superfície das células B. Eles ajudam a identificar os agentes patogênicos, agindo como um misto de antena e chave da casa.

Na condição de antena, os anticorpos captam sinais. Mas cada anticorpo é afinado com precisão e capta apenas um tipo de sinal. De fato, cada um deles é tão particular que, entre os bilhões de glóbulos brancos que correm pelo corpo humano, em geral, a maioria tem anticorpos únicos em suas superfícies. Então, diferentemente de grande parte das antenas — torres de rádio, por exemplo —, o receptor não capta qualquer sinal. Pega apenas um. Ele evoluiu para se conectar a um único tipo de organismo.

Os anticorpos na superfície dessas células descobrem o organismo que é seu par, ou companheiro, indo de encontro a ele. Literalmente colidindo ou entrando em atrito com ele. Esses glóbulos brancos percorrem o corpo, por meio do estridente festival que há dentro de nós, e vagam, fluem e se misturam, podendo passar anos numa inquieta irrelevância, até que um dia — *Bum!* — entram na estrutura química à qual eles, e apenas eles, podem se anexar.

Aquilo a que o anticorpo se liga é sua própria pequena protuberância, ou receptor, em uma célula. A coisa a que ele fica conectado é chamada de antígeno. O anticorpo e o antígeno se ligam um ao outro, como uma chave na fechadura.

Se você tem uma infecção bacteriana, o patógeno que tenta se espalhar pelo corpo expressa um antígeno específico. Dentro de seu corpo, há uma célula B que descobre o antígeno, liga-se a ele e o aniquila. Ou desencadeia uma sucessão de outras defesas.

Mesmo antes de a ciência saber de todos esses detalhes, um traço absolutamente essencial compartilhado pelas células T e pelas células B se destacava: elas podem aprender. Sua capacidade de adaptação é muito grande, e é por isso que são chamadas de "sistema imunológico adaptativo".

Tal capacidade explica o desenvolvimento de uma aplicação prática considerada uma das descobertas mais importantes para salvar vidas na história da nossa espécie. Com vocês, a vacina.

11

Vacinas

As vacinas são como um campo de treinamento para o sistema imunológico. As inoculações preparam e ensinam o sistema imunológico, efetivamente treinando as células T e as células B e dando a elas um papelzinho com as respostas. A vacina certa pode fornecer ao seu corpo o poder de estruturar uma resposta mais rápida a doenças que, de outra maneira, poderiam ser mortais ou devastadoras, como varíola ou poliomielite.

Não é que nossas elegantes defesas não preparem um ataque contra essas doenças na ausência da vacina, mas o ataque pode ser insuficiente, dado o tempo que leva para o sistema imunológico identificar a ameaça e começar a fabricar soldados em quantidade adequada para revidar. Nesse meio-tempo, você pode acabar morrendo. Dito isso, não é pouca coisa encontrar a vacina certa. A lição deste capítulo é que o sistema imunológico é capaz de aprender, mas não é fácil ensiná-lo.

Entre os nomes mais famosos na história da vacinação está o de Edward Jenner, médico inglês que desenvolveu a vacina contra a varíola. Bem menos conhecido é o fato de que o trabalho de base para a descoberta do dr. Jenner foi sendo pavimentado ao longo de vários experimentos destinados a conter esta enfermidade, a qual, de acordo com os Centros de Controle e Prevenção de Doenças (CDC, na sigla em inglês) dos Estados Unidos, parece circular por aí desde o Antigo Egito (a evidência: múmias com cicatrizes pustulentas).

A varíola se espalhou pelo ar, por espirros, pela tosse ou por interação próxima com a vítima. Matou 30% daqueles que a contraíram. Sua letalidade tem a ver com a maneira como ela e os vírus relacionados aplicam um golpe no sistema imunológico. As infecções podem bloquear a transmissão de um sinal de socorro que convoca à ação as células assassinas do sistema imunológico (mas vou deixar para mais tarde a discussão sobre o modo como as doenças enganam o sistema imunológico, porque isso está ligado, e muito, à forma como a imunologia ajudou a salvar Jason).

Antes do trabalho realizado pelo dr. Jenner, o esforço para conter a varíola foi chamado de "variolação". Se você acha que vacinas são desagradáveis, esse precursor era pior. "Material coletado de feridas de varíola (pústulas) era dado a pessoas que nunca haviam tido a doença. O procedimento consistia em esfregá-lo no braço ou inalá-lo pelo nariz", observa o CDC, em um relato da técnica. Por mais desagradável que possa ter sido, isso reduziu a probabilidade de contaminação da doença em algumas pessoas, embora não o suficiente para evitar uma epidemia.

Para os médicos e cientistas da época, isso mostrou que o sistema imunológico parecia capaz de desenvolver uma resposta que poderia ser acionada mais tarde. O sistema pode conseguir um papelzinho com as respostas que ajude a identificar rapidamente um problema e contenha instruções sobre como liquidar o inimigo de imediato. Contudo, a variolação, em geral, não funcionava. Na maioria dos casos, o sistema imunológico não era treinado ou estimulado o suficiente contra a respectiva doença.

Veio então um momento decisivo para a medicina.

O cenário era Gloucestershire, Inglaterra, em 1796, lugar sagrado e visitado muitas vezes pelos livros de história. O dr. Jenner notou que as mulheres que faziam a ordenha das vacas tinham pústulas, mas pareciam não contrair aquela doença mortífera. Com material extraído de uma lesão de varíola bovina de uma das ordenhadeiras, ele envenenou um menino de 8 anos. O menino sobreviveu. De alguma forma, essa cepa de varíola bovina era a composição correta para desencadear uma defesa do sistema imunológico. Bem-vinda, primeira vacina do mundo!

Mesmo assim, os cientistas perceberam que havia uma questão quanto à capacidade de aprendizado do sistema imunológico: não é fácil ensiná-lo. Diversas vezes, os esforços para criar vacinas falharam. A receita, aparentemente, tinha que ser perfeita. Pequenas alterações tornariam as inoculações ineficazes. Os pesquisadores descobriram que uma vacina bem-sucedida era forte o bastante para provocar uma resposta poderosa do sistema imunológico, mas fraca o suficiente — *atenuada* é o termo científico — para evitar que fosse tão nociva quanto a própria contaminação. Uma combinação errada implicava o risco de que, em vez de proteger, a vacina pudesse matar.

Foi o que aconteceu com o primeiro teste em massa da vacina contra a poliomielite.

A primeira epidemia de pólio foi registrada em 1894, com 132 casos em Vermont, Estados Unidos. Entre 1% e 2% dos infectados sofreram paralisia.

O poliovírus penetra rapidamente na corrente sanguínea depois de entrar pela boca e crescer na garganta e no trato gastrointestinal. Por fim, chega ao sistema nervoso, onde se liga às células nervosas e as invade. Em seguida, assume o processo de fabricação da célula nervosa para se reproduzir — milhares de cópias em uma hora. Então ele a mata e avança para infectar outras. Imagine uma sombra rastejando sobre nosso festival, enquanto uma célula após outra se apaga.

O esforço infrutífero para erradicar a pólio incluiu o trabalho, na década de 1930, de dois cientistas que competiam entre si, o dr. Maurice Brodie, canadense que trabalhava na Universidade de Nova York, e o patologista americano da Universiddade Temple, na Filadélfia, chamado John Kolmer. Várias histórias relatadas a seguir ilustram seus fracassos, até mesmo desastres.

Os dois rivais tinham ideias semelhantes. Eles infectaram macacos com poliomielite e tentaram produzir uma vacina para humanos utilizando o tecido nervoso. No caso de Brodie, ele misturou o tecido liquefeito do primata com formaldeído, chamado formalina, na esperança de "desativar" o vírus. Seria o suficiente, de acordo com sua teoria, para provocar uma resposta imunológica, mas não poderoso o bastante para realmente causar uma contaminação. Não muito. Um livro, escrito por um médico e historiador de Yale chamado John Paul, afirma que a vacina de Brodie foi testada em 3 mil crianças, mas "algo deu errado, e a vacina nunca mais foi usada". Uma reportagem publicada no *The New York Times* é mais explícita: as crianças sofreram paralisia.

O dr. Kolmer obteve os mesmos resultados, embora tenha adotado uma abordagem ligeiramente diferente. Ele pegou o tecido nervoso do macaco, combinou-o com substâncias químicas e refrigerou a mistura para atenuá-la. John Paul chamou isso de "uma verdadeira bruxaria". Mais crianças infectadas. De acordo com Paul, o dr. Kolmer teria dito em uma conferência de saúde pública em 1953: "Quando penso nisso, tenho vontade de que o chão se abra e me engula".

Em 1952, de acordo com a revista *Time*, o pior surto havia infectado 58 mil americanos, matando 3 mil e deixando 21 mil com paralisia. "Os pais eram assombrados pelas histórias de crianças atingidas repentinamente por febre e cãibras indicativas da pólio", observou a publicação. "As piscinas públicas estavam desertas, por medo da contaminação. E, ano após ano, a poliomielite colocava milhares de pessoas nos hospitais e nas cadeiras de rodas, ou nos aterrorizantes cilindros chamados pulmões de aço."

A resposta ao mistério da poliomielite, também bastante conhecida, veio de Jonas Salk, filho de judeus russos e nascido em Nova York, que fora, enfim, nomeado diretor do Laboratório de Pesquisas sobre Vírus da Faculdade de Medicina da Universidade de Pittsburgh (depois de passar pelas instituições de ensino de Nova York e de Michigan). Sua vacina enfraqueceu o poliovírus usando formaldeído e água mineral. Ela efetivamente "matou" o poliovírus. Mas ele permanecia reconhecível o suficiente para ser capturado pelo sistema imunológico. Tcharam! Isso reduziu o risco de contaminação pela metade.

O país se esforçou para produzir e distribuir a vacina o mais rápido possível. Lamentavelmente, esse final feliz vem com um adendo. O primeiro grande lote da vacina não foi produzido da maneira correta. O Cutter

Laboratories, na Califórnia, um dos principais fabricantes da substância, inoculou mais de 200 mil crianças em 1955, e, em poucos dias, havia relatos de paralisia. Um mês depois, o programa foi interrompido e as investigações revelaram que a vacina do Cutter provocou 40 mil casos de poliomielite, deixando duzentas crianças com graus variados de paralisia e matando dez.

Esses problemas foram contornados, e a poliomielite foi quase erradicada em todo o planeta. Eis a lição: intervir em nome do sistema imunológico não é tarefa fácil, dado seu delicado equilíbrio. As vacinas foram o primeiro grande passo nessa direção, ainda que não entendêssemos sua dinâmica. Mesmo sem uma compreensão integral dos mecanismos, havíamos encontrado uma ferramenta eficaz.

O mesmo pode ser dito da descoberta de um segundo e maravilhoso aliado do sistema imunológico: os antibióticos.

Os antibióticos são, sem dúvida, mais importantes que as vacinas. Na verdade, "é provável que sejam as formas mais bem-sucedidas de quimioterapia na história da medicina. Não é necessário reiterar aqui quantas vidas eles salvaram e quão eles contribuíram para o controle de doenças infecciosas que foram as principais causas de morbidade e mortalidade humana durante a maior parte da nossa existência", de acordo com um artigo publicado na revista dos Institutos Nacionais de Saúde dos Estados Unidos. De maneira geral, os antibióticos funcionam tirando vantagem das diferenças entre as células humanas e as células bacterianas; por exemplo, as células bacterianas têm paredes que as células humanas não possuem. Os antibióticos podem impedir que as bactérias construam essas paredes.

É esse o mecanismo por trás do estampido que o mundo inteiro ouviu em 1928, no St. Mary's Hospital, na Universidade de Londres. O mundo estava temporariamente em paz, o que bastava para um escocês chamado dr. Alexander Fleming. Ele vira o suficiente do quadro oposto no Corpo Médico do Exército, durante a Primeira Guerra Mundial.

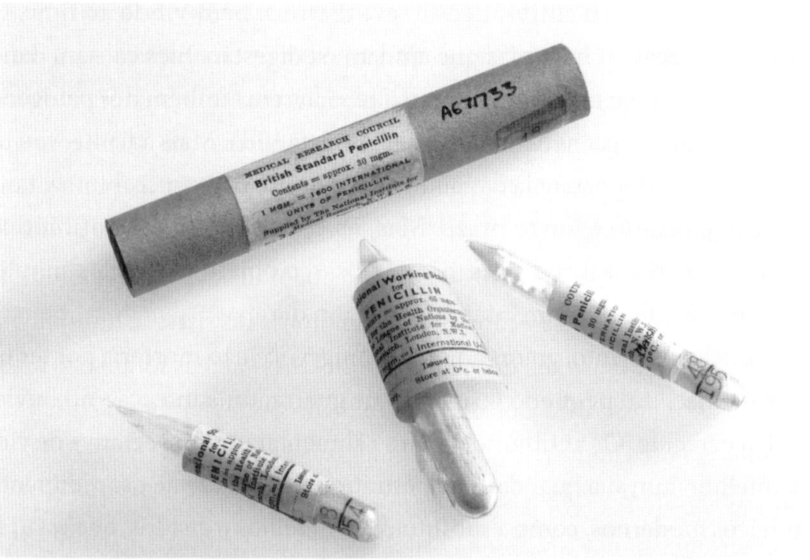

Algumas das primeiras doses de penicilina, um medicamento que mudou o mundo. (Museu da Ciência, Londres/Wellcome Collection)

O acidente ocorreu em uma placa de Petri, repleta da bactéria estreptococos, que ele estudava. Um dia, notou algo estranho. Uma área da placa contendo o patógeno mortal estava subitamente livre das bactérias. Um olhar mais atento mostrou que ela estava sendo eliminada por mofo — "o mofo havia criado um círculo livre de bactérias em torno de si", diz o relato sobre o Prêmio Nobel conquistado por Fleming em 1945. Por que o Nobel?

Ele batizou o remédio nascido daquele mofo de *penicilina*.

Enquanto as vacinas estimulam nossa própria resposta, os antibióticos importam uma resposta do meio exterior, e essa é uma distinção absolutamente crítica para nossa saúde cotidiana. O motivo é que, ao adicionar uma força externa, você perturba a ordem natural. Ainda que o objetivo seja a preservação da vida, e mesmo que dê certo, isso não significa que o processo não contenha riscos relevantes. No caso dos antibióticos, esses assassinos implacáveis não matam apenas bactérias ruins; eles acertam também em coisas boas, incluindo bactérias cruciais para sua saúde e seu bem-estar.

Se você já tomou antibióticos e teve diarreia, bem-vindo ao time. Os antibióticos matam bactérias que ajudam na digestão. Eles causam danos reais dentro do seu intestino, mesmo que se livrem também dos patógenos que poderiam apagar as luzes do seu Festival da Vida. Mais adiante, vou me aprofundar na importância da saúde de seu intestino, o microbioma, tanto no dia a dia como a longo prazo. Mas, na época em que os antibióticos surgiram e se tornaram drogas maravilhosas, o objetivo era mais simples: sobreviver à infecção para lutar por mais um dia.

Naquele momento, graças ao dr. Fleming, você não morreria por ter um corte na mão, um pequeno ferimento de guerra, uma infecção no ouvido ou algo parecido. Os antibióticos não só aumentaram a expectativa de vida, mas melhoraram sua qualidade ao permitir uma miríade de procedimentos cirúrgicos modernos, como a substituição de joelhos e quadris, que estariam em risco extremo de infecção sem esses medicamentos maravilhosos. Além disso, eles eram usados para manter o gado saudável, ajudando a aumentar o suprimento de comida.

Contudo, não era fácil elaborar vacinas e antibióticos, pelo menos, não quando se queria eficácia. O corpo teve que fazer a maior parte do trabalho. E vinha fazendo a maior parte do trabalho — por séculos.

Além disso, os imunologistas na vanguarda dessa exploração estavam determinados a se aprofundar naqueles mecanismos, por motivos tanto intelectuais quanto práticos — poderiam eles descobrir como prolongar cada vez mais a vida? Isso significava responder à questão mais importante de todas: como é que nosso corpo poderia ser equipado com defesas para tantas ameaças possíveis? Como poderíamos sobreviver em um mundo em que os perigos são praticamente infinitos?

12

A máquina de infinitude

Férias. Você e sua família visitam um país onde nunca estiveram e onde, aliás, seus pais e avós nunca estiveram. Você passeia em torno de um belo lago. O dia está lindo. Você mergulha. Não está sozinho. Na água nadam parasitas, talvez um chamado giárdia. O invasor entra por sua boca ou pelo trato urinário. Essa ameaça é completamente desconhecida para você. E tem mais: pode ser desconhecida para todos com quem você já se relacionou ou entrou em contato de alguma forma. O parasita pode ter evoluído naquele cenário por centenas de milhares de anos, de modo que é diferente de qualquer giárdia com a qual você tenha tido contato antes ou que está presente onde você mora.

Como suas células T e B podem reagir a um patógeno que nunca viram, nunca sequer souberam que existia, com o qual nunca foram inoculadas, e que você, ou seus médicos, em toda a sua sabedoria, jamais poderiam ter previsto?

Esse é o dilema da infinitude.

E, por anos, foi o maior mistério da imunologia.

É claro que o sistema imunológico tem que neutralizar as ameaças sem acabar com tudo. Se ele pudesse matar o resto do corpo também, a solução para o problema seria fácil. Acabe com a festa inteira. É óbvio que isso não funciona se quisermos sobreviver. Portanto, o sistema imunológico tem que ser específico para a ameaça e, ao mesmo tempo, deixar a maior parte de nosso organismo relativamente em paz.

Ao longo dos anos, surgiu um punhado de teorias bem-intencionadas e ponderadas, mas elas se debatiam para dar conta da inexplicável capacidade do corpo de responder a praticamente qualquer coisa. As teorias eram complexas, e padeciam do peculiar efeito colateral de ter nomes terríveis — como "teoria da cadeia lateral" e "hipótese modelo instrutiva".

Esse era o cenário quando Susumu Tonegawa apareceu.

Tonegawa, assim como Jacques Miller, nasceu em 1939, na cidade portuária japonesa de Nagoya, e cresceu durante a guerra. Por sorte, seu pai foi transferido por causa do trabalho, e, dessa forma, o menino amadureceu em cidades menores. Caso contrário, ele poderia ter estado em Nagoia em 14 de maio de 1944, quando os Estados Unidos enviaram cerca de 550 bombardeiros B-29 para derrubar as principais instalações industriais lá existentes e destruíram enormes áreas da cidade.

Quinze anos depois, em 1959, Tonegawa era um estudante promissor quando um professor em Kioto lhe disse que ele deveria ir para os Estados Unidos. Segundo ele, o Japão carecia de formação adequada em biologia molecular. Um fenômeno claro e digno de nota estava se delineando: a imunologia e suas maiores descobertas eram uma questão internacional, com descobertas sendo feitas por meio da cooperação entre os melhores cérebros do mundo, extrapolando os limites nacionais.

Tonegawa foi parar na Universidade da Califórnia em San Diego, em um laboratório em La Jolla, "a bela cidade do sul da Califórnia, perto da fronteira mexicana". Lá, em um paraíso multicultural, ele terminou seu doutorado, estudando no laboratório de Masaki Hayashi, e, em seguida, passou para o laboratório de Renato Dulbecco. O dr. Dulbecco nasceu na Itália, formou-se em medicina, foi recrutado para servir na Segunda Guerra, lutando contra os franceses, e, quando o fascismo italiano entrou em colapso, juntou-se à resistência e lutou contra os alemães. (Mais tarde, ele foi para os Estados Unidos e, em 1975, ganhou um Prêmio Nobel por usar a biologia molecular para mostrar como os vírus podem levar, em alguns casos, à formação de tumores.)

Em 1970, Tonegawa — já sob o título de doutor — enfrentou o próprio quebra-cabeça migratório. Seu visto iria expirar no final daquele ano, e ele foi forçado a deixar o país por dois anos antes de poder voltar. Conseguiu então um emprego no Instituto de Imunologia da Basileia, na Suíça.

Por volta dessa época, surgiram novas tecnologias que possibilitavam aos cientistas isolar diferentes segmentos do material genético de um organismo. As inovações permitiram que os segmentos fossem "cortados" e comparados entre si. Um axioma despontou: se um pesquisador pegasse o genoma de determinado organismo e cortasse exatamente o mesmo segmento repetidas vezes, os fragmentos de material genético resultantes eram sempre idênticos.

Isso pode parecer óbvio, mas foi fundamental para definir a padronização da estrutura genética de um organismo.

Então, Tonegawa encontrou a anomalia.

Ele estava dividindo segmentos de material genético do interior das células B, quando comparou seus segmentos de células imaturas, ou seja, aquelas do sistema imunológico que ainda se desenvolviam. Ao analisar segmentos idênticos, eles forneceram, previsivelmente, fragmentos igualmente idênticos de material genético. Isso era condizente com todo o conhecimento prévio.

Mas, ao comparar os segmentos a regiões idênticas em células B já *maduras*, o resultado foi completamente diferente. Era algo novo, distinto de qualquer outra célula ou organismo que tivesse sido estudado. O material genético subjacente havia mudado.

"Foi uma grande revelação", disse o uzbeque Ruslan Medzhitov. (Mais sobre ele em capítulo posterior) "O que ele descobriu, e é sabido atualmente, é que os genes codificadores de anticorpos são diferentes de todos os outros genes normais."

Os genes codificadores de anticorpos são diferentes de todos os outros genes normais.

Sim, usei itálico. As incríveis capacidades de seu sistema imunológico começam com uma reviravolta notável da genética. Quando o sistema imunológico toma forma, ele se embaralha em milhões de combinações diferentes, misturas aleatórias e fusões. É uma espécie de *big bang* genético, que cria dentro do corpo todos os tipos de defensores destinados a reconhecer todos os tipos de forma de vida estranha.

Então, quando você mergulha naquele lago em uma terra desconhecida, cheia de ameaças exóticas, seu corpo, surpreendentemente, pode ter um defensor que reconheça a criatura.

Que comecem os fogos de artifício e tragam o confete e a serpentina!

Conforme Tonegawa avançou na pesquisa, descobriu um padrão que descrevia as diferenças entre as células B imaturas e as maduras. Cada uma compartilhava material genético chave, com uma variação essencial: na imatura, esse material estava misturado com, e separado por, uma série de outros materiais genéticos.

À medida que ela amadurecia e se tornava uma célula do sistema imunológico em pleno funcionamento, grande parte do material genético desaparecia. E não apenas isso: em cada célula B em maturação, desapareciam materiais *diferentes*. O que havia começado como um vasto conjunto de códigos genéticos foi refinado nessa linha de específica, às vezes única.

Isso tudo é complexo. Mas aí vai uma palavra de incentivo: esta seção é tão profunda e importante quanto qualquer outra que descreva a maravilha do corpo humano. Estimado leitor, por favor, não desista!

Os pesquisadores, que, em determinado momento, procuraram uma maneira prática de definir a natureza da mudança genética no material contido nos genes, rotularam o material genético chave de um anticorpo com três iniciais: V, D e J.

A letra V significa variável. A parte variável do material genético é extraída de centenas de genes.

O D indica diversidade, proveniente de um conjunto de dezenas de outros genes.

E o J vem de outra meia dúzia de genes.

Em uma célula B imatura, os filamentos de V, D e J estão em agrupamentos distintos, separados por uma distância relativamente grande. Mas, à medida que a célula amadurece, uma única cópia aleatória do V permanece, com uma única do D e do J, e todo o material restante desaparece. Conforme comecei a compreender isso, foi bastante útil imaginar uma tira de material genético que se estendia por quilômetros. De repente, três pedaços aleatórios dão um passo à frente, e o resto desaparece.

A combinação dessas fatias, agrupadas e condensadas em uma única célula, cria, pelo poder da matemática, trilhões de códigos genéticos diferentes e praticamente únicos.

Se você preferir uma metáfora alternativa, o corpo criou, aleatoriamente, centenas de milhões de chaves, ou anticorpos, diferentes. Cada uma se encaixa em uma fechadura localizada em um patógeno. Muitos desses anticorpos são combinados de modo a ser material genético estranho — pelo menos, para nós —, e suas fechaduras correspondentes jamais alcançarão o corpo humano. Algumas podem nem existir, mesmo considerando o universo todo. Nosso corpo foi equipado com chaves para as mais raras e até inimagináveis fechaduras, formas do mal que o mundo ainda não viu, mas pode encontrar algum dia. Antecipando a ameaça do insondável, nossas defesas evoluíram como máquinas de infinitude.

"As descobertas de Tonegawa explicam o contexto genético que dá origem à enorme riqueza de variação entre os anticorpos", escreveu o comitê do Prêmio Nobel ao homenageá-lo, anos mais tarde, em 1987. "Além do conhecimento mais profundo da estrutura básica do sistema imunológico, essas descobertas têm relevância na melhoria de diferentes tipos de terapia imunológica, como a aplicação de vacinas e a inibição de reações durante a realização de transplantes. Outra área importante é a das doenças em que a defesa do indivíduo passa a atacar os tecidos do próprio corpo, as chamadas doenças autoimunes."

As últimas frases — sobre autoimunidade e transplantes — apresentavam um desafio central para entender a defesa de nosso corpo: como fazer algo tão poderoso deixar de atacar nossas partes saudáveis? E como podemos tirar proveito da medicina, por meio de recursos como transplantes e remédios, sem arriscar que nosso potente sistema de anticorpos rejeite qualquer coisa que, na verdade, possa nos ajudar, mesmo que a princípio pareça um objeto estranho?

O que é estranho e o que é parte de nós?

13

Transplante

No início dos anos 70, uma família apareceu na Mayo Clinic, em Rochester, Minnesota, com um bebê que sofria de uma doença misteriosa. O menino apresentava lesões de pele que pareciam sarampo, uma diarreia horrível e febre. Os pais, apavorados, tinham ainda mais motivos para estar com medo. Eles haviam tido outro filho antes, um menino doente como aquele, que falecera em questão de semanas. Após sua morte, foi descoberto que o mais velho não possuía nem células B nem células T.

A família levou o segundo até a Mayo Clinic em busca de uma consulta com o dr. Max Cooper, o proeminente imunologista que ajudara a explicar a presença de células T e B. Poderia ele salvar o bebê?

"Pediram que déssemos um palpite", lembrou o dr. Cooper. Ele sentiu uma enorme responsabilidade, mas tinha poucos argumentos científicos em que se apoiar. E se, sugeriu, eles retirassem medula óssea da mãe e depois a injetassem na do menino?

A medula óssea é o lar das células em maturação, as células-tronco, inclusive das do sistema imunológico em amadurecimento. Será que o sistema imunológico da mãe poderia fazer algum efeito em seu bebê?

Não havia muitas evidências para dizer aos pais o que aconteceria. "Dispúnhamos apenas de um roteiro rudimentar", recordou o dr. Cooper. O transplante precisava matar a doença estranha sem fazer com que as defesas prejudicadas do menino reagissem contra as células imunológicas da mãe. O médico conjecturou que o corpo do garoto não rejeitaria as defesas da mãe porque os dois tinham muito material genético em comum.

Da Universidade de Minnesota, nas proximidades, Cooper supervisionou por telefone a retirada das células da mãe, extraídas do quadril com uma longa agulha e injetadas no doente. Doze dias depois, ele teve febre e desenvolveu lesões que pareciam sarampo. A diarreia voltou. O menino morreu.

Apesar de todo o brilhante trabalho do dr. Cooper ao longo de sua carreira, ele se sentiu assustado e indefeso diante do garoto e seus problemas imunológicos. O menino não podia lutar contra a doença, e sua condição talvez tenha sido agravada, em última análise, pela introdução das células estranhas da mãe.

"Claramente, o menino ia morrer se não fizéssemos algo, mas a ideia de que puxei o gatilho é uma sensação terrível", recordou o dr. Cooper.

Por que não foi possível apenas substituir um sistema imunológico por outro? Pense no quão elegante e simples seria extrair as células T e B de uma pessoa saudável e cheia de energia, e injetá-las em um indivíduo cujo corpo não estava tendo sucesso ao combater doenças.

Ou, para ser mais preciso, quão maravilhoso seria transplantar a pele saudável de uma pessoa para a perna doente e gangrenosa de, digamos, um soldado abatido? Por que nossas partes não são intercambiáveis?

Recorro à ideia do transplante aqui por duas razões. Primeiro porque ela ajuda a explicar o desafio de intercambiar nossas partes. Segundo porque mostra a interação entre o aprofundamento da exploração científica por parte dos imunologistas e as implicações práticas de seu trabalho. A cada descoberta, não surpreendentemente, vieram mais procedimentos e medicamentos para salvar e melhorar vidas. Ambos, a revelação e a aplicação na vida real, alimentaram-se um do outro à medida que o século XX avançava, com os Argonautas do sistema imunológico se aventurando cada vez mais fundo, encontrando tesouros e ferramentas e os incorporando ao dia a dia. Poucos exemplos ilustram isso como o transplante.

A ideia do transplante, há muito, é uma perspectiva perigosamente sedutora e fatal. As razões para sua definitiva complexidade nos falam sobre um equilíbrio essencial necessário à sobrevivência da espécie. Humanos

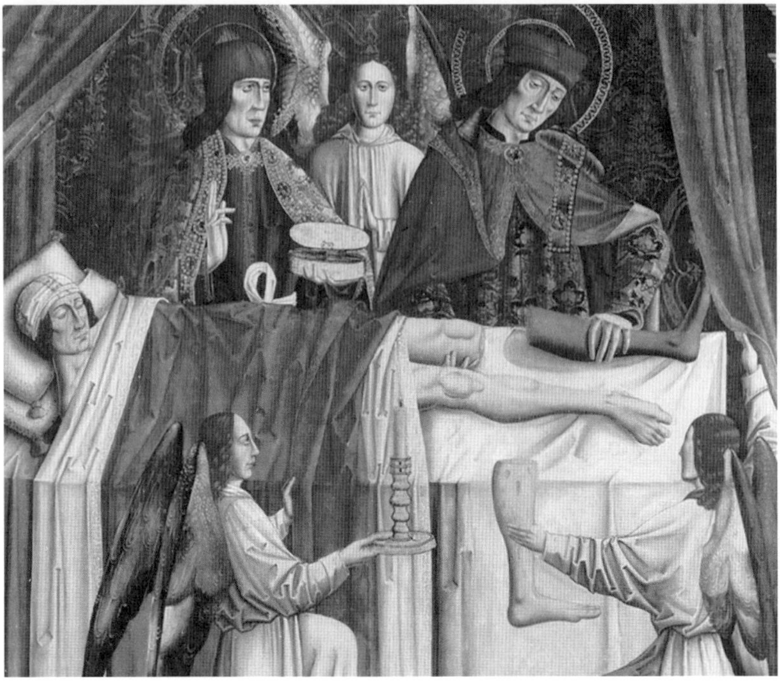

São Cosme e São Damião, padroeiros dos transplantes. Eles não eram infalíveis.

precisam ser incrivelmente semelhantes e fundamentalmente diferentes. A semelhança é necessária para permitir que trabalhemos juntos, que nos comuniquemos — que compartilhemos recursos, ideias, alimentos. Mas devemos ser diferentes o suficiente para fornecer talentos diversos, incluindo a capacidade inata de combater ameaças distintas. Em suma, se nossos sistemas de defesa fossem todos iguais, uma única doença fatal poderia aparecer e acabar com todos nós.

Essa tensão entre a uniformidade e a individualidade leva a certos conflitos. Um deles é que não podemos trocar facilmente nossas partes — digamos, minha perna pela sua, ou meu sistema imunológico pelo seu. Na verdade, um sistema de defesa que faz maravilhas protegendo uma pessoa pode ser bastante mortal na vida de outra.

A história mais ampla dos transplantes ajudou a fornecer pistas essenciais para desvendar a extraordinária especificidade de nossas redes de defesa.

Essa trama inclui a lenda de dois santos católicos, irmãos gêmeos, São Cosme e São Damião, que operavam milagres no século III — pelo menos, na cabeça deles. Ambos relataram o transplante de uma perna inteira de uma pessoa para outra — um "bem-sucedido" entre os primeiros realizados, de acordo com dois dos líderes mundiais no assunto, o dr. Clyde F. Barker, da Universidade da Pensilvânia, e o dr. James F. Markmann, da Universidade de Massachusetts, que escreveram sobre esse milagre em uma rica e maravilhosa história dos transplantes.

Eles usaram o termo *bem-sucedido* entre aspas porque o milagre da perna foi, na verdade, um fracasso retumbante. (Não, esses autoproclamados irmãos milagrosos não costuraram com sucesso a perna de uma pessoa no corpo de outra).

Ao longo dos séculos, abundaram histórias de transplantes bem-sucedidos, como retalhos de pele usados para substituir narizes perdidos. "Lendas e reivindicações de milagres", escreveram Barker e Markmann. "Séculos de observação descuidada e autoengano." Soa burlesco, coisa de vendedores de tônico capilar.

A razão pela qual essas tentativas não funcionaram tem a ver justamente com o sistema imunológico.

"O transplante é pai e irmão da imunologia", afirmou o dr. Markmann, quando conversamos sobre o livro. Ele e a imunologia são irmãos porque — seja de pele, seja do sistema imunológico — não funciona se o corpo o rejeitar por considerá-lo um "forasteiro". E o transplante também é pai da imunologia porque a recusa do organismo em aceitar tecidos humanos ou de outros animais foi um dos sinais mais claros e antigos de que algo em nosso corpo estava recusando e atacando tecidos que pareciam muito semelhantes. Foi uma pista para desvelar o poder e a precisão de nossa elegante defesa.

Cientistas experimentaram, sem sucesso, todo tipo de transplante. Tentaram transplantações de rins em humanos, fracasso; assim como em cães; e a ética do campo foi questionada.

No entanto, por fim, uma grande descoberta científica foi alcançada, e graças a um zoólogo.

* * *

Peter Medawar — futuro *Sir* Peter Medawar — era um zoólogo de Oxford que havia sido convocado durante a Segunda Guerra Mundial para ajudar um cirurgião plástico a tratar vítimas de queimaduras. Ele tentou em vão enxertar a pele de doadores em vítimas carbonizadas por explosões e bombardeios. Os resultados foram cruéis. Mesmo que parecessem bem-sucedidos por vários dias ou semanas, os enxertos fracassavam. A pele não possui tantos vasos nem fluxo sanguíneo quanto, digamos, um rim ou outro órgão interno. Levava tempo para que as células do sistema imunológico, transportadas pelo sangue, avaliassem e a rejeitassem.

"A pele ficava lá e parecia muito bem", disse o dr. Markmann; o soldado e o médico sentiam-se cautelosamente otimistas. "Então a pele enxertada se deteriorava. Tudo parecia ir bem, mas sempre acabava por minguar."

Muitas dessas histórias de campos de batalha e leitos de morte me levariam a perceber uma dura realidade sobre a ciência e os especialistas, em especial, os imunologistas. Com frequência, grandes descobertas foram feitas no limite da fatalidade por meio da experimentação em um paciente. Este seria cúmplice, rezando uma Ave-Maria para sinalizar que concordava com o risco. A revelação tinha o aspecto profundamente perverso de nascer do desespero; não só do grande anseio da ciência em salvar vidas, mas do excruciante e íntimo desespero que permite que um ser humano se ofereça como cobaia. *Faça experimentos comigo para que eu não morra.* Isso se tornaria claro para mim enquanto observava Jason à beira da morte, entregando-se nas mãos de um oncologista bem-intencionado e inteligente, a quem as limitações da ciência cegavam em parte.

Após o fim da Segunda Guerra Mundial, o dr. Medawar continuou seu trabalho com transplantes — em coelhos e humanos. Ele tentou realizar enxertos de pele entre irmãos. Presumivelmente, seria menos provável que sistemas imunológicos rejeitassem tecidos com parentesco genético tão próximo. Quem acreditaria, no entanto, que isso, às vezes, *piorava* as coisas? Tome como exemplo uma mulher que sofreu queimaduras em um acidente com o fogão, foi levada a uma clínica e recebeu a doação de um irmão. Depois de algumas semanas, o enxerto foi rejeitado. Em alguns casos, fazia-se uma segunda tentativa com outro irmão, gerando uma surpresa: a recusa acontecia mais depressa — em, digamos, uma semana em vez de duas.

Em outras palavras, a princípio, o sistema imunológico foi mais cauteloso em rejeitar o tecido de um irmão, mas, uma vez determinado que a pele era "forasteira", a negação ocorria com maior velocidade. Esse fato evidenciou a capacidade que o sistema imunológico tinha que aprender. Na primeira vez, a elegante defesa demorou a avaliar a pele como estranha e construir o maquinário para rejeitá-la; mas na segunda, com as engrenagens no lugar, o veredito foi rápido e impiedoso.

Por fim, o dr. Medawar voltou sua atenção para o trabalho em vacas. Sem que ele soubesse, do outro lado do Atlântico, década de 1950, uma contribuição fundamental para a ciência dos transplantes era realizada, também em vacas — especialmente, graças à história de um touro Hereford bastante libidinoso. O bicho vivia em Wisconsin, Estados Unidos, onde, num rompante de energia, escapou do confinamento e acasalou com uma vaca que já havia sido emprenhada por um da raça Guernsey. Ela, por sua vez, teve gêmeos bivitelinos, cada um de um pai.

Existia uma peculiaridade sobre esses bezerros. Apesar das origens masculinas diferentes, eles apresentavam profundas semelhanças no sangue. Na verdade, cada um deles carregava sangue do pai do outro. Parecia que, quando estavam no útero, os bezerros haviam compartilhado células de uma forma inesperada.

Tudo isso chamou a atenção de Ray Owen, um pioneiro da imunologia na Universidade de Wisconsin, que se perguntou por que os bezerros *in utero* aceitariam o sangue estranho de um pai diferente em vez de rejeitá-lo. Afinal de contas, o sangue desse padrasto estava presumivelmente sendo tratado como estranho ao bezerro em gestação. Owen aventou a ideia de que o resultado dessas misteriosas interconexões bovinas guardava alguma espécie de chave para o sucesso dos transplantes e para a tolerância por parte do sistema imunológico.

Do outro lado do Atlântico, o dr. Medawar e outros cientistas alcançavam progressos semelhantes ao trabalhar com vacas gêmeas. Eles descobriram que poderiam ser feitos transplantes de pele com altas taxas de sucesso entre gêmeos, tanto bivitelinos quanto idênticos. O que aos poucos ficava claro era que uma mistura de sangue nos primeiros estágios da vida — mesmo que ela envolvesse diferentes subconjuntos genéticos de gêmeos bivitelinos e um irmão cujo pai era outro — preparava o terreno para a forma como o sistema imunológico distinguia o que era estranho do que era próprio. "A nova ciência da tolerância imunológica nasceu", escreveu um geneticista em um artigo, publicado em 1996 pela Genetics Society of America.

Em pouco tempo, o dr. Medawar passaria a trabalhar com outras espécies, realizando, por fim, o primeiro transplante de rim bem-sucedido. (Cansado e sempre desconfortável em trabalhar com animais de grande porte, ele teria dito: "Graças a Deus deixamos aquelas vacas para trás.")

No Festival da Vida, a falência de órgãos, embora não seja comum, também não é rara. Fígados, corações, rins e outros sucumbem a doenças, sobrecarga e lesões provocadas por hábitos como o consumo de álcool e o tabagismo, para não falar do desgaste inevitável do envelhecimento. Então, claro, as possibilidades de salvar vidas seriam muito limitadas se os únicos transplantes viáveis viessem de irmãos gêmeos. Felizmente, chegamos muito além disso.

O êxito definitivo dos transplantes se deve tanto às incipientes experiências do processo de "costurar e errar" quanto à descoberta de drogas e ao uso de outras táticas que suprimem o sistema imunológico. O objetivo essencial, se já não está claro, é diminuir a reatividade dos defensores do corpo para que eles não ataquem o órgão transplantado como algo estranho, o que amplia a gama de compatibilidade dos transplantes.

As primeiras tentativas de arrefecer o sistema imunológico foram feitas por meio da radiação, mas fracassaram (em outras palavras, os pacientes morreram), e uma segunda onda de imunossupressão nos transplantes foi testada com o uso de esteroides. (Esteroides são uma classe de medicamentos extremamente importante na conversa sobre nossas elegantes defesas e os esforços para mantê-las em equilíbrio. Mais adiante irei me aprofundar na mecânica dos esteroides e em seu significado nas histórias de Linda e Merredith, as mulheres que encarnam a autoimunidade neste livro. Um remédio em particular, a ciclosporina, virou o jogo. Aprovada para uso em 1983, ela interrompe a capacidade da célula T de receber um sinal de ataque.)

O uso de drogas imunossupressoras é, sem dúvida, uma bênção conflitante, como se pode imaginar. Ao tomar esse medicamento e contrair uma infecção, você se arrisca a ter as respostas silenciadas e ficar gravemente doente. Por outro lado, se você precisasse de um novo rim para sobreviver, esse medicamento — em combinação com tratamentos cada vez mais avançados — impediria suas células T de atacá-lo em cheio.

Minha nossa, quantas vidas humanas salvas. Em 2017, nos Estados Unidos, foram feitos quase 35 mil transplantes de pulmões, corações, rins, intestinos e outros órgãos, de acordo com a Rede Unida para Compartilhamento de Órgãos, que administra o sistema de transplantes daquele país — e os procedimentos não foram feitos entre gêmeos idênticos, nem sequer entre irmãos. A melhor compatibilidade possível depende de vários critérios, incluindo o tipo sanguíneo e a similaridade de antígenos. Entretanto, mesmo depois da operação bem-sucedida, o receptor pode precisar de um regime vitalício de imunossupressão.

Há também outro tipo de transplante, que acabaria por ajudar a salvar a vida de Jason. É conhecido como transplante de medula óssea, e envolve transplantação de um sistema imunológico para outro. Exatamente o que o dr. Cooper almejava.

As possibilidades para esse tipo se expandiram bastante nos anos 50, graças a uma descoberta que ajudou a desvendar a química por trás do fato de uma pessoa aceitar ou rejeitar o tecido de outra. O experimento de um imunologista francês e seus colegas isolou em seres humanos o primeiro antígeno que reagia contra outros seres humanos. São os chamados isoantígenos — antígenos dentro da mesma espécie. Se duas pessoas são incompatíveis para medula óssea, os isoantígenos em uma delas provocam uma resposta de anticorpos na outra, desencadeando um ataque defensivo. A descoberta dos isoantígenos rendeu a seu responsável o Prêmio Nobel. Esse desenvolvimento permitiu que médicos testassem de antemão quais doadores seriam mais compatíveis, eliminando candidatos cujos tecidos, provavelmente, seriam atacados. O termo imunológico sofisticado para descrever os isoantígenos é *antígeno leucocitário humano* (HLA, na sigla em inglês).

Como descoberta, "é a maior de todas, a maior", explicou-me um imunologista da Universidade Stanford, e há poucas dúvidas em relação a isso. Trata-se de uma revelação central para a questão de como o corpo vê "eu e não eu".

Décadas mais tarde, a versão moderna dessa tecnologia permitiria a Jason receber células imunológicas da irmã mais velha e combater um câncer que seu próprio sistema já não tinha forças para enfrentar.

Mas havia muitos outros passos, como se costuma dizer, separando a descoberta de isoantígenos e o transplante de medula óssea de Jason. Um grande salto foi dado por um veterinário que nos ajudou a compreender, de forma bem mais profunda, como nós (e nosso sistema imunológico) nos entendemos e nos reconhecemos. Ele encontrou a impressão digital do sistema imunológico.

14

A impressão digital do sistema imunológico

Para um imunologista vencedor do Prêmio Nobel, Peter Doherty é um cara engraçado.

Ele se formou em veterinária na Austrália em 1962, interessado, inicialmente, no modo como vertebrados — por exemplo, ovelhas (e humanos) — controlam infecções. Fez isso com zelo. Mesmo com mais de 75 anos, quando tive o privilégio de entrevistá-lo, falou animada e ininterruptamente, um entusiasta com senso de humor. Quando era adolescente, contou-me, leu Aldous Huxley, Jean-Paul Sartre e Ernest Hemingway, e se sentiu inspirado, mas confuso. Em suas próprias palavras, era um homem "que ou se tornaria famoso, ou se perderia na vida".

Em seu livro *The Beginner's Guide to Winning the Nobel Prize* [O guia para iniciantes que querem ganhar o Prêmio Nobel, em tradução livre], de 2005, ele refletiu, com humor, sobre a ingenuidade de sua adolescência. "Decidi ser um homem de ação em vez de um filósofo, e resolvi me formar em ciências veterinárias e buscar uma carreira como pesquisador", escreveu. "Nessa época eu tinha apenas 17 anos, e provavelmente teria tomado uma decisão muito diferente se fosse mais velho."

Em nossa conversa, o dr. Doherty explicou em tom animado que, embora muito tenha sido descoberto sobre o sistema imunológico no período em que ele estava mergulhando em sua pesquisa, o volume de dúvidas era ainda maior. Na verdade, alguns dos cientistas mais teimosos não estavam nem mesmo convencidos de que havia dois tipos principais de célula do sistema imunológico, T e B. "Esse fato tinha se tornado óbvio. Mas alguns dos caras mais antigos ficaram horrorizados por precisar encarar tal complexidade", contou o dr. Doherty. "Eles diziam que as duas células eram a primeira e a última letra de *bullshit*", palavra que significa "besteira" em inglês.

À medida que os imunologistas da vanguarda avançavam, havia uma resistência previsível por parte dos que não estavam seguros de que aquele era o caminho certo. Isso acontecia a cada novo progresso. Ao mesmo tempo, a evolução e o ritmo das descobertas ganhavam velocidade. Era nesse momento que a ciência descobriria quais alavancas e botões permitiriam tratamentos, cuidados e conselhos médicos mais precisos. Os próximos capítulos, antes de eu retornar integralmente a Jason, Bob, Merredith e Linda, irão se aprofundar ainda mais e levar você lado a lado com os cientistas em suas jornadas para além das teorias, mergulhando nas moléculas e nos sistemas que fazem você ser como é e que são responsáveis por sua saúde. Quando retornarmos à superfície, você terá tudo de que precisa para enxergar com mais clareza o profundo papel do sistema imunológico em quase todos os aspectos da sua saúde — tanto física quanto emocional.

O dr. Doherty obteve seu doutorado em 1970 na Universidade de Edimburgo, Escócia, onde estudou a inflamação no cérebro de ovelhas (meningoencefalite). Ele retornou à Austrália e aplicou esse trabalho a camundongos, e deu início a uma colaboração historicamente significativa com um médico visitante, o cientista suíço Rolf Zinkernagel, que usara camundongos para se especializar em uma técnica de observação da concentração de células T quando elas são acionadas para atacar um vírus.

Os dois cientistas infectaram os roedores com um vírus que pode causar meningite — uma infecção do revestimento da medula espinhal. Em seguida, observaram enquanto as células T se concentravam ao redor das células infectadas e liberavam sua fúria. A maior parte de tudo isso, na verdade, foi feito em um tubo de ensaio. O camundongo era infectado; depois, suas células infectadas eram misturadas com T isoladas do canal espinhal.

O dr. Doherty me disse que, "desde o primeiro momento, nossas células T derivadas do cérebro estavam causando a mais dramática matança já vista".

"Éramos os caras da doença e da morte", acrescentou, "então, ficamos encantados!"

Graças a experimentos complementares, os dois perceberam algo crucial sobre a natureza desse massacre: as células T não estavam matando apenas a infecção que circulava livremente; elas estavam atacando as células infectadas do camundongo, ou seja, as células que estavam sendo aniquiladas eram parte camundongo, parte forasteiras. Isso era muito interessante, mas talvez óbvio. Significava que elas diagnosticavam doenças dentro da célula, e não meramente identificando vírus autônomos.

Em seguida, veio o desfecho — "uma descoberta inesperada", escreveu o comitê do Nobel ao atribuir à dupla o prêmio de medicina em 1996 (pelo trabalho publicado em 1974). "Os linfócitos T, apesar de serem reativos contra esse mesmo vírus, não conseguiram matar as células infectadas pelo vírus no caso de uma linhagem diferente de camundongos."

Em outras palavras, o sistema imunológico era capaz de distinguir uma célula própria que havia sido infectada de uma célula que não era sua. O sistema imunológico matou apenas as infectadas que eram próprias. *A elegante defesa de um indivíduo não se importava simplesmente com a infecção; ela se importava com a infecção quando atacava seu próprio habitat em particular.* Em itálico porque é um insight científico essencial.

Se você se afastar um pouco, aumentando o campo de visão, e observar o espetáculo cotidiano no interior de nosso corpo, verá o que os cientistas descobriram: nossas T "assassinas" fazem uma extensa ronda para verificar se outras células que compõem nossos órgãos e tecidos estão normais e saudáveis ou se foram danificadas de alguma forma perigosa — infecção, mutação cancerígena, etc. Células T costumam ser comparadas a assassinos de aluguel. Mas o trabalho dos dois cientistas mostrou que elas desempenham uma função mais ampla. Carregam "receptores" específicos, que as levam a fazer perguntas antes de atirar.

Primeiro determinam se é *você*, especificamente, que foi atacado. Esse conceito é chamado de complexo principal de histocompatibilidade (MHC, na sigla em inglês), outro termo da imunologia que desce tão bem como um copo de limonada gelada num dia de inverno.

A consequência do MHC, em última instância, é evitar que as células T responsáveis por fazer a ronda no Festival da Vida matem o que Doherty chama de "caras normais" que por acaso estão por lá. "O assassinato é certeiro, local, com um alvo muito específico!"

"O MHC é um componente central do nosso sistema de vigilância imunológica", disse o dr. Doherty. "É a chave para o autorreconhecimento."

Trata-se do mais variado, ou polimórfico, dos genes humanos. Todo indivíduo tem, aproximadamente, os mesmos genes MHC, com ligeiras diferenças. São a impressão digital do sistema imunológico.

Esse é um dos principais marcadores que diferenciam um indivíduo dos demais no mundo inteiro.

Esse conceito extraordinário me conduziu até um dos mais fascinantes artigos científicos com os quais me deparei durante a pesquisa para este livro. É uma teoria que fala de escolha de parceiros e incesto — e do MHC.

Estudos mostraram que o gene MHC produz um odor. Esse odor é um dos fatores que influenciam na forma como as pessoas escolhem seus parceiros. Se o odor do MHC de uma pessoa for muito parecido com o de outra, agirá como um repelente. Se for suficientemente distinto, atuará como um ímã.

Isso é significativo de vários pontos de vista. Por um lado, mostra o impulso inconsciente para certo nível de diversidade, dado que progenitores distintos proporcionam aos filhos um conjunto mais amplo de habilidades. Do mesmo modo, faz surgir a hipótese de que o sistema imunológico tenha se originado não apenas para nos manter longe de agentes patogênicos, mas também para nos ajudar a escolher parceiros que sejam minimamente parecidos conosco, mas não muito. Na verdade, o MHC pode ser parte da razão pela qual o incesto passou a ser visto como algo tão abominável.

Por fim, e de maneira mais ampla, o papel do MHC também levanta a possibilidade de que o sistema imunológico seja tão primitivo e fundamental que evoluiu de acordo com uma função de sobrevivência, sem aparente relação com a imunologia: a necessidade de reprodução. Essa questão não foi respondida. É uma teoria viável, explicada pelo dr. Thomas Boehm, um pediatra e pesquisador do Instituto Max Planck de Imunobiologia e Epigenética, em Freiburg, Alemanha.

Conforme os humanos se desenvolviam, disse-me ele, "tínhamos que nos certificar de que a homogeneização não nos mataria. O único sistema que garante isso é o MHC".

Em um artigo de 2006, o dr. Boehm escreveu: "Aventei que esse mecanismo, para avaliar a individualidade genética, foi inicialmente usado na seleção sexual, e, só mais tarde, incorporado aos sistemas de defesa imunológica. A questão era se esse sistema primordial forneceu apenas uma cobertura provisória contra a possibilidade emergente de autorreatividade, sendo, depois, substituído pelo MHC, ou se evoluiu diretamente para o MHC".

Isso é, em certa medida, especulação. Remete também à probabilidade de que o sistema imunológico seja tão fundamental para a existência humana que faça parte da essência da espécie.

Comentei anteriormente que as células T e B e outros aspectos centrais do sistema imunológico estão em funcionamento há cerca de 500 milhões de anos, e que os fundamentos de nossa elegante defesa remontam a tempos tão primordiais em nossa história evolutiva que a compartilhamos com os demais vertebrados mandibulados — uma categoria enorme, que inclui tubarões e arraias. "Eles possuem um sistema imunológico como o nosso, um timo como o nosso, que produz células T", explicou o dr. Cooper, que se tornou uma das principais autoridades em evolução do sistema imunológico.

Mesmo ao longo do tempo em que a evolução levou as criaturas a caminhar em terra firme, tornou essas criaturas (ou melhor, nos tornou) bípedes, viu a transformação de nossa comunicação e permitiu o desenvolvimento de ferramentas modernas, o sistema imunológico permaneceu quase o mesmo. Lembre-se: para encontrar um sistema imunológico diferente (pelo menos, neste planeta), é preciso retroceder, em termos de divergência biológica, até o ponto em que os vertebrados mandibulados se separaram dos vertebrados sem mandíbula.

Isso nos mostra que, embora sejam sistemas imunológicos distintos, determinadas funções de defesa parecem essenciais à sobrevivência. Uma dessas é a redundância. Há várias células e moléculas em ambos os sistemas, incluindo algumas proteínas, que parecem fazer a mesma coisa — seja atacar, seja induzir ao ataque ou freá-lo.

Por que tanta redundância? Por exemplo, o dr. Cooper se perguntou por que precisamos tanto de células T quanto de B. Não bastaria apenas um conjunto de células especializadas? Não poderia um dos sistemas ter evoluído para dar conta disso? A resposta a essas perguntas continua indefinida, exceto por uma evidência básica, observa o médico: se eles não fossem necessários, não existiriam — "Não mantemos coisas que não são úteis".

No geral, porém, os cientistas estavam chegando cada vez mais perto, mais fundo, indo muito além da dimensão microscópica. E, a cada avanço, surgia a oportunidade de explorar questões que, antes, pareciam não fazer sentido perguntar. Dou um exemplo: o que é a febre?

Você acha que sabe, certo? Eu também achava. O corpo aquece. Mas é uma questão bem mais profunda do que eu imaginava, algo que lançaria luz sobre um novo nível de compreensão do sistema imunológico. Mais precisamente, o fato é que o corpo possui um vasto sistema de telecomunicações, quase inigualável. Isso ajuda a explicar como, no caso do seu ser invadido, os sinais de defesa podem ser enviados de forma tão rápida e eficaz, convocando, quando necessário, todos os marinheiros ao convés.

Do mesmo modo, a febre ajuda a explicar a inflamação, um conceito que eu também acreditava ser bastante evidente. Nem tanto.

O que é inflamação?

O que é febre?

Um teimoso cientista obcecado por coelhos acometidos por febre descobriu verdades antes consideradas inalcançáveis.

15

Inflamação

No final dos anos 60, uma mulher apareceu no Hospital da Universidade de Yale com uma febre altíssima, atingindo mais de uma vez o pico dos 40ºC. Com vinte e poucos anos, nascida no Caribe, a mulher tremia de frio, num estado lamentável. Aquilo não fazia o menor sentido. Ela não apresentava infecção alguma.

Era verdade que sofria de um distúrbio autoimune chamado lúpus. Mas não havia registros de que provocasse uma febre dessa magnitude, além do fato dela não apresentar infecção, tampouco havia bactérias patogênicas e vírus. A paciente não manifestava os fatores considerados causadores de tamanha febre.

O caso era interessante para os médicos, especialmente para certo estudante de medicina. Charles Dinarello estava no terceiro ano da faculdade, a caminho de se tornar pediatra, e já desenvolvera um interesse geral pela febre, um assunto que havia muito incomodava os pesquisadores. O dr. Dinarello ficou obcecado com aquele caso. Não estava claro de onde vinha aquela febre ou qual era seu propósito — matar a infecção? Ou havia algo mais acontecendo?

Essa não é uma questão simples. O corpo, por exemplo, não tem um aquecimento central. Não dispõe de termostato nem de órgão que produza calor. Mas, de alguma forma, quando provocado, ele — o sistema imunológico — eleva a própria temperatura interna. Reflita por um instante sobre o poder e a singularidade dessa reação: a temperatura sobe intensamente em todos os cantos do festival. Como e por quê?

Quando o dr. Dinarello começou sua pesquisa — que daria frutos em meados da década de 1970 —, alguns fatos estavam claros sobre a temperatura do corpo humano, e elas soariam óbvias.

A temperatura corporal da maioria dos adultos varia entre 36ºC e 37ºC e das crianças, entre 36,5ºC e 38ºC, mais ou menos. Em escritos posteriores, o dr. Dinarello iria observar que, ao longo do dia, a condição tende a flutuar mais "em algumas mulheres jovens do que nos homens". Um aspecto curioso é que a temperatura corporal atingia o pico por volta das 6 horas da tarde, todos os dias. O médico se referia a essa temperatura como febre branda, que, provavelmente, não era sinônimo de doença.

Quando estamos com febre, nos sentimos cansados e temos calafrios. Vem tudo ao mesmo tempo, uma resposta neurológica muito poderosa. Foi uma das mais antigas observações médicas — a relação entre doença e temperatura —, tendo os primeiros cientistas feito a conexão em 450 a.C.

Em 25 d.C., Aulo Cornélio Celso, um dos patronos pouco conhecidos da medicina, relatou que a febre estava entre os principais sinais de inflamação, juntamente com a dor, a vermelhidão e o inchaço.

Celso, aliás, embora fosse um homem muito à frente de seu tempo, tinha algumas teorias curiosas sobre as causas de várias doenças relacionadas à esta enfermidade. Uma tradução de sua obra de meados da década de 1930 atribui a ele a seguinte passagem:

> Dos vários tipos de clima, o vento norte estimula a tosse, irrita a garganta, constipa os intestinos, suprime a urina, desperta tremores, bem como dor nos pulmões e no peito. No entanto, faz os preparativos para um corpo saudável, tornando-o mais móvel e ágil. O vento sul endurece a audição, enfraquece os sentidos, provoca dor de cabeça, afrouxa as entranhas; o corpo como um todo se torna lento, úmido, lânguido. Os outros ventos, quando se aproximam do norte ou do sul, produzem afetos correspondentes a um ou outro. Além disso, qualquer tempo quente infla o fígado e o baço e embota a mente; o resultado é que há desmaios e uma profusão de sangue. Por outro

lado, o frio provoca por vezes a tensão de tendões, que os gregos chamam *spasmos*, por vezes o rigor que eles chamam *tetanos*, úlceras escurecidas, tremores e febres.

Dores, cefaleia, fadiga, tremores, febre. Inflamação.

A palavra que começa com "i".

Sim, por sua grande importância, a frase anterior merece um parágrafo exclusivo. Uma definição de inflamação escrita pelo Institute for Quality and Efficiency in Health Care, uma fundação financiada pelo governo alemão, resume a amplitude do conceito: "Inflamação é, de maneira bastante generalizada, a resposta do sistema imunológico a um estímulo".

No contexto da saúde — da vida de Jason, Linda e Merredith e de Bob, de você e de mim —, inflamação é a reação do corpo a um evento que desafia nosso bem-estar. Pode ser a inalação de um vírus, a perfuração de uma farpa, a ingestão de bactérias nocivas, a garra de um urso ou de um gato em nossa pele, ou até mesmo um ruído alto o suficiente para causar danos à nossa audição. No momento da afronta ou do estímulo, as defesas reagem.

Externamente, os principais sinais de inflamação são dor, vermelhidão, inchaço, prejuízo das funções e calor, incluindo febre. Cada um é oriundo da atividade que ocorre dentro do corpo para limitar os danos causados pelo ataque e reparar a área danificada. Antes de me voltar para a febre e sua descoberta, quero contextualizá-la, ilustrando o quadro inflamatório mais amplo.

Digamos que você pise em uma farpa. Praticamente no mesmo instante, seu corpo percebe a necessidade de uma resposta. Como etapa preliminar, os vasos sanguíneos da área se abrem, dilatam-se. Isso permite que mais defensores cheguem até lá, o que provoca vermelhidão e calor na região. Mais sangue, mais células, mais oxigênio. Os vasos sanguíneos passam por uma segunda mudança, tornando-se mais permeáveis. Nesse momento, outros defensores podem se mover em direção ao tecido, acompanhados de agentes de coagulação. Trata-se de diferentes tipos de proteína, e, à medida que o número deles cresce, a região experimenta um inchaço. Toda essa atividade pode levar à dor. Nesse sentido, entende-se que a inflamação tem um impacto importante no comportamento, como ao limitar o uso do pé que pisou na farpa para que suas elegantes defesas tenham tempo de dar suporte à pele.

A reação inflamatória, destinada a garantir que a área de invasão fique totalmente segura, pode muito bem exceder a pontada do impacto. De fato, 24 horas depois, pode haver mais dano tecidual do que no momento da lesão. Durante esse período, as elegantes defesas examinam, limpam e reconstroem o espaço físico necessário para garantir que o perigo seja deixado para trás, e para que elas possam reconstituir de forma perfeita um novo tecido saudável na região ao redor.

Outro exemplo de uma resposta inflamatória rotineira é a desencadeada pelo resfriado comum. Muitas vezes ele é causado por um rinovírus, que transforma seu nariz num campo de batalha. Ali, o vírus se replica. As células do sangue presentes no local abrem caminho para favorecer o acesso das do sistema imunológico. Elas inundam a área. Inchaço! Os vasos se tornam permeáveis, permitindo mais fluxo de fluidos. Vazamento! Seu nariz entupido está explicado.

Mas como é essa reação inflamatória de perto, em nível molecular?

Ela se assemelha ao resultado de um desastre — um tiroteio, um engavetamento de carros, um furacão. Diferencio esses eventos de, digamos, uma amassadinha no para-choque, quando o policial aparece só para dispensar cada um para sua casa. Quando ocorre uma lesão como a da farpa, de fora pode parecer apenas uma amassadinha no para-choque, mas nossas elegantes defesas precisam de muitas informações para registrar o fato e reparar a área atacada, por menor que seja, o que traz várias células para a briga. Vamos conhecê-las.

Já apresentei aqui uma das principais células, chamada de macrófago. Trata-se do tipo observado um século atrás por Élie Metchnikoff, o cientista russo que, como mencionei, perfurou uma larva de estrela-do-mar com uma farpa e, pelo microscópio, viu as células errantes chegando ao ponto da lesão. Metchnikoff observou macrófagos devorando outras células na região da farpa.

O termo técnico para quando uma célula devora outra é *fagocitose*, palavra que deriva do grego *phageîn*, que, por sua vez, significa comer. Portanto, os macrófagos são grandes (macro) comedores. Eles são como uma mistura de faxineira com policial, comendo primeiro e fazendo perguntas depois. Atacam as células da região que podem estar danificadas ou infectadas, aniquilando-as, e, em seguida, destroçam quimicamente as partículas devoradas.

Esses macrófagos derivam e são um subconjunto de um amplo grupo de células do sistema imunológico conhecido como monócitos. Alguns destes se transformam em macrófagos. Outros assumem uma função muito diferente.

Até agora, descrevi principalmente células T e células B. Se você está surpreso em descobrir que existem outras células no sistema imunológico, saiba que não é o único. De fato, quanto mais os imunologistas do século passado exploraram a inflamação, mais perceberam que nossas defesas são divididas entre muitas células e receptores diferentes com funções amplamente variadas. Essa constatação acabou por forçá-los a redefinir a própria natureza do nosso sistema imunológico, embora não antes do final dos anos 80.

Nesse meio-tempo, pouco a pouco, foram sendo feitas descobertas que se mostraram cruciais para determinar os diversos tipos de célula e suas funções essenciais à defesa do corpo.

Por exemplo, comentei que os macrófagos são um tipo de célula chamado monócito. Então, em meados da década de 1970, Ralph Steinman estremeceu o universo científico ao descobrir um monócito irmão.

"Na ciência, é raro um indivíduo fazer uma descoberta que abra um novo campo científico, trabalhar na vanguarda de sua pesquisa por 40 anos e viver para testemunhar seus esforços transformados em novas intervenções médicas. [...] A descoberta [de Steinman] de células dendríticas mudou a imunologia."

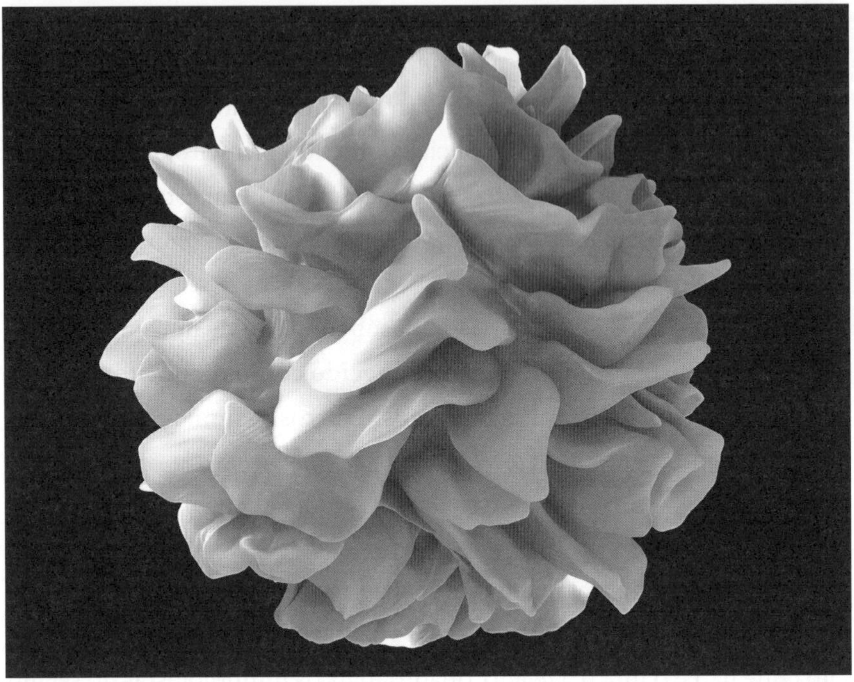

Representação ilustrativa de uma célula dendrítica. (NCI/NIH)

Assim começou o discurso da organização do Prêmio Nobel sobre o trabalho do dr. Ralph Steinman, médico e pesquisador que, em 1973, tentando preencher as lacunas de um sistema imunológico que parecia cada vez mais complexo, usou um microscópio eletrônico para descobrir uma célula de aparência incomum. Ela possuía longos tentáculos, parecidos com ramos, daí seu nome, derivado de *dendron*, que é a palavra em grego para "árvore".

O dr. Steinman e um colaborador suspeitaram que elas desempenhavam um papel fundamental no sistema imunológico, e provaram sua hipótese. Por meio de uma série de experimentos, demonstraram que essas células, quando colocadas diante de outra ou de organismo estranhos, poderiam estimular ou induzir uma resposta poderosa das células T e B.

A pesquisa de Steinman começou a explicar como as células dendríticas funcionavam. Ele demonstrou que elas, semelhantes a árvores, tiveram uma importância fundamental ao apresentar antígenos às células do sistema imunológico. Isso permitiu que as T, por exemplo, verificassem se seus receptores se encaixavam nos antígenos apresentados.

Em termos práticos, quando seu corpo é invadido por um organismo estranho, as células dendríticas tomam um pedaço dele e o exibem aos soldados e generais de modo a determinar se um ataque seria justificado. Elas percorrem o Festival da Vida, encostando nos convidados do evento lotado e apresentando suas identidades às células T. Se um antígeno for percebido como estranho, isso estimulará uma resposta pesada, conhecida como reação mista de leucócitos (MLR, na sigla em inglês), uma inflamação importante das células T, das células B e de outras do sistema imunológico.

De início, alguns cientistas desprezaram essa descoberta. Parecia divergir ou contradizer a crença, comumente aceita, de que os macrófagos eram uma espécie de célula imunológica da linha de frente, bastante distinta das todo-poderosas células T e B. Pouco a pouco, porém, evidências mostraram que estas recebem um tremendo auxílio de outras células, das quais dependem. De fato, as células T e as células B, que juntas são conhecidas como linfócitos, perfazem apenas 40% do total de glóbulos brancos.

Os monócitos compreendem 5%, mais ou menos.

A maior parte é composta de células conhecidas como neutrófilos. Eles são ao mesmo tempo espiões e assassinos.

O neutrófilo é a célula que Metchnikoff observara, e que, no devido momento, ele próprio entendeu melhor. Representa mais da metade dos nossos glóbulos brancos — de 50% a 60%. Seu trabalho no corpo, sabemos agora, é um pouco parecido com o de um espião da Guerra Fria — um agente mortífero, mas que, na maior parte do tempo, está vendo e ouvindo silenciosamente os problemas e, só de vez em quando, envolve-se na violência. A jornada dos neutrófilos começa na medula óssea, ponto onde os defensores nascem e do qual partem para entrar na corrente sanguínea. Os neutrófilos podem mergulhar num tecido ou num órgão por um tempo, procurar patógenos e, não encontrando algum, voltar à corrente sanguínea, para continuar monitorando e *farejando*. Eles podem captar odores de patógenos ou suas liberações químicas.

Quando "farejam" algo assim, os neutrófilos se espremem para sair do vaso sanguíneo em direção ao tecido onde a infecção criou raízes. Magneticamente atraídos por ela, começam a comê-la, devorando os invasores. Então os neutrófilos liberam uma substância química, uma enzima, que destrói o patógeno. É uma relação violenta, que deixa o próprio neutrófilo exaurido, quase como uma abelha que infligiu seu único ferrão. O neutrófilo passa a se dissolver, criando pedaços digeríveis de si mesmo, que podem ser limpos por células com funções mais voltadas a esse fim.

No Festival da Vida, os neutrófilos são os primeiros socorristas.

"Se você arranhar sua mão agora e contrair uma infecção, a primeira célula a chegar lá seriam os neutrófilos. Os macrófagos vêm a seguir", disse o dr. Anthony Fauci, mencionado anteriormente, diretor do Instituto Nacional de Alergia e Doenças Infecciosas, ligado aos Institutos Nacionais de Saúde dos Estados Unidos, e um dos cientistas contemporâneos mais influentes. Sua história acabará por se entrelaçar com a de Bob Hoff, o homem que lutou contra o HIV e conseguiu empatar o jogo.

Em concentração muito menor, há dois outros defensores, os eosinófilos (menos de 5% da população de glóbulos brancos) e os basófilos (menos de 2%). Em conjunto, são conhecidos como granulócitos, nome que reflete sua função. Essas células contêm minúsculos grânulos enzimáticos que digerem e destroem patógenos.

Na década de 1970, um experimento envolveu outra célula imunológica — a *natural killer*. A descoberta era relevante por si só, e, também, porque fazia parte da revisão, mais ampla, da compreensão da infraestrutura imunológica. A narrativa científica se amparava na primazia das células T e das células B. Essa narrativa estava desmoronando.

A história surgiu em 1975, em um artigo intitulado "Células *natural killer* em camundongos", publicado no *European Journal of Immunology*. O texto descrevia um experimento que não parecia fazer sentido.

O estudo envolveu camundongos criados em ambientes de tal forma antissépticos que os animais não enfrentaram um único desafio ao sistema imunológico. Como resultado, não foi possível que o sistema desses roedores tivesse a chance de aprender e de responder a uma ameaça específica.

Foram extraídas células do baço incólumes. Em um tubo de ensaio, elas foram apresentadas ao câncer — para ser mais preciso, a células com leucemia.

Algo bizarro aconteceu. Houve uma reação imunológica. As células do sistema imunológico do baço atacaram. Isso por si só não estava necessariamente em desacordo com constatações anteriores; afinal, talvez as células tivessem anticorpos que reconhecessem coisas estranhas. O curioso foi que o ataque não envolveu células B ou células T. Essas "novas" células aglomeraram-se instantaneamente de uma forma genérica, bruta, que parecia mais condizente com um ataque instintivo do que com a natureza deliberada e específica postulada pela teoria da seleção clonal.

Era algo diferente, e, talvez, de extrema importância. Mas que coisas eram aquelas?

Os cientistas as chamaram de "células *natural killer*", exterminadoras naturais. Pareciam pertencer à mesma família das células T e células B, mas se comportavam de maneira muito distinta.

"As *natural killer* não conquistaram muito respeito quando foram descobertas", refletiu David Raulet, um especialista da área da Universidade da Califórnia em Berkeley. "Muitas pessoas que trabalhavam com células T zombaram delas e não as consideraram relevantes."

Os próprios autores do artigo admitiram uma singularidade. No resumo, escreveram que "o ataque espontâneo" das células do baço do camundongo "é executado por pequenos linfócitos de natureza ainda indefinida".

Uma das razões pelas quais os cientistas tiveram dificuldade em absorver as novas informações era que, assim como o próprio corpo humano luta contra elementos estranhos, a ciência pode ter problemas para fazer as pazes com *ideias* que parecem exóticas. Cientistas e pensadores com teorias arraigadas rejeitaram o desafio à proeminência das células T e das células B, como se essas novas evidências fossem um tecido estranho ou bactérias

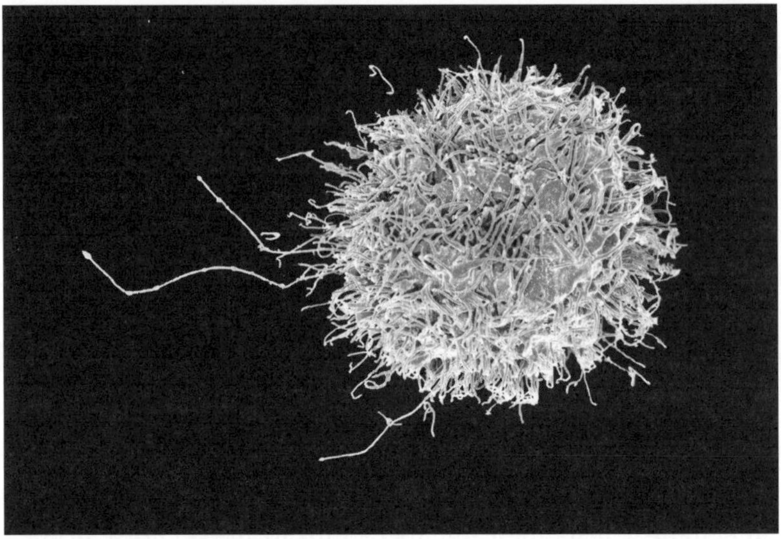

Células natural killer. *(NIAID/NIH)*

patogênicas. Ideias, imitações são capazes de provocar um tipo de resposta autoimune, uma reação exagerada que inicialmente parece protetora, mas que, em última análise, pode ser contraproducente e dificultar a descoberta da verdade. (Por outro lado, parabéns à imunologia por, enfim, usar um nome — células *natural killer* — que descrevia o que as elas faziam de fato, e que a indústria publicitária sem dúvida abraçaria carinhosamente.)

Como essa litania de novas células se organizava? Qual era a interação? "Não conseguimos ligar os pontos", disse o dr. Fauci. Como todas aquelas coisas funcionavam em conjunto?

Uma resposta parcial veio, em meados dos anos 70, da revelação sobre a febre — uma descoberta desencadeada pelos picos de temperatura exibidos pela jovem caribenha que apareceu em Yale e que se tornou a obsessão do dr. Charles Dinarello.

16

Febre

"Por séculos, antes da invenção do termômetro, a febre era um sinal bem reconhecido de doença", escreveu o dr. Dinarello em 1978, ao mudar o mundo da imunologia. "Mas, apenas durante as últimas três décadas, o mecanismo pelo qual a doença provoca um aumento na temperatura corporal começou a ser esclarecido."

O médico situa a pesquisa mais relevante em 1943, quando um cientista russo radicado nos Estados Unidos descobriu que poderia induzir febre em coelhos ao injetar-lhes pus. Pus, ao que parece, é o detrito dos neutrófilos, as células que entram em ação ao primeiro sinal de ataque. Eles matam o que está ao redor e morrem no processo. Quando você observa a substância saindo de seu corpo, está vendo essas células mortas.

O artigo de 1943 postulava que o calor era provocado pelos neutrófilos. Estava errado, mas foi um começo.

Por que coelhos? Esses bichos são boas cobaias para a ciência porque podem ser treinados, de alguma forma, e as mudanças em seu comportamento são relativamente fáceis de observar.

Logo no início, descobriu-se que injetar pus neles poderia provocar febre. Foi um primeiro passo na busca do processo pirogênico — ou produtor de febre — exato. Nas décadas de 1950 e 1960, mais evidências foram reveladas sobre esse processo. Por exemplo, os coelhos conservavam o calor durante a febre, constringindo os vasos sanguíneos, de modo que suas orelhas ficavam frias. (Você já se sentiu frio e suado quando está com febre?) "O coelho fica quieto e imóvel", escreveu o dr. Dinarello. "Essa observação resultou na descoberta", acrescentou, de que o pirogênio "era um fator de sonolência".

Em 1967, a ciência chegou ainda mais perto da resposta graças a um achado surpreendente. Um artigo publicado na *The New England Journal of Medicine* relatou haver evidências de um pirogênio — um causador de incêndio — em uma célula sanguínea diferente do neutrófilo. Em vez de vir de um primeiro socorrista assassino, a substância química que parecia estar associada à febre derivava de um monócito, que é um tipo de macrófago. Compreensivelmente, tinha sido difícil para os cientistas mais antigos extrair informações dessas células. Então, quem era responsável, neutrófilo ou monócito, e que diferença fazia?

Essa era, em grande parte, a situação quando o dr. Dinarello observou uma mulher no hospital de Yale apresentando temperatura elevada, mas que não deveria ter tido febre porque não havia nenhuma infecção. O caso era intrigante, e ele já se interessava por febre. "Eu disse: 'Caramba, vou descobrir o que é essa molécula'", relembra. Ele pretendia resolver o enigma da febre.

O dr. Charles Dinarello — não o chame de Charlie — cresceu em um subúrbio de Boston que, como ele mesmo diz, estava repleto de italianos, judeus e irlandeses. Seus avós eram imigrantes italianos. A mãe nunca terminou o ensino médio e o pai era operário. Charles acabou, como você já sabe, na faculdade de medicina de Yale e, ao concluir o curso, recebeu um prêmio por ter a mais notável entre as teses apresentadas. Era sobre febre.

A Guerra do Vietnã se alastrava e, como estudante de medicina, ele tinha as mesmas opções que seus colegas: inscrever-se em pesquisas governamentais ou correr o risco de ser enviado à zona de helicópteros para suturar garotos atingidos por minas terrestres. A escolha não era tão simples assim, mas muitos médicos jovens tinham a impressão de que o trabalho governamental em Washington os protegeria de uma zona de combate. O dr. Dinarello escolheu a pesquisa e acabou trabalhando nos Institutos Nacionais de Saúde dos Estados Unidos. Não só isso, ele conquistou seu espaço em um lugar e um tempo marcantes: o Edifício 10 do NIH, palco de grandes descobertas científicas, uma fábrica de experimentação e descoberta como a de Willy Wonka.

Um enorme prédio de tijolos de fachada inexpressiva, situado em um campus que faz parte do maior centro de pesquisa clínica do mundo. Pacientes e cientistas. Colaboração. Um extraordinário compromisso dos Estados Unidos e do presidente Dwight D. Eisenhower com a ciência. Entre 1950 e 1960, o orçamento do NIH cresceu de 53 milhões de dólares para 400 milhões. Esse financiamento foi, em grande parte, um acordo bipartidário, embora tenha havido resistência de alguns republicanos, cautelosos com a expansão do governo. Nada como as batalhas vistas hoje, no entanto. E, como a história iria confirmar, a ciência produzida no NIH salvaria inúmeras vidas, incluindo, muito provavelmente, a de Jason. Sementes de esperança para os que sofrem de câncer, AIDS, doenças autoimunes, gripe e outros assassinos foram plantadas no Edifício 10. O trabalho feito ali ecoa o poder de um vasto campo chamado ciência básica, definido como aquela que visa entender conceitos centrais e que não se dedica a desenvolver, digamos, um medicamento específico para tratar uma doença específica. A ciência básica é mais difusa, um ato de fé e de fracasso — muitos projetos não funcionam —, mas a soma dos esforços tem sido a essência da cura para diversas enfermidades importantes.

O laboratório do dr. Dinarello se localizava no impressionante décimo primeiro andar do Edifício 10, em um momento em que o trabalho de imunologia estava em plena expansão. Este pavimento não era portentoso por seu aspecto — era uma bagunça —, mas sim, pelo poder das mentes que lá estavam. Em todos os cantos havia um pensador criativo, ambicioso e brilhante.

Era fácil encontrar o dr. Dinarello. Ele era o único com as unhas sujas de merda de coelho. Resultado de futucar o animal com o termômetro retal.

"Estou brincando", disse. Mais ou menos. "Mas a realidade é que tive fezes de coelho debaixo das unhas por duas décadas."

* * *

O ano era 1971, e sua primeira tarefa, burocrática. Ele precisou convencer os colegas de pesquisa e o chefe (um luminar chamado Sheldon Wolff) de que deveria ter permissão para caçar a molécula exata da febre. Alguns estavam hesitantes. Poderia o dr. Dinarello ter certeza, por exemplo, de que havia eliminado todas as outras moléculas, e não só isso, poderia ele ter *certeza absoluta* de que a causa da febre não era uma substância estranha, uma infecção?

Reflita por um momento sobre a profundidade dessa questão. Por muito tempo, supôs-se que a febre estivesse ligada à infecção. Ao contrário, o que o dr. Dinarello perseguia era a ideia de que não precisava haver infecção, e que, de maneira similar ao caso da mulher com lúpus que ele presenciara na faculdade de medicina, o corpo a estava gerando com uma molécula própria, sem, necessariamente, ter sido provocado por uma força externa.

Por fim, ele conseguiu permissão para avançar com o projeto e, em seguida, deparou-se com um problema de ordem prática. Onde iria obter os glóbulos brancos? "Onde conseguir bilhões e bilhões de monócitos todos os dias? Foi quando o projeto ficou sério. Foi um passo importante", disse. O dr. Dinarello tem o dom de contar causos, e pude perceber que ele estava se aquecendo. Um lembrete rápido: monócitos são praticamente sinônimos de macrófagos. A diferença é que os monócitos são macrófagos imaturos. Quando deixam a medula óssea, continuam a ser monócitos por alguns dias até se difundirem no tecido e se transformarem em macrófagos. Para simplificar, mas sem perder o foco, digamos apenas que o dr. Dinarello suspeitava que os macrófagos estivessem envolvidos, mas precisava de um monte deles.

Foi quando ele descobriu o trailer.

Estava no estacionamento do NIH. Fora colocado lá para testar uma nova tecnologia que envolvia transfusões de plaquetas para pacientes com câncer em tratamento quimioterápico. A provisão de todas aquelas plaquetas implicava o uso de muito sangue. Os glóbulos brancos não tinham serventia para o pessoal do trailer.

"Eu ia lá todas as tardes e resgatava essas células. Era só pegar uma bolsa de sangue cheia delas."

* * *

Os coelhos eram brancos e peludos. “Eu os tratei como se fossem meus filhos”, disse o dr. Dinarello. Ele treinava cada coelho por quinze dias, de modo que permanecesse calmo quando submetido ao procedimento. “Depois de duas semanas, eles estavam prontos”, disse.

Para preparar o ambiente e os macrófagos para injeção, ele era meticuloso quanto aos arredores. “Fiquei longe como a peste de qualquer produto bacteriano que provocasse febre. Não podia arriscar uma contaminação.” Ele sabia que o experimento seria rejeitado se seus colegas suspeitassem de que a causa da febre fosse um antígeno ou uma bactéria.

O dr. Dinarello pegou o “refugo” de glóbulos brancos do trailer. Então misturou essas células imunológicas a uma infecção estafilocócica inativa para estimular uma reação dos macrófagos. Injetou a mistura em coelhos, sabendo que o experimento despertaria uma resposta em seus amigos peludos.

Enquanto conta a história, ele faz uma pausa, como se tivesse se dado conta da peculiaridade de sua obsessão. “Levou seis anos para purificar essa molécula. Se você me perguntar o que me guiava — por que não desistir e assumir um projeto mais fácil? —, a resposta será: a observação da mudança fisiológica nesse coelho — ver um coelho ficar parado, suas orelhas ficarem geladas. Dentro de dez minutos, ocorria essa coisa horrível e dramática. Eu precisava descobrir: o que essa molécula está causando no cérebro?”

No quarto ano de busca, o dr. Dinarello foi interrompido. Teve que cumprir o compromisso de ser residente-chefe de pediatria no Massachusetts General Hospital.

Retornou em 1975. Àquela altura, as coisas estavam fervilhando na imunologia em todo o mundo, com novas tecnologias permitindo o uso de técnicas inéditas. Uma delas envolvia a marcação radioativa para ajudar a identificar, purificar ou separar moléculas individualmente. No Edifício 10, apenas dois andares abaixo, no nono, estava um cara que era muito bom nessa técnica. Seu nome era Christian Anfinsen. Ele já havia ganhado o Nobel em 1972. O dr. Dinarello perguntou a Anfinsen se ele não poderia ajudar a concluir a questão sobre coelhos e seu gatilho de febre.

Eles foram chegando cada vez mais perto, aproximando-se de uma molécula purificada, isolando-a de outros contaminantes e moléculas. E então, em um dia do ano de 1977, algo estranho aconteceu. A molécula sumiu.

Aquele foi o momento, a revelação. Quando ela desapareceu, o dr. Dinarello percebeu que a molécula indutora da febre estava tão purificada que apenas parecia ausente. De igual importância, ele descobriu que a quantidade poderia ser praticamente inexistente e, ainda assim, provocar um incêndio no corpo. É difícil demonstrar o quanto isso é importante. Basta apenas um pouco dessa coisa para causar uma reação significativa.

"Talvez seja a mais importante constatação da minha carreira", disse ele. Em termos técnicos, o dr. Dinarello está se referindo à descoberta de que basta uma quantidade de apenas 10 nanogramas dessa substância por quilograma de massa corporal para dar início a uma febre. Traduzindo: "Era mil vezes menor do que qualquer previsão já feita. Foi fantástico. Essa molécula é muito potente."

E isso vindo de um monócito, uma daquelas células imunológicas como o macrófago (que devora lixo e patógenos), mas que agora parecia ter uma função bem mais ampla. O dr. Dinarello a chamou de pirogênio leucocitário — um incendiário nascido dos glóbulos brancos, os leucócitos.

"Ele se deu conta: 'Oh, meu Deus, não está vindo do neutrófilo. Está vindo do monócito'", lembrou o dr. Fauci, que trabalhou com ele no décimo primeiro andar. Quando o dr. Fauci me relatou a história, sua própria voz se elevou de júbilo. Foi preciso algum tempo para que eu, um estranho, compreendesse sua empolgação, dada a densidade dessas conversas sobre imunologia. Mas a emoção rompeu aquilo. Foi sensacional.

O dr. Dinarello publicou seu primeiro trabalho em 1977. Sua revelação foi atacada, a princípio. "Os alemães escreveram artigos contrários", contou ele. "Disseram: 'Apresenta contaminação.'"

Lentamente, porém, a realidade veio à tona.

Em 1979, a Suíça sediou o Segundo Workshop de Linfocinas, em Ermatingen. Os participantes, tendo aceitado o conceito, decidiram dar um novo nome a esses chamados mediadores. Daí em diante, o pirogênio leucocitário passou a ser conhecido como interleucina. *Inter*, de uma raiz para "meio de comunicação". *Leuk*, da palavra em grego para "branco", como em *leukocyte*, leucócitos, ou seja, glóbulos brancos.

Em termos gerais, o pirogênio leucocitário era um tipo de mediador, de comunicador.

Interleucina-1, a primeira interleucina, nasceu. O dr. Dinarello pode bem ser considerado sua parteira. Armado apenas dessa informação, você está prestes a obter um diploma de bacharel em imunologia.

E a história não para por aí. Talvez a parte mais importante ainda estivesse por vir, e isso tornaria o dr. Dinarello uma figura bastante controversa.

Numa manhã de sábado, em meados da década de 1970, lá no décimo primeiro andar do Edifício 10, o dr. Dinarello trabalhava com outro cientista, Lanny Rosenwasser, e brincando com sua molécula purificada. Os dois queriam ver se a interleucina-1 tinha algum impacto no sistema imunológico como um todo. Ela fazia algo além de estimular a febre?

Grosso modo, o experimento envolvia administrar um vírus humano inativo em um coelho, estimular a interleucina, injetar o produto resultante em um camundongo e observar se a célula T reagia. Para medir a reação, eles entravam na "sala de contagem", onde a máquina, como um contador Geiger, emitiria cliques ao medir uma molécula ou célula em particular.

"Ficávamos assistindo a cada duas contagens para ver se as células T estavam ativadas. De repente, o contador ficou fora de controle. *Ba-bid-a-ba--bid-a*. Foi como um filme de ficção científica", contou o dr. Dinarello. O outro cientista na sala era aquele que trabalhava com camundongos e estimulação de células T. Enquanto observavam os cliques alucinados, indicando um aumento maciço de células T, "Lanny me perguntou: 'O que diabos você me deu?, Este é 1 milhão de vezes mais ativo do que tudo que já vi."

O que significava aquilo?

No nível mais básico, que a interleucina-1 estava induzindo não apenas a febre, mas também uma resposta das células T.

E daí?

Lembre-se de que grande parte da imunologia ainda estava focada na proeminência das células T e B, mas, particularmente, na T como chefe da aliança. Naquele momento, no entanto, parecia que o macrófago originava a célula T, e não o contrário.

"De 1976 a 1979, tive um medo tremendo de publicar a descoberta", disse o dr. Dinarello. "Como pode uma molécula produzida dele dr. Dinarello, que, em última análise, se provaria correta, é central para explicar a forma como agora entendemos o sistema imunológico, e, também, o modo como chegamos até o ponto de tentar modificá-lo e mesmo manipulá-lo — em casos semelhantes aos de Jason, Merredith, Linda e Bob.

Essa era, em que ainda estamos vivendo, envolve a descoberta de dezenas de poderosas moléculas que demonstram a extraordinária complexidade de nossa elegante defesa, os múltiplos agentes com tarefas que se entrecruzam, maravilhas científicas tão estranhas quanto qualquer ficção. Que entre o Flash Gordon.

17

Flash Gordon

Em uma revista em quadrinhos do Flash Gordon da década de 1960, médicos de uma espaçonave usavam um medicamento maravilhoso chamado interferon para curar um paciente à beira da morte. Flash Gordon era ficção. A droga, não. O conceito havia surgido vários anos antes, quando dois cientistas, um suíço e um britânico, observaram algo curioso enquanto faziam experiências com vírus e pintinhos.

Os cientistas pegaram um vírus contido em ovos de galinha e o mataram em um banho de ácido. Em seguida, injetaram esse vírus "inativo" em outro ovo de galinha e, em seguida, adicionaram um vivo. Este não cresceu. O vírus inativo interferiu no desenvolvimento do vírus vivo.

Daí o nome: interferon (IFN).

A teoria dos cientistas era que as células saudáveis haviam captado um sinal do vírus inativo que impedia o crescimento. Será que aquilo significava que alguma mensagem fora enviada em alto e bom som: *Este é um ambiente inóspito, não desperdice recursos aqui*? Não estava claro como o interferon funcionava, nem exatamente o que ele era.

A imunologia foi ficando cada vez mais aficionada pela ideia de que poderia isolar e encurralar esse sistema de mensagens. O que o tornava tão relevante era o fato de que implicava usar uma substância natural para combater doenças. A alternativa, desenvolver medicamentos partindo de substâncias estranhas, quase sempre provoca efeitos colaterais, porque desperta a atenção do sistema imunológico e causa inflamação. Ou, então, pense no horror da quimioterapia, em que toxinas terríveis atacam tumores, mas à custa de devastar a si mesmo.

Mas imagine se, em vez disso, um vírus inativo e inofensivo — um composto totalmente natural e inócuo — pudesse ser aproveitado para deter vírus vivos e mortíferos. A promessa contida nessa hipótese cresceu, à medida que a tecnologia microbiológica melhorou e os cientistas puderam ver que uma das principais propriedades do interferon era estimular a ativação de genes que produzem substâncias químicas que atacam os vírus. Além disso, nos anos 70, ficou claro que o interferon, o qual agora se sabe ser uma proteína, tinha vários subtipos. Talvez, então, sua aplicação pudesse ser mais ampla.

Sem dúvida!

Houve um período (avançando na linha do tempo) em que as drogas desenvolvidas em torno do interferon tinham um valor de mercado na casa de dezenas de bilhões de dólares, embora hoje não sejam mais um tratamento de primeira linha. Doenças como hepatite foram tratadas com medicamentos que envolviam uma injeção de interferon em combinação com ribavirina. O interferon reforça as defesas do próprio corpo ao enviar uma mensagem ao sistema imunológico para atacar o vírus.

Mas, para chegar a esse ponto (voltemos no tempo dessa vez), os cientistas precisaram purificar o interferon, um passo-chave não muito diferente do desafio que foi purificar a interleucina. Que entre o que até este ponto tinha sido uma espécie de corpo estranho no mundo da imunologia: uma mulher.

Seu nome é Kathryn Zoon, parte de uma geração de mulheres que quebraram barreiras de gênero na ciência e expandiram a definição de "eu" em um campo havia muito dominado pelos homens. Em 1966, no Rensselaer Polytechnic Institute, Zoon detinha a distinção de ser a única mulher estudante de química da turma. Era uma das poucas mulheres naquela escola técnica prestigiosa — "uma ave rara", como ela mesmo disse. Os colegas, entre os quais seu futuro marido, pareciam não se importar. O mesmo não podia ser dito dos professores, todos homens, perplexos. "Alguns deles nem sequer me olhavam nos olhos", lembrou ela.

Prevaleceu seu mérito. Na formatura, Zoon recebeu o prêmio de melhor estudante de química.

Em meados da década de 1970, o mundo da ciência estava, finalmente, mudando. Zoon obteve o doutorado em bioquímica na Universidade Johns Hopkins, no ano de 1976, e foi aceita no nono andar do Edifício 10 dos Institutos Nacionais de Saúde, onde se juntou ao laboratório de Christian Anfinsen. Fora Anfinsen quem aconselhara o dr. Dinarello sobre técnicas químicas para isolar a interleucina.

O dr. Dinarello, no décimo primeiro andar, trabalhava com coelhos. Para Zoon, no nono, as cobaias eram ovelhas, que não ficavam no laboratório. Elas foram alojadas em uma fazenda em Poolesville, Maryland, a 45 minutos de carro do Edifício 10, em Bethesda. Era um verdadeiro zoológico, com camundongos, ovelhas, macacos e, sim, coelhos. Um mensageiro ia de carro do prédio até a fazenda, a cada poucos dias, levando um vírus humano inativo.

Na fazenda, os veterinários injetavam o interferon parcialmente purificado nas ovelhas. Depois extraíam o plasma, que continha os glóbulos brancos. A ideia era que a substância contivesse anticorpos que haviam reagido ao interferon, e esses serem usados na sua purificação. Então, quando o IFN estivesse puro, Zoon e seus colegas, entre eles colaboradores do Instituto de Tecnologia da Califórnia (Caltech), o sequenciariam.

Foram necessários quatro anos, mas, em 1980, eles publicaram um artigo descrevendo a forma pura do interferon, o que permitia que a substância fosse manipulada, testada e transformada em medicamento. Por fim, os pesquisadores identificariam três tipos de interferon: alfa (A), beta (B), gama (G) e, bem mais tarde, lambda (L).

Levou muito tempo para que a função de cada um dos tipos fosse completamente compreendida. Mas vale a pena avançar no tempo para falar da relevância e do papel desempenhado pela minúscula e poderosa secreção que é o interferon A, uma família composta de doze proteínas.

"É o primeiro passo que nosso corpo dá para lidar com um agente estranho, um vírus ou um tumor. É a primeira linha de defesa", disse-me Zoon.

Consigo imaginar os olhares intrigados dos leitores, uma sobrancelha levantada diante do livro ou da tela. Você já não leu neste livro que alguma outra célula ou substância é a primeira linha de defesa?

Sim, você está certo em erguer a sobrancelha. Não está deixando passar nada. O problema é que o sistema imunológico tem múltiplas primeiras linhas de defesa sobrepostas, às vezes redundantes, e segundas linhas também. Esse festival — nossa festa com entrada liberada — é sem dúvida caótico e multifacetado. Mas também há método nessa loucura. Vários agentes vagam pela festa, usando diferentes táticas, muitas vezes sobrepostas.

Não apenas isso. "Diversos tipos de célula podem produzir interferon", explicou Zoon.

Digamos, por exemplo, que um vírus penetre por seu nariz ou deslize por sua garganta. O invasor interage com uma célula saudável. Essa detecta moléculas condizentes com um agente estranho. Dentro dessa minúscula célula, começa um processo digno de um supercomputador, que provoca mudanças nas proteínas e, por sua vez, estimula a secreção de interferons alfa, beta e lambda. Ou talvez a célula morra devido à invasão, mas, antes de sucumbir, consegue executar as alterações proteicas necessárias para a geração de interferon. As células vizinhas então captam a presença de interferon.

"Isso dá início a uma reação em cadeia", explicou Zoon.

Ela pode dar conta de uma região isoladamente — digamos, um órgão — ou se espalhar por todo o seu corpo em apenas algumas horas. Célula após célula começa a captar o sinal e gerar interferon e outras proteínas que protegem a célula. Uma vez feito isso, o interferon, fiel ao seu nome, induz a produção de proteínas que interferem na capacidade de autorreprodução do vírus.

Isso tem um efeito colateral.

"Quando o interferon é secretado, você se sente doente. Provoca dor e mal-estar; você se sente péssimo", explicou Zoon. Seu comportamento está sendo alterado — *não diretamente pelo vírus, mas pela resposta.* Em termos bastante práticos, um vírus invade. Então o sistema preliminar de alerta provoca um efeito cascata que leva à inflamação, e isso faz você se sentir péssimo. Cansaço, dores, calor, como já descrito. Você fica mais lento, e isso pode ter o impacto bastante benéfico de desviar recursos do seu corpo para combater o vírus e, digamos, não se concentrar no seu trabalho nem na prática de exercícios. A defesa precisa de sua limitada energia.

O sistema imunológico cuida de você em parte fazendo com que você cuide de si mesmo. E seria tentador dizer, sem meias palavras, que se sentir podre é um sinal para se retirar e permitir que seu corpo cure a si próprio. Mas acontece que o lado prático disso é muito mais complicado. É aqui que as histórias vindouras de Linda e Merredith, portadoras de distúrbios autoimunes, tornam-se instrutivas. Às vezes o sistema imunológico tem uma reação exagerada, já em outras é benéfico suportar a sensação de doença para que a inflamação seja reduzida. Para mais informações, continue ligado.

As histórias delas se tornam mais fáceis de entender, e mais significativas, com uma fundamentação científica adicional. O interferon pertence a um conjunto mais amplo de substâncias químicas que estimulam a ação do sistema imunológico. O conjunto delas instrui sobre praticamente todas as doenças, incluindo a forma como respondemos a elas.

Conheça as citocinas.

Citocina é uma secreção de uma célula que estimula a ação de outras células do sistema imunológico. É um mensageiro. Ela pode ser enviada por um interferon ou qualquer um dos inúmeros agentes do sistema imunológico. No Festival da Vida, quando um agente estranho aparece na festa, as células do sistema podem enviar muitas citocinas umas para as outras — pulsos de comunicação.

Isso acrescenta uma informação importante a um conceito essencial para a compreensão do sistema imunológico: ele possui uma rede de telecomunicações. Ponto final. Nossa estrutura de defesa envia sinais pelo corpo. No caso da febre, eles acabam por chegar ao cérebro, ao hipotálamo, uma região neurológica central para a regulação de temperatura. Depois disso o sinal viaja pelo corpo, convocando outras células a estimular febre. O interferon funciona de modo semelhante.

A rede de comunicações do sistema imunológico rivaliza em poder, velocidade e alcance com qualquer rede de comunicações que o mundo já tenha inventado. (Preste atenção, Vale do Silício!) Os monócitos lançam um chamado por toda a galáxia que é o nosso corpo. E fazem isso sem a necessidade de cabos e atravessando grandes distâncias, milhões de vezes o tamanho da própria célula.

"Essas telecomunicações são, em essência, sem fio. Uma célula não precisa tocar outra", disse o dr. Fauci. O sistema "é plástico, flexível e extremamente complexo".

"É como um supercomputador".

Vale a pena fazer uma pausa e refletir sobre quão longe a imunologia chegou desde o final dos anos 50, quando o dr. Miller descobriu que o timo não era apenas um desperdício de espaço nem uma piada divina, pois ele produz células T. A medula óssea é a origem das células B. Elas fluem pelos túneis e vasos que compõem o sistema linfático e se reúnem em linfonodos e tecidos linfáticos. Estes são como centrais de comando, postos de vigilância onde os bombeiros aguardam uma chamada. As células T, quando alertadas pelas dendríticas, comportam-se como soldados e generais, cuspindo citocinas; as células B usam anticorpos para se ligar a antígenos como se fossem chaves em busca de um cadeado. Macrófagos, neutrófilos e células *natural killer* percorrem o corpo, provando, explorando e matando. Essas redes se conectam por meio de sinais, transmissões químicas ou processos; são estimuladas pelo interferon e pela interleucina; e podem provocar efeitos colaterais poderosos, como febre.

Em termos conceituais, esse é o tipo de efeito cascata que mantém você saudável. O sistema vai atrás de parasitas vírus, bactérias e malignidades. Funciona sem interrupções, capturando ameaças menores que nunca experimentamos em nível consciente e outras de nível médio, que nos deixam de cama, além de uma miríade de ameaças maiores que poderiam nos matar não fosse a presença desse sistema. Em termos históricos, descrevi um sistema complexo — pelo menos, em comparação com o que a ciência entendia no tempo do dr. Miller.

O palco estava montado, graças à ciência e à tecnologia que o sustentavam, para que fossem descobertas muitas novas moléculas e citocinas. Uma hora existiam apenas células T e B e, de repente, havia uma lista de moléculas que monitoravam e policiavam o Festival da Vida. A descoberta de cada uma em particular vinha com uma revelação sobre seu propósito geral. Algumas, é claro, estão envolvidas na identificação e no ataque de invasores, mas muitas monitoram nosso próprio sistema imunológico para garantir que ele não tenha uma reação exagerada. Juntas, elas são as interleucinas, também conhecidas pela sigla IL. Rondam o Festival da Vida à procura de penetras, inspecionando umas às outras.

Por exemplo:

A IL-1 provoca febre.

A IL-2 faz com que as células T cresçam.

A IL-6 faz com que as células B cresçam.

A IL-2 e a IL-6 são poderosas, com um porém. Elas podem se tornar muito abundantes, e seus sinais, bastante agressivos. Isso leva o corpo a atacar com ferocidade demais. Chamamos isso de autoimunidade. Mesmo que você nunca tenha experimentado os desafios dramáticos e crônicos enfrentados por pessoas como Merredith e Linda, com certeza, sentiu na própria pele o impacto de seu sistema imunológico sendo ativado de forma excessivamente agressiva, fazendo com que você, por exemplo, se sentisse fatigado quando preferia se levantar do sofá e dar uma caminhada, ou sentir uma dor que não tinha causa externa aparente, ou um pouco de febre.

Se deixada sem vigilância, a ameaça da autoimunidade é sem dúvida fatal. É por isso que nosso sistema imunológico evoluiu para ter seu próprio sistema de freios e contrapesos. Na verdade, muitas interleucinas são projetadas para serem anti-inflamatórias. São freios do sistema imunológico, não aceleradores.

De fato, alguns dos conjuntos de monócitos que ajudam a alimentar a inflamação também possuem subconjuntos que a reduzem. Por exemplo, sabemos agora que a família da IL-1 conta com dezenas de membros, dos quais muitos são anti-inflamatórios. Pelo menos um terço das variações dessa proteína-chave do sistema imunológico é concebido para impedir inflamações.

"Antes dos antibióticos, essas citocinas inflamatórias ajudavam a eliminar as infecções", disse o dr. Dinarello, e as citocinas ainda desempenham esse papel. Como elas sabem quando desligar? O que acontece se não desligarem? "Se não consegue produzir citocinas anti-inflamatórias, você morre da mais leve inflamação."

Isso ilustra quão poderoso é esse sistema. Uma inflamação leve, se totalmente descontrolada, pode matar. O dr. Dinarello gosta da metáfora de que o sistema imunológico transformou o corpo em um estado policial. "Você precisa de inflamação para se proteger contra invasores. Você precisa de policiais. Mas, se a polícia for muito indisciplinada, provocará danos e matará pessoas inocentes."

A descoberta de todas essas proteínas fornece evidências daquilo que o dr. Fauci me disse de maneira tão eloquente sobre o sistema imunológico. É como um supercomputador.

O dr. Fauci estava pronto para redefinir seu propósito.

18

O modo harmônico

O ano era 1980, e o dr. Fauci, um astro em ascensão, uma das luzes mais brilhantes da imunologia. Desde 1972, estava em uma missão para descobrir como lidar com o que chama de respostas "aberrantes" do sistema imunológico. Ele se referia às situações em que o sistema ataca o corpo.

O dr. Fauci havia feito um extenso e pioneiro trabalho sobre medicamentos que ajudavam a arrefecer o sistema imunológico quando ele atacava o corpo. "Tivemos que reduzir as atividades do sistema imunológico utilizando agentes supressores, sem necessariamente reprimi-lo tanto a ponto de ficarem suscetíveis a infecções", disse ele.

Durante esse período, o médico não havia chegado a conclusões muito definitivas, mas estava ajudando a moldar uma nova identidade para a imunologia. Por vários anos, o campo via o sistema imunológico como algo pronto para "atacar, perseguir e destruir".

O dr. Fauci podia ver que isso era apenas metade da equação — na verdade, algo muito distante de uma definição completa.

Em essência, o que o sistema imunológico estava fazendo não era simplesmente perseguir e destruir. Em vez disso, buscava o equilíbrio — entre atacar e neutralizar os perigos reais e exibir moderação suficiente para que sua potência não destruísse o próprio corpo. Em 1980, o dr. Fauci ajudou a atingir esse ponto central da imunologia ao nomear um novo laboratório no NIH. Ele o chamou de Laboratório de Imunorregulação.

Guarde este momento. A história do sistema imunológico passou a ser a história da homeostase — um estado de harmonia ou estabilidade. É isso que torna tão elegante nossa defesa. É um sistema precisa e delicadamente adaptado para permanecer em equilíbrio, manter a paz e causar o mínimo de dano possível a nós e ao nosso entorno.

Esse equilíbrio é fundamental para nossa saúde, como você verá em breve na vida de quatro pessoas que logo reencontrará: Bob, Linda, Meredith e Jason.

Primeiro, porém, apresentarei você aos três reis magos e a uma descoberta que transformaram a ciência da imunologia em medicina capaz de curar. Esse foi o momento em que o mundo da imunologia, havia muito opaco, se tornou algo prático, um ponto de virada no qual as décadas de ciência se converteram em tratamentos que salvam vidas.

19

Os três reis magos e o anticorpo monoclonal

"É uma história que revolucionou a ciência e a medicina", escreveu o dr. Sefik Alkan, um imunologista e historiador nascido na Turquia. Essa descoberta é hoje usada no diagnóstico e no tratamento de um panteão de doenças, "da artrite reumatoide ao câncer".

Estamos chegando perto. As peças estão se encaixando, a exploração leva à aplicação, a soluções do mundo real. Nenhuma, indiscutivelmente, foi tão significativa quanto a descoberta do anticorpo monoclonal. É provável que esse tesouro científico toque todos os leitores em algum momento, se não de maneira direta, por meio de um integrante da família. Por isso, é útil compreender esse componente para entender o que um dia poderá ser injetado em seu corpo para estender ou salvar sua vida.

A história começa assim: um dinamarquês, um judeu argentino e um alemão entram em um laboratório de pesquisa...

O primeiro dos três reis magos foi Niels Jerne, um imunologista dinamarquês que estava entre os pensadores da elite de sua época e foi o fundador do Instituto de Imunologia da Basileia. "Em seu escritório", escreve Alkan, "havia uma longa mesa adornada por dezenas de revistas científicas; todas estavam sendo lidas, independentemente do idioma — inglês, holandês, dinamarquês, francês e alemão".

Jerne tinha desenvolvido uma forma de isolar e contar anticorpos.

A descoberta é chamada de ensaio de placas de Jerne. Com base no site da Universidade de Windsor, vou descrever os primeiros passos do que vejo como uma espécie de receita — um mergulho na complexidade da imunologia —, e então resumirei toda essa maldita coisa e seu significado.

1. Coloque 2,0 ml de solução salina balanceada de Hank (HBSS) em um almofariz pequeno e a resfrie com um banho de gelo.
2. Abata o camundongo com uma overdose de éter, pondo-o num pequeno recipiente com um algodão embebido em éter. Feche o recipiente com uma tampa própria.
3. Retire o camundongo morto do frasco, disponha-o sobre uma toalha de papel, limpe o abdômen com álcool 70 e abra-o. Extirpe o baço e certifique-se de remover o excesso de gordura e tecido.
4. Coloque o baço nos 2,0 ml de HBSS resfriada e corte-o em pequenos pedaços. Triture esses pequenos pedaços com o pilão até formar uma massa homogênea de células.
5. Filtre a massa passando-a por uma gaze posta sobre um pequeno funil. Isso deverá desfazer qualquer grande agrupamento de células. Desprenda as poucas células retidas na gaze usando 5,0 ml de HBSS resfriada.

Já deu para ter uma ideia da complexidade do processo (que nas etapas seguintes envolvia uma centrífuga; mais banhos em solução salina; células de baço de camundongo sendo decantadas, colocadas em lâminas, seladas com parafina e depois incubadas; e, finalmente, a observação dos resultados ao microscópio).

No fim, tinha-se uma placa que, vista ao microscópio, permitia a contagem dos anticorpos.

Foi um grande passo. Por quê? Quando você contrai um vírus, seu corpo gera anticorpos para combatê-lo. Graças, em parte, a Jerne, é comum que os médicos usem testes para isolar nossos anticorpos como uma forma de entender o tipo de ameaça que estamos combatendo, a eficácia com que a estamos combatendo e a intensidade da luta que ocorre entre nosso sistema imunológico e o patógeno.

O rei mago número dois era César Milstein, da Argentina. Ele havia descoberto uma maneira engenhosa de criar grandes quantidades de anticorpos com a finalidade de estudá-los. Sua tática envolvia unir uma célula B a uma célula cancerígena. Isso funcionou maravilhosamente, porque as células cancerosas, apesar de todos os seus males, têm um importante valor científico: crescem sem parar. São as ervas daninhas do corpo. O que Milstein criou foi chamado mieloma, uma linhagem de células B com o poderoso ciclo reprodutivo do câncer. Agora Milstein tinha uma placa de Petri cheia de anticorpos, o que permitia à ciência estudar e fazer experimentos com grandes quantidades desses preciosos defensores.

Em 1973, Milstein foi à Basileia para dar uma palestra sobre esse processo e, entre os ouvintes, estava o cientista número três, Georges Köhler, o alemão.

Para encurtar (e simplificar) uma história longa (e complexa), Köhler combinou as técnicas de Jerne e Milstein. Ele usou camundongos e ovelhas para isolar anticorpos individualmente e produzir inúmeras cópias deles.

Pela primeira vez, cientistas conseguiram isolar uma célula com um anticorpo específico e fazer infinitas cópias dela. Por sua vez, essa tecnologia permitiu que os pesquisadores começassem a fazer distinções entre os muitos diferentes tipos de célula com anticorpos. Foi como criar o microscópio mais poderoso que os biólogos celulares já haviam visto, porque possibilitava a eles diferenciar um tipo de célula do outro, além de determinar qual tinha quais tipos de anticorpo e também quantos anticorpos apareciam.

Como primeiro passo básico, essas novas possibilidades renderam diversas revelações, como o fato de que as células B eram muito mais variadas do que se pensava inicialmente. Havia milhares de anticorpos em sua superfície.

Uma vez isolados, esses anticorpos poderiam ser usados para estudo. Por exemplo, se soubéssemos que determinados anticorpos respondiam a determinados patógenos, poderíamos então descobrir como as doenças mortais atacavam, ou como ocorria a dança entre o que fazia parte do corpo e o que era estranho.

O dr. Fauci me contou que a mudança levou a uma profunda transformação no campo da imunologia, tornando prático um campo que, mesmo nos anos 70 e 80, ainda permanecia tão hermético. "De uma hora para outra, o sistema imunológico estava tendo impacto em mais doenças do que você poderia imaginar", lembrou. Ele não queria dizer que o sistema imunológico estava tendo um novo efeito, mas sim, que estava claro para os cientistas quão poderoso era esse efeito por toda parte. "Câncer, autoimunidade, autodeficiência, alergias."

Esses anticorpos isolados e multiplicados eram conhecidos como monoclonais. Eles estão mudando sua vida neste exato momento. Medicamentos desenvolvidos com base em anticorpos monoclonais se tornaram predominantes no início do século XXI. O mercado dessas drogas movimenta perto de 100 bilhões de dólares por ano. Elas trabalham intensificando — ou enfraquecendo, conforme o caso — o desempenho de um anticorpo em particular, de modo que o corpo alcance melhores resultados ao atacar uma ameaça que ponha a vida em risco, como o câncer. Ou, de outra forma, atuam arrefecendo nossas elegantes defesas para que o sistema imunológico não se comporte de maneira agressiva demais e provoque autoimunidade.

As drogas têm nomes como Humira (adalimumabe) e Remicade (infliximabe) — ambas usadas por Linda e por Merredith na tentativa de desacelerar seu sistema imunológico zeloso —, ipilimumabe, que salvou incontáveis pacientes com câncer, ou nivolumabe, que salvou Jason. Nas histórias a seguir, você verá de perto o desenvolvimento e o trabalho de alguns desses remédios milagrosos. De modo geral, o objetivo dessas drogas é manipular com relativa precisão o sistema imunológico, fazer uma gambiarra em nível molecular, em vez de usar a tática de terra arrasada de drogas anteriores.

Como lembrete, pense na diferença entre dois tratamentos contra o câncer, quimioterapia e imunoterapia. Na quimioterapia tradicional, toxinas que destroem células de rápida divisão são despejadas no corpo, matando, digamos, um tumor no pulmão, mas comprometendo muito tecido saudável. Essa é uma guerra de exaustão por excelência. O Festival da Vida tem que sobreviver ao tumor *e* ao tratamento. Com o nivolumabe ou o ipilimumabe, como você verá, a ideia é usar ajustes moleculares de modo a liberar o sistema imunológico para atacar o câncer — utilizando as defesas naturais do corpo —, e não injetar água sanitária no corpo e matar tudo que passar pela frente.

Esse é um assunto complexo. Em que ponto estamos na narrativa da imunologia?

Durante a maior parte da história humana, infecções, mesmo as modestas, mataram pessoas com a terrível regularidade de uma ferida aberta, a ingestão de carne malpassada, a aspiração casual de uma gripe, uma pneumonia passada de mão em mão e esfregada no nariz. Então, ao longo dos séculos, os cientistas deram pequenos passos em direção à compreensão dessas infecções, e tiveram um pequeno vislumbre de como nosso corpo reage a elas. Esses cientistas vinham do mundo todo, o que é digno de nota, porque mostra o valor essencial e poderoso, para nossa sobrevivência, da cooperação além de fronteiras e culturas nacionais.

Tivemos uma grande virada com as vacinas e os antibióticos, que ajudaram a nos manter vivos sem que entendêssemos de fato como o sistema imunológico funcionava. Às cegas, passamos a injetar medicamentos em nosso corpo; às vezes funcionavam, com frequência não faziam efeito — e na maior parte dos casos não sabíamos por que, qualquer que fosse o resultado. Mas começamos a desvendar também os detalhes, em particular, nos meados do século XIX.

A célula T vinha do timo e parecia desempenhar um papel importante na estruturação de uma defesa, mas exatamente como isso ocorria não estava claro.

O mesmo se dava em relação à célula B, que originava-se na medula óssea, desempenhava um papel de destaque e parecia interagir de modo fundamental com a célula T.

Um cientista japonês (Tonegawa) que estudou em San Diego, na Califórnia, fez uma descoberta na Suíça que explicava o *Big Bang* da imunologia: nosso DNA se reorganiza no útero e forma milhões de anticorpos capazes de se atrelar a um trilhão de diferentes antígenos — e também de atacá-los.

Um veterinário australiano (Doherty) trabalhou com um cientista suíço emigrado para descobrir que a célula T distinguia o que era estranho do que fazia parte do próprio corpo.

Então surgiu um russo e uma grande descoberta final, que chegou surpreendentemente tarde na história de nossas elegantes defesas. Não existe apenas um sistema imunológico, mas dois.

20

Um segundo sistema imunológico

Como conseguimos ingerir alimentos sem que nosso corpo considere a comida um objeto estranho e a ataque? Afinal, uma banana não é humana, nem o pão, muito menos um filé com molho de *cream cheese* (que talvez nem seja comida, com todo o respeito). Nós engolimos a comida, que viaja até o estômago e o intestino, onde o ácido a quebra, e então os nutrientes são espalhados pelo corpo — minúsculos fragmentos estranhos, mas de tremendo valor para nossa sobrevivência. Como o corpo sabe a diferença entre o que é um mero estranho e o que é verdadeiramente perigoso? Era uma questão que os imunologistas acreditavam ter respondido, por exemplo, com a descoberta da relação entre anticorpos e antígenos, regida por detectores como o MHC.

Mesmo nas buscas ligadas à AIDS, supunha-se que a ação estava inteiramente relacionada ao "sistema imunológico adaptativo", dirigido em grande parte pelas células T e B.

A ciência estava errada. Para responder à questão da banana ou do filé com molho de *cream cheese*, faltava outra informação fundamental. Mais uma vez, a descoberta-chave veio de uma comunidade internacional de cientistas.

Ruslan Medzhitov nasceu na república soviética do Uzbequistão, em março de 1966. Dezoito anos depois, na faculdade, levava a vida clichê de um cidadão comunista dócil e carente de liberdade.

"Todo outono tínhamos que ir para os campos de algodão por alguns meses. Era obrigatório. Você seria expulso da faculdade se não fosse. As condições eram primitivas. Uma vez fui 'pego' por nosso chefe de departamento ao ler um livro no campo."

Era de bioquímica.

"Ele disse: 'Vou tirar seu salário'."

Aquela era uma notícia ruim. A pior era a guerra. No segundo semestre do primeiro ano, Medzhitov foi convocado para o serviço militar. Teve a cabeça raspada e seguiu para uma praça, onde os recrutas eram divididos em pelotões de 30 e os grupos, escolhidos ao acaso para ir para o Afeganistão, invadido pela União Soviética em 1979. "Os dois grupos antes do meu e os dois seguintes foram enviados para o Afeganistão", contou-me. "Muitos homens não voltaram. Os que voltaram não estavam em seu estado normal."

Hoje, ao olhar para o fatídico conflito, a hostilidade do decadente regime comunista a qualquer coisa estranha lhe parece um pouco como uma doença autoimune. "Você está tentando destruir o que percebe como 'não eu', mas acaba destruindo muito do que faz parte do eu", disse. "É uma espécie de autoimunidade", acrescentou. "É exatamente o que está acontecendo no Oriente Médio."

Os sistemas de defesa política e cultural se descontrolam, ficam hipersensíveis e reagem de maneira desenfreada, de modo que não sabem mais dizer o que vai poupá-los e preservá-los — o que os mantém em homeostase — e o que será a ruína em suas próprias mãos.

Depois de cumprir o serviço militar, Medzhitov retornou à faculdade, interessado em ciências de uma forma ampla, não particularmente em imunologia, e conseguiu o que parecia ser uma grande ruptura. Foi selecionado após várias entrevistas, para estudar nos Estados Unidos. "Um milagre inacreditável", disse ele, efusivo.

"Não pude acreditar na sorte que tive. Havia apenas uma última etapa." Certo dia, Medzhitov recebeu um telefonema. O homem do outro lado da linha lhe disse que ele precisava passar por uma orientação e pediu para encontrar o jovem cientista em um parque. "Em retrospecto, sempre penso: 'Como não percebi quão suspeito aquilo soava?'."

O homem que ele encontrou usava terno e gravata. "Parecia muito vago. Quando tento lembrar, não há um rosto. Todo o resto está lá, mas sem rosto."

Eles conversaram sobre isso e aquilo, e o homem pediu para que voltassem a se encontrar alguns dias depois. No encontro seguinte, o oficial apelou para o patriotismo do aluno, dizendo: "Você quer ajudar seu país, certo?", Medzhitov recorda. "Naquele momento, pensei comigo mesmo: 'Ah, merda'. Foi quando percebi que ele era da KGB."

O homem sabia tudo sobre Medzhitov — suas notas, seu amor pelo basquete. Mas não o ameaçou abertamente. Apenas explicou que o estudante seria convidado a reunir informações secretas nos Estados Unidos e transmiti-las de volta para casa. Medzhitov seria um receptor para o efervescente sistema imunológico da União Soviética. Ele seria uma célula T, mantendo os Estados Unidos sob vigilância. "Vamos ensinar a você como entrar em prédios durante a noite", ele se lembra de ouvir. Essa parte soou um pouco como James Bond. "Aquilo foi emocionante. Tudo mais sobre isso fedia. Tentei expor meus argumentos. 'Quero estudar, não ser um espião.'"

"Na manhã seguinte, recebi um telefonema do Departamento de Assuntos Internacionais. Eles disseram: 'Seus documentos extraviaram-se. Você não vai a lugar algum.'"

Ele permaneceu fiel a si mesmo. Isso lhe custou caro.

Então veio outro golpe de sorte, ou, se preferir, um daqueles momentos fortuitos, uma verdadeira mutação aleatória no tempo e no espaço que conduziu à evolução científica. O pavio foi aceso a milhares de quilômetros de distância de Medzhitov, na costa norte de Long Island.

Em 1989, o dr. Charles Janeway Jr., imunologista da Universidade Yale, discursou em um simpósio em Cold Spring Harbor, Nova York. Na ocasião, propôs a si mesmo a audaciosa tarefa de esclarecer "o segredinho sujo da imunologia".

O médico se referia ao fato de o sistema imunológico ser constituído fundamentalmente — quase que exclusivamente — em torno da dominância das células T e B. Esse era o sistema imunológico adaptativo, e não vou insistir ou repetir aqui sua história, que tem profundas raízes na imunologia.

Mas o cientista era atormentado por uma questão crucial, tão simples que até fora negligenciada. Como essas células sabiam quais outras atacar?

Você poderia pensar, mais uma vez, que a pergunta já havia sido respondida. Afinal, anticorpos e antígenos tinham sido descobertos e suas interações, amplamente estudadas. Compreendeu-se que a célula dendrítica fornecia informações para a T. Supunha-se que T e B sabiam o que atacar porque reconheciam os antígenos. Lembra disso? Eles são marcadores de patógenos — etiquetas.

O dr. Janeway se sentiu atormentado por uma pergunta feita por seus alunos: não há antígenos em substâncias estranhas não nocivas? E os nutrientes da banana que comemos? O que dizer de alguma bactéria inócua que inalamos? Afinal, há bilhões de bactérias ao nosso redor, e muitas não são mortais. Presumivelmente, essas células ou organismos possuem antígenos. Nossas elegantes defesas devem estar avaliando tais células e organismos e, em vez de atacá-los, deixando-os em paz ou até se combinando a eles.

"O que se sabia era como o sistema imunológico via o antígeno. O que não se sabia era como ele via uma infecção. Antígeno e infecção não são a mesma coisa", disse Medzhitov ao me explicar a lógica simples. Ele me contou essa história porque o dr. Janeway falecera em 2003, de câncer. (Seu obituário no *The New York Times* dizia que ele era "comumente chamado de pai da compreensão da imunidade inata".)

No simpósio de Cold Spring Harbor, o dr. Janeway apresentou a ideia de que as células T e as B reconhecem antígenos, muitos e muitos antígenos, *mas não sabem por si próprias quais atacar.*

"Elas dizem: peguei alguma coisa, mas não sei o que é. É seu próprio pâncreas ou um vírus maligno?", explica Medzhitov. São nutrientes de uma banana digerida ou HIV? "Elas não conseguem saber a natureza do antígeno. Pode ser proveniente das nossas próprias células, da comida, algo que entrou em contato com a nossa pele. Mas nem tudo isso é infeccioso ou patogênico."

As células T e B, segundo ele, "detectam coisas com uma especificidade primorosa, mas à custa de não saberem o que essa coisa é".

Medzhitov pega emprestada a analogia dos cães de Pavlov para descrever a natureza do problema que o dr. Janeway identificou. Pavlov percebeu que seus cachorros salivavam imediatamente ao sentir cheiro de comida.

Mas nada faziam ao ouvir o toque de um sino. Então ele combinou o som da campainha com o cheiro da comida. Os cães associavam a campainha à comida, e passavam a salivar.

O dr. Janeway descobriu que nossas células imunológicas adaptativas não atacam apenas ao ouvir o equivalente ao toque do sino (o antígeno); elas precisavam de outro sinal.

Quando apresentou esse conceito, o dr. Janeway "foi amplamente ignorado", lembra Medzhitov. "As pessoas acharam que era só mais uma ideia maluca."

O fato de o dr. Janeway não oferecer provas também não ajudou. O que exatamente dizia às células T e B que o antígeno identificado por elas pertencia a algo que merecia ser aniquilado? O que lhes dizia para deixar as substâncias boas em paz?

Em termos genéricos, o dr. Janeway apresentou o conceito de um sinal "coestimulatório". Seria um agente, uma mensagem de algum tipo — de algum lugar —, que diria à célula T ou à célula B o que ela estava vendo.

De volta à antiga União Soviética, Medzhitov estava em uma biblioteca de Moscou lendo vários artigos quando, ao pesquisar outro tema, deparou-se com a teoria do dr. Janeway. Medzhitov tinha mais do que um interesse passageiro em imunologia nessa época, e o texto lido teve o impacto extraordinariamente poderoso de dar contornos precisos a uma questão que o incomodava havia muito tempo, sobre a forma como o corpo humano lidava com o mundo exterior.

"Por um completo acaso, li o artigo dele. Pensei: 'É isso. Isso explica tudo'", disse Medzhitov. Antes ele já havia percebido o quanto a imunologia era fascinante, "mas era uma coleção de coisas sem nenhuma lógica por trás".

Medzhitov gastou o equivalente a um mês inteiro de bolsa para fazer uma cópia do artigo e, assim, estudá-lo e lê-lo repetidas vezes. Era 1991, e ele ficou obcecado.

Até o dia em que digitou uma mensagem para o dr. Janeway e a gravou em um disquete grande. Em termos bem simples, dizia: estou fascinado por sua teoria, e aqui vão algumas implicações.

"Depois de uma semana, ele me enviou uma resposta. Foi um momento realmente memorável. O dr. Janeway começou a discutir a teoria comigo. Eu era um estudante de Moscou e ele, um cientista muito famoso!"

A União Soviética estava implodindo. Em meio ao "vácuo de leis" que se seguiu ao colapso soviético, Medzhitov concretizou sua jogada, assegurando uma bolsa em San Diego. Contudo, no início de 1994, foi parar em New Haven, cidade onde se localizava a Universidade Yale, trabalhando para o homem que viria a idolatrar.

A dupla estava determinada a provar que as células T e B não entravam em ação até obterem dois tipos de informação. Ainda que elas reconheçam um antígeno (uma substância estranha, seja um alimento, seja um vírus), essa informação é, em larga medida, insignificante sem uma segunda informação, que é um sinal coestimulatório que informa: "Mate".

De onde vinha esse segundo sinal?

No processo de busca pela resposta, os pesquisadores dos anos 90 estavam adquirindo suas próprias superferramentas, na forma de poder de computação e de programas que permitiam uma análise muito mais profunda daquilo que parecia ser invisível, como um mapeamento mais amplo do sistema imunológico em nível molecular. Entre os testes que Medzhitov tinha à disposição naquele momento, estava a capacidade de identificar segmentos de genes individualmente. Ele não podia ver a totalidade da maioria dos genes porque o genoma humano — toda a sua sequência — ainda não havia sido decifrado. Mas a tecnologia permitiu que ele mapeasse partes de genes isolados. Eis como Medzhitov explica: se você imaginar um gene como pessoa, podia mapear o pé e fazer algumas inferências sobre a perna. Pouco a pouco, você conseguiria construir um perfil genético da pessoa inteira.

Ou de uma mosca. Foi exatamente este inseto que levou Medzhitov e o dr. Janeway à descoberta que fizeram.

Eles estavam tateando no escuro em busca de uma forma de provar a existência de um coestimulador, um sinal para lançar as células T e as células B à ação. Então, assistiram a uma palestra sobre uma descoberta feita em meados da década de 1980 envolvendo moscas-da-fruta. O achado demonstrava que moscas com uma mutação de determinado gene não são capazes de controlar infecções fúngicas. O gene foi batizado de Toll.

Da primeira vez que ouvi *receptor Toll,* estranhei. O termo vem do alemão e significa "incrível", "selvagem", "ótimo". (De acordo com um relato, um cientista alemão, ao entender os resultados do estudo, exclamou: "*Das war ja toll*", que significa "Isso é incrível".) Normalmente é chamado de *receptor do tipo Toll.*

Medzhitov e o dr. Janeway acharam que aquilo soava, se não incrível, no mínimo, promissor. Eles descobriram que o receptor do tipo Toll podia ser responsável por ajudar o sistema imunológico adaptativo a distinguir o que atacar e o que deixar em paz. E se isso ajudasse a explicar por que nosso corpo não ataca uma banana nem nosso próprio baço? Os cientistas de Yale começaram a procurar fragmentos de DNA humano que fossem análogos ao receptor do tipo Toll da mosca.

Primeiro, encontraram o gene, ou fragmentos de um, que se parecia com a versão humana dele. A seguir, fizeram experimentos para ver se poderiam demonstrar que ele não era apenas instrumental, mas essencial para fazer com que as células T agissem sobre um patógeno. Uma noite, em fevereiro de 1996, Medzhitov estava verificando os resultados laboratoriais em seu computador. Esse é um daqueles experimentos técnicos demais para serem descritos e, de certo modo, não tem nada de espetacular; primeiro foram feitas algumas misturas, ou análises, e, em seguida, os dados foram processados digitalmente e os resultados chegaram via computador.

Mas e os resultados? *Esta* é a parte espetacular da história.

Medzhitov e o dr. Janeway descobriram o mecanismo fundamental que permitia ao corpo determinar se estava lidando com um patógeno, um vilão como um vírus ruim ou uma bactéria nociva.

Foi a descoberta do que ocorre no primeiro contato. O receptor do tipo Toll é um conceito bastante elementar tanto para nossa sobrevivência quanto para a ciência da imunologia, e levou anos para ser descoberto.

"Era o Santo Graal da época, o resultado dos sonhos, encontrar algo que fornecesse evidências para uma hipótese com a qual, naquele período, apenas duas pessoas se importavam", disse Medzhitov. "Eram 8 horas da noite, e todos sabiam que o dr. Janeway não gostava de ser incomodado em casa. Não pude me conter e esperar até o dia seguinte. Liguei para ele e contei o resultado: 'Vi indução nos genes'. Ele sabia o que aquilo significava."

A descoberta se tornou a base para nossa compreensão do conceito de um segundo tipo de imunidade. É a chamada imunidade inata.

O sistema inato aparece, descobre um patógeno e prepara um ataque inicial, mas genérico, ou seja, não é um ataque específico contra aquele patógeno. É capaz de conter os malfeitores, mas muitas vezes não consegue matá-los completamente. Isso requer ataques específicos de determinada célula T ou célula B armada com o receptor ou anticorpo que corresponde ao antígeno na superfície ou dentro da bactéria, do vírus ou do parasita.

O sistema inato diz ao sistema adaptativo: *Preciso de ajuda. Mande a artilharia pesada.*

O sistema imunológico inato analisa se os organismos apresentam um entre um punhado de importantes marcadores de identificação comuns tanto a vírus quanto a bactérias. Por exemplo, a maioria das bactérias tem cauda ondulada. Receptores do tipo Toll, então, verificam se o organismo apresenta cauda ondulada. Ou buscam uma variedade particular de moléculas grandes — chamadas lipopolissacarídeos — que caracteriza uma classe de bactérias denominadas Gram-negativas (como o *E. coli*). Ou procuram identificar ácidos nucleicos associados a vírus.

Compare agora dois cenários: um em que você é mordido por um gato, outro em que você ingere uma banana. No primeiro, a saliva do gato penetra na ferida em sua mão, disparando uma enxurrada de células imunológicas, que são transportadas por vasos sanguíneos dilatados, o que provoca vermelhidão e calor. Entre as células em cena estão macrófagos e células dendríticas com receptores do tipo Toll na superfície. Os receptores podem determinar, instantaneamente, se a substância estranha que entra no corpo tem características de um patógeno importante. Se um patógeno — uma bactéria nociva, por exemplo — se faz presente, não apenas o sistema imunológico desencadeia um ataque inicial, como também as células dendríticas, já cientes da presença do invasor, começam sua jornada para encontrar as células T e as células B necessárias para fornecer uma defesa mais específica.

Por outro lado, quando você come uma banana, o alimento viaja até o estômago e o intestino. O intestino quebra a comida e os nutrientes se espalham pelo corpo. Esses nutrientes, quando decompostos, podem se parecer muito com elementos do próprio corpo e, portanto, não atrair a atenção do sistema imunológico, ou nossas elegantes defesas podem identificar os restos de nutrientes como estranhos, mas não ver neles nenhuma das marcas de um patógeno. Eles foram aceitos no corpo, autorizados a sobreviver no Festival da Vida.

O papel do receptor do tipo Toll ilustra uma relação entre os seres humanos e o mundo exterior tão antiga quanto a nossa existência. Essa relação foi sendo cultivada em diversos estágios da evolução, de modo que o código genético humano desenvolveu a capacidade de examinar os marcadores ancestrais compartilhados por centenas de milhares de patógenos.

Em um artigo de 2002, dr. Janeway e Medzhitov o descreveram desta forma:

> O sistema imunológico inato é uma forma universal e antiga de defesa do hospedeiro contra a infecção. Esses receptores evoluíram para reconhecer produtos conservados do metabolismo microbiano gerados por patógenos microbianos, mas não pelo hospedeiro. O reconhecimento dessas estruturas moleculares permite ao sistema imunológico distinguir o "eu" não infeccioso do "não eu" infeccioso. Receptores do tipo Toll desempenham um papel importante no reconhecimento de patógenos e na concepção de respostas inflamatórias e imunológicas.
>
> Assim, o reconhecimento microbiano por receptores do tipo Toll ajuda a direcionar respostas imunológicas adaptativas a antígenos derivados de patógenos microbianos.

Para esmiuçar ainda mais as descobertas: nascemos com mecanismos de detecção primitivos que podem discernir não apenas o que é estranho, mas, também, o que é *patogênico*. Como uma primeira linha de defesa, as moléculas do sistema imunológico inato reconhecem uma enorme classe de patógenos e sinalizam às células T: *Aquela coisa que você acabou de identificar como estranha é ruim — vá até lá e acabe com ela.*

Com essa descoberta, as principais peças da imunologia se encaixaram. Muito ainda estava por ser descoberto. Mas, de repente, a imunologia enfrentou uma crise que imobilizou grande parte do conhecimento científico em prol de uma ameaça bastante real.

Uma peste estava a caminho.

O maior desafio moderno à imunologia e ao sistema imunológico apareceu nos anos 80. Ou melhor, foi quando ficou claro que o apocalipse estava à espreita. A AIDS conduziu a um ponto de virada na história da imunologia. Os estudos tinham se resumido a laboratórios e camundongos, com uma linguagem impenetrável e descobertas em conta-gotas. Então veio o calvário.

Assim, nossa narrativa também dá uma guinada, saindo do laboratório em direção à clínica, à vida dos pacientes e a uma nova era da pesquisa. Embora a imunologia básica tenha continuado, houve uma nova e empolgante ênfase na aplicação das décadas de conhecimento acumulado a coisas mais práticas, como a interação do sistema imunológico com o sono, o estresse, a alergia, o câncer ou a nutrição, e sintomas mal compreendidos, que eram, na verdade, autoimunidade. Várias especialidades médicas — coração, pulmão, músculos, ossos e assim por diante — começaram a pôr em ação as ferramentas e o conhecimento da década de 1970. Nesse aspecto, o que se seguiu foi uma expansão da imunologia.

Essa expansão foi gerada pela doença mais assustadora que a medicina moderna já vira.

Parte III

BOB

21

Máquina de sexo

Bob Hoff pensou que havia contraído hepatite na noite de Halloween de 1977. Fazia parte do seu estilo de vida, pensou. Ele tivera verrugas genitais, sífilis e várias outras doenças sexualmente transmissíveis.

Como um jovem de Iowa que vivia no armário, Bob entendia o sexo não apenas como um prazer, mas como uma expressão de si mesmo. "Eu era extremamente promíscuo", disse Bob sobre esse período de sua vida. "Visitei todas as saunas dos Estados Unidos."

Havia a Library em Minneapolis, a Man's Country em Chicago, a Ballpark em Kansas City, a Arena em Denver e outras em St. Louis e San Diego. Os anos 70 foram como uma festa de debutante para a comunidade gay, um despertar para muitos homens. Como Bob resumiu: "Eu não era o único lá fora". Eles permaneceram no armário e viveram amedrontados por tempo demais, e, naquele momento, liberaram-se pra valer.

Bob, um experiente advogado do governo, estava viajando pelo país e começou a fazer sexo sem proteção. Além disso, sua esposa, comissária de bordo, viajava com frequência, dando-lhe ampla oportunidade de se divertir em casa também. Num dia de 1978, Bob estava malhando em sua academia em Crystal City, Virgínia, onde residiam muitos membros da comunidade política de Washington, D.C., e conheceu um cara chamado Ron Resio. Ron tinha um doutorado triplo e trabalhava em uma base da Marinha na Virgínia, ajudando a modernizar o caça F-4 Phantom. Não no aspecto estrutural, mas no design, a parte da genialidade.

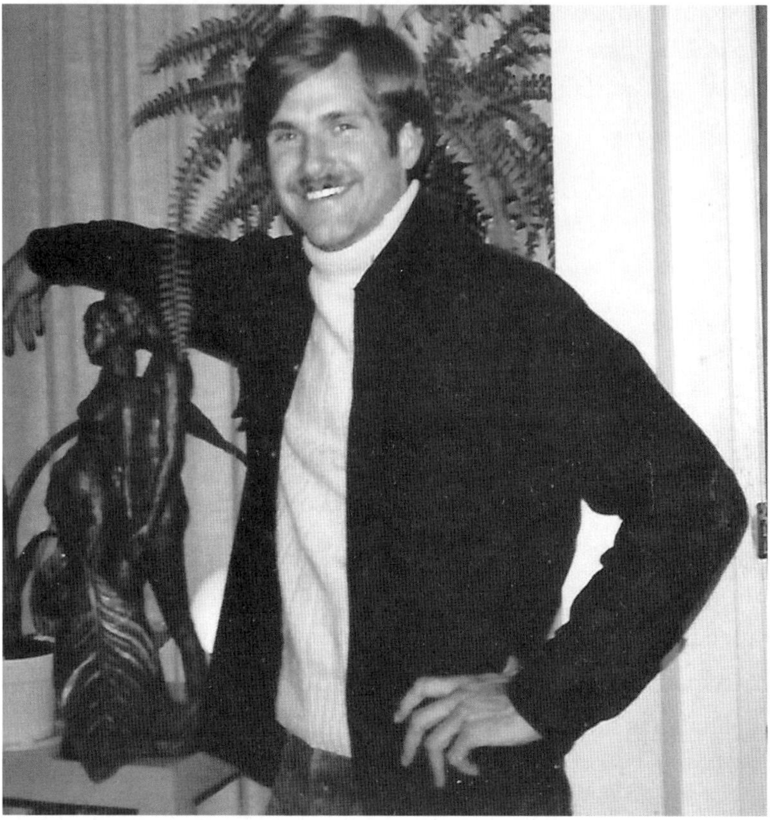

Robert Hoff, 1973. (Cortesia de Robert Hoff)

"Ele se parecia com Conan, o Bárbaro", lembrou Bob. Cabelos compridos e grandes músculos. Os dois ficaram amigos e, um dia, enquanto sua esposa estava fora, Bob o recebeu em sua casa e acabaram transando.

Ron, no fim das contas, não era só mais uma amizade colorida.

O que aconteceu a seguir foi um dos testes mais excruciantes que o sistema imunológico humano já enfrentou. É também uma história de como uma busca pela cura se baseou nas enormes descobertas que a ciência havia feito nos cinquenta anos anteriores. O esforço desesperado para deter a AIDS também acabaria por se beneficiar do sofisticado sistema imunológico de Robert Hoff.

22

GRID

Em agosto de 1980, no Denver General Hospital, o estudante de medicina Mark Brunvand foi designado ao nono andar, o de terapia intensiva, como parte do rodízio habitual de um aluno do terceiro ano. Ele seria, anos mais tarde, o oncologista de Jason. Nesse momento, porém, ainda cursando a faculdade de medicina, o dr. Brunvand elaborava a filosofia que iria guiá-lo por toda a carreira. Sua visão de mundo, como a de outros médicos e pesquisadores da época, estava sendo formada por uma estranha nova doença e pela devastação provocada por ela.

Naquele dia de agosto, o dr. Brunvand entrou no quarto de um paciente que havia chegado com uma doença não identificada. O homem estava deitado na cama, respirando com a ajuda de aparelhos, incapaz de falar. O dr. Brunvand notou que ele tentava se comunicar por meio de um olhar triste e aterrorizado.

Outro estudante de medicina disse ao dr. Brunvand: "Cara legal. Não sabemos o que está acontecendo. Provavelmente ele vai morrer. Parece pneumonia, e ele é gay".

De certa forma, isso fazia parte do treinamento médico; os alunos estagiavam nos laboratórios e tomavam conta dos pacientes terminais. Os laboratórios, neste caso, não faziam sentido.

"Todo mundo estava perplexo. Os exames não indicavam nada", refletiu o dr. Brunvand. Depois, pareceu ser um parasita. "Mas não tivemos nenhuma confirmação."

Eles procuravam uma justificativa. O que era incomum sobre aquele cara? Nada explicava aquilo. "Não sabíamos se ele tinha fumado crack, sido exposto a um gás tóxico ou a outros caras da vizinhança."

O dr. Brunvand se lembra de olhar para o homem e se sentir completamente desamparado.

Era o tipo de história que se desenrolava por todo o país.

5 de junho de 1981. O CDC publicou estudos de caso de cinco pacientes em Los Angeles. Eles foram tratados contra pneumonia por *Pneumocystis carinii*. Dois haviam morrido. Todos tinham recebido o rótulo de "homossexual ativo". Um laboratório da Universidade da Califórnia relatou os casos. Era um lugar novo, aquele laboratório; fora criado para combinar trabalho clínico e imunologia. Os pesquisadores da instituição descobriram que os pacientes apresentavam "uma contagem profundamente reduzida de linfócitos T". Ou células T.

Em 3 de julho, um segundo relatório do CDC foi publicado, contabilizando 26 casos em Los Angeles, Nova York e San Francisco.

Aqui vai um instantâneo do tipo de paciente que aparecia, desconcertando os médicos.

Ao lado de uma cama no Memorial Sloan Kettering Cancer Center, em Nova York, no mesmo mês de julho, um médico novato, o dr. Mike McCune, olhou para o corpo em frangalhos de um homem de 24 anos cujos sintomas não faziam sentido.

"Os pulmões dele pareciam concreto", disse o dr. McCune, analisando em retrospecto.

Ele havia sido transferido da escola de medicina da Universidade Cornell, onde não conseguiam descobrir a causa. Estava sobrevivendo graças ao que o médico chamou de "superultrarrespirador", um equipamento capaz de levar ar aos pulmões em falência. O paciente era afro-americano e tinha histórico de uso de drogas injetáveis.

Na medicina, o termo *diagnóstico diferencial* significa: qual é a causa mais provável entre uma lista de causas prováveis? "Câncer, câncer, câncer. O que mais poderia estar provocando aquilo? Uma infecção? Mas que tipo de infecção?", contou o dr. McCune. "Colocamos um tubo na garganta dele, coletamos material e o analisamos no microscópio. E o que vimos?"

"Nada de câncer. Nada de bactérias." Era um parasita chamado *Pneumocystis carinii*. Ao microscópio, sua aparência é de aglomerados arredondados. Os pulmões do paciente do dr. McCune estavam repletos dessa coisa.

A questão é que, normalmente, eles não são tão perigosos. "É provável que você os tenha crescendo em seu corpo neste exato momento", disse-me o dr. McCune. "Mas seu sistema imunológico os mantém sob controle."

O médico ficou paralisado. "Voltei para o laboratório e pensei: 'O que esse cara tem?'"

O homem aguentou por algumas semanas, e então morreu.

Estavam todos morrendo.

Menos Bob Hoff.

O telefone de Bob tocou em meados de 1982. Quem ligava era Michael Ward. Ele era um grande amigo de Bob e trabalhava como agente funerário no Fort Lincoln Cemetery. Tinha sido amante de Ron Resio, homem com quem Bob também tivera relações sexuais. Michael ligou com más notícias e um pedido. A notícia era que Ron havia dado entrada no Edifício 10 dos Institutos Nacionais de Saúde com uma doença incomum. O pedido era que a instituição queria colher sangue de Bob e de outros quatro homens com quem Ron tivera relações.

Naquele momento, existia um termo para um novo tipo de DST que aparecia na comunidade gay. A doença estava sendo chamada de imunodeficiência relacionada aos gays (GRID, na sigla em inglês). Bob Hoff leu sobre isso no *The Blade*, um jornal para e sobre a comunidade gay em Washington, D.C..

Os cinco homens se apresentaram no NIH. Foram recebidos por uma equipe que liderava um pequeno grupo de pesquisa de ponta criado pelo dr. Anthony Fauci. Entre os membros da equipe estavam dois talentosos médicos-cientistas, o dr. Cliff Lane e o dr. Henry Masur. O dr. Fauci estava perplexo, preocupado — e fascinado.

"Olhei para aquilo e falei: 'Ah, meu Deus, não tenho a menor ideia do que está provocando isso', mas, ao observar o sistema imunológico, encontramos uma bagunça completa. Era um desastre", disse o dr. Fauci.

Os cinco homens começaram a demonstrar que não conseguiam combater infecções básicas, os tipos de vírus e parasitas que o resto de nós derruba sem maiores esforços. O sistema de defesa humana deles havia sido violado.

"Puta merda, se existia uma doença que eu deveria estar estudando, era aquela. Tinha tudo para ser uma infecção, mas eu não sabia o que era", contou o dr. Fauci. "Um vírus está claramente atacando o sistema imunológico. É uma situação inacreditável . Nunca tínhamos visto aquilo antes. Não sabíamos com que diabo estávamos lidando.

"Parei tudo mais que estava fazendo."

O dr. Fauci tinha encontrado seu dragão. Ou seria, na verdade, um moinho de vento? Poderia ser combatido ou era tão esquivo que seria quase uma miragem?

Quando Bob Hoff e outros quatro homens se apresentaram para ver seu bom amigo Ron Resio, primeiro solicitaram a eles que tivessem uma amostra sanguínea colhida no auditório do Edifício 10. A coleta de Bob Hoff foi quase um desastre. O médico, em busca de uma veia, perfurou uma artéria.

"Espirrou sangue pelo doutor todo", lembrou Hoff. "Ele ficou aterrorizado."

O procedimento era uma espécie de tiro no escuro. O dr. Fauci e sua equipe não sabiam o que estavam procurando, talvez algo no sangue, qualquer coisa que pudesse dizer a eles com o que estavam lidando. No mínimo, disse o dr. Fauci, "queríamos armazenar o sangue deles para estudos futuros".

Após a coleta, os homens foram ver Ron na ala de tratamento intensivo. O outrora gigante de cabelos compridos parecia esquálido; estava coberto de lesões arroxeadas e com tubos saindo de todo o corpo. Além da doença misteriosa, o dr. Fauci estava muito interessado em Ron porque ele tinha um irmão gêmeo. Será que o irmão poderia lançar alguma luz sobre que diabo estava acontecendo no interior do sistema imunológico de Ron?

Naquele dia, os amigos e amantes de Ron olharam para ele, chocados. Tentaram não chorar, porque, como Bob explicou: "Aquilo teria jogado o foco sobre nós, quando, na verdade, era ele".

Depois que os homens saíram do quarto, deixaram fluir suas emoções. "E então fomos para a casa de Glenn e todos nós transamos", disse Bob.

Você leu certo. O grupo de homens, tendo visto o primeiro de seus amigos morrendo de alguma coisa terrível, foi para a casa de um deles e fez uma orgia.

Bob me contou isso da mesma forma que compartilho aqui. Perguntei o que provocou tal reação, e ele respondeu: "Bem, nós fizemos sexo seguro". Mas havia mais do que isso em sua resposta, e, para mim, foi outro momento instrutivo na conversa sobre como nos definimos em termos de "eu" e "os outros", assim como o sistema imunológico tenta fazer. Bob e seus amigos tinham uns aos outros, e o sexo para eles era uma característica definidora e um sinal de que não eram tão estranhos quanto se sentiram conforme cresciam.

Além disso, segundo Bob, muitos desses homens integravam a elite de Washington. Um dos que estavam na orgia naquele dia tinha sido chefe de campanha de um candidato à presidência. Vários outros desse círculo íntimo — mas que não estavam lá naquele dia — faziam parte do "alto escalão do Partido Republicano", contou Bob. Ele também tinha sido republicano por muitos anos. Eles eram atraídos por aquilo que os fazia se sentirem seguros e integrados: uns aos outros e sexo.

Foi assim que o dia chegou ao fim para Bob: em catarse. "Para mim, foi a última vez que vi muitos daqueles caras."

Em 24 de setembro de 1982, o CDC publicou um relatório dizendo que havia recebido 593 casos do que hoje é chamado de síndrome da imunodeficiência adquirida (AIDS). A condição que o dr. Brunvand tinha visto em Denver e que o dr. McCune havia observado em Nova York, enfim, recebeu um nome. Dos casos notificados, 41% dos pacientes morreram. Muitos deles tinham o parasita *Pneumocystis carinii*; outros apresentavam sarcoma de Kaposi ou outra doença oportunista que, em última análise, provou ter uma base viral. Eram vírus que se aproveitavam de um sistema imunológico inibido. Na maior parte de nós, essas infecções seriam controladas e não nos matariam.

Há uma frase reveladora no relatório: "O CDC define um caso de AIDS como uma doença, pelo menos, moderadamente preditiva, de um defeito na imunidade mediada por células, ocorrendo em uma pessoa sem que haja causa conhecida para que a resistência a essa enfermidade seja reduzida".

Repetindo: *ocorrendo em uma pessoa sem que haja causa conhecida para que a resistência a essa doença seja reduzida.*

Foram relatados menos de mil casos. Ainda assim, a comunidade médica tomou conhecimento. O sistema imunológico desses pacientes estava tão confuso que não conseguia conter vírus e outras patologias que, normalmente, não causavam problemas. E não apenas uma patologia, mas várias. Em outras palavras, alguma coisa nova estava arruinando nossas mais básicas e elegantes defesas.

Não é eufemismo dizer que alguns grandes pensadores viram naquilo um cenário apocalíptico. "Estávamos em pânico total. Era a peste", um imunologista me disse. "Pensamos que todo mundo ia morrer."

Neste momento, gostaria de fazer uma pausa para demonstrar o devido respeito por algumas outras pragas.

A pandemia de gripe de 1918 matou em torno de 50 milhões de pessoas em todo o mundo, segundo o CDC. Cerca de 700 mil só nos Estados Unidos. O órgão afirma que ainda não está totalmente claro o que fez essa gripe ser tão devastadora. Tem sido difícil estudá-la, em parte, porque até sua manipulação é mortal. Mas uma importante teoria diz que o que a

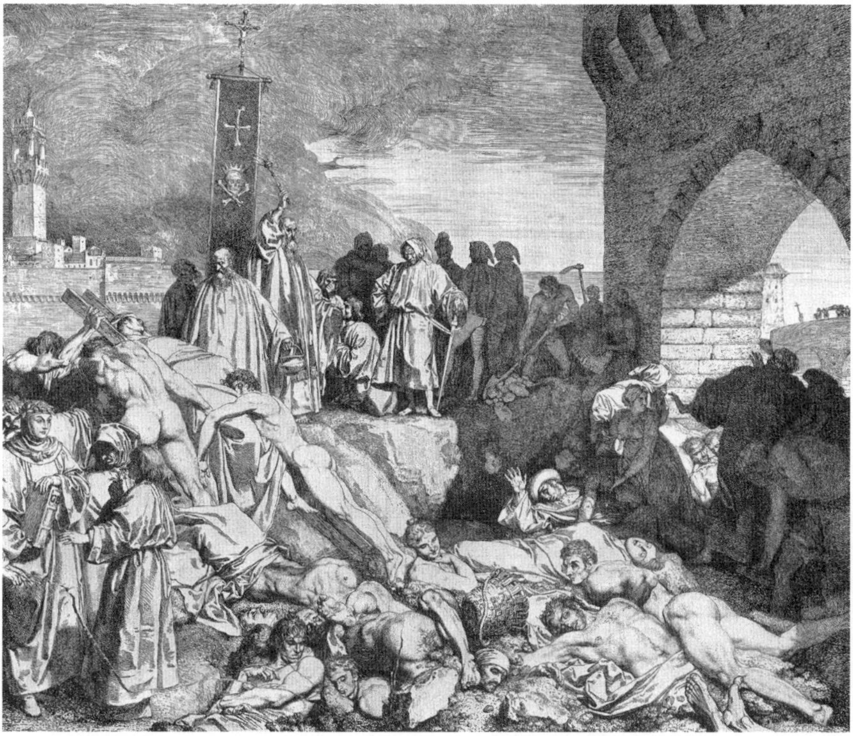

A Florença do século XIV nas garras da peste negra. (Coleção Wellcome)

tornou tão fatal foi o fato de o vírus da gripe em humanos — ao qual parte de nossa imunidade se adaptou — ter se associado a uma variante genética da gripe aviária. Isso significava que muitos seres humanos não tinham um anticorpo para combater essa doença, mesmo entre o enorme panteão de anticorpos com os quais todos nascemos. É isto que o CDC diz: "Especialistas em influenza acreditam que a pandemia foi causada por um subtipo de influenza para o qual havia pouca ou nenhuma imunidade preexistente na população humana. Há evidências de que alguma imunidade residual ao vírus de 1918, ou a um vírus semelhante, está presente em pelo menos uma parte da população humana".

Mas nem todo mundo morreu. Isso porque algumas pessoas conseguiram montar uma defesa. Elas tinham o anticorpo certo em algum lugar de suas infinitas engrenagens. Um viva para o valor da diversidade!

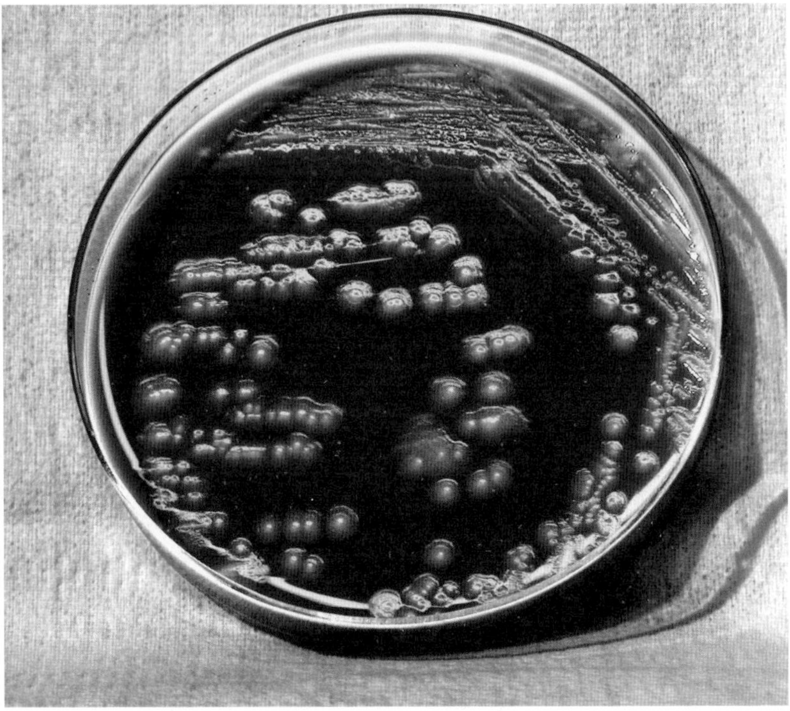

A peste bubônica no laboratório. (Pete Seidel)

Outra grande praga ancestral foi a peste, uma assassina de milhões de pessoas, incluindo, em determinado ponto, metade da população mundial no século XIV. A revista *Smithsonian* descreve três maneiras diferentes pelas quais a peste ataca: através da pele, atacando os gânglios linfáticos (bubônicos); pelo sangue; pelos pulmões. A natureza fatal da praga se explica por várias mutações na bactéria, o que a tornou ilusória ao sistema imunológico e de fácil transmissão. Nosso sistema imunológico, no caso da versão pulmonar (a peste negra), estava praticamente indefeso.

E uma palavra rápida, mas importante, sobre a gripe aviária que apavorou os especialistas em doenças infecciosas em 1997. Um menino de três anos morreu em Hong Kong e outras 17 pessoas morreram, todos liquidados por um terrível vírus encontrado em aves. Essa hipótese era uma heresia completa quando o dr. Keiji Fukuda, especialista em gripe do CDC, desembarcou em Hong Kong para fazer uma perícia. Contudo, ela provou-se verdadeira — e todas as aves vivas nos mercados locais foram abatidas para evitar mais contaminação.

Há um aspecto fundamental na gripe aviária que é comum a outros vírus fatais. As pessoas que morreram não foram derrotadas pela gripe em si, mas pela resposta do sistema imunológico a ela. Ele se sobrecarregou para conter o que enxergava como um inimigo extraordinário. A reação foi uma inflamação descomunal.

"Foi uma tempestade de citocinas", disse o dr. Fukuda. "As pessoas estavam morrendo devido a uma resposta avassaladora."

No início dos anos 80, já havíamos visto gripe antes. GRID, AIDS ou que diabo fosse o nome daquilo era algo novo. Se você enxerga o copo meio cheio, havia uma notícia boa. Essa potencial pandemia aconteceu num momento em que a ciência já tinha dado os primeiros passos para a aprender a lidar com o sistema imunológico.

Uma enorme engrenagem foi posta em movimento, e mudaria tudo sobre o tratamento do câncer. Tudo isso por causa da AIDS.

"A AIDS foi o Onze de Setembro da imunologia", disse-me um especialista em biologia do desenvolvimento. "De uma hora para outra entramos em pânico, e todos começaram a injetar dinheiro na imunologia."

23

O telefonema

Ron Resio, outrora um homem musculoso e com vários doutorados, morreu de AIDS em 1984. Bob Hoff, seu amigo e amante por uma noite, compareceu ao velório, uma cerimônia com honras da Marinha porque Ron tinha servido a seu país. Foi a primeira vez que Bob esteve presente no funeral de alguém que havia morrido de AIDS. Mais tarde, chegaria o ponto em que ele não conseguia ir a mais nenhum; até lá, compareceu a dezenas.

Na região de Washington, D.C., "cinco ou seis caras estavam morrendo por semana", lembrou Bob. "As pessoas desapareciam diariamente. Foi um massacre."

Em 1984, 3.454 pessoas morreram em decorrência da doença. E iria piorar. Esse número seria mais de quatro vezes maior em 1988, até que a enfermidade explodiu em escala global.

Bob afirmou ser comum que os gays americanos morressem e que seus pais, negando a sexualidade dos filhos e rejeitando o parceiro sobrevivente, não o convidassem para o velório ou esvaziassem a casa e não devolvessem os pertences dele. Os pais tinham decidido que eram o "eu" enquanto o amante sobrevivente era o "outro", um estranho no ninho, e que o filho deles também havia sido um estranho, marginalizado mesmo depois da morte.

Foi exatamente assim que membros da proeminente comunidade gay em Washington, D.C. se sentiram tratados pelo presidente Ronald Reagan de uma hora para outra. Bob conhecia todos do alto-escalão, que, por sua vez, conheciam Reagan e Nancy, a primeira-dama, e eles sabiam que o presidente gostava deles; alguns especulavam que seu filho era gay. "Não

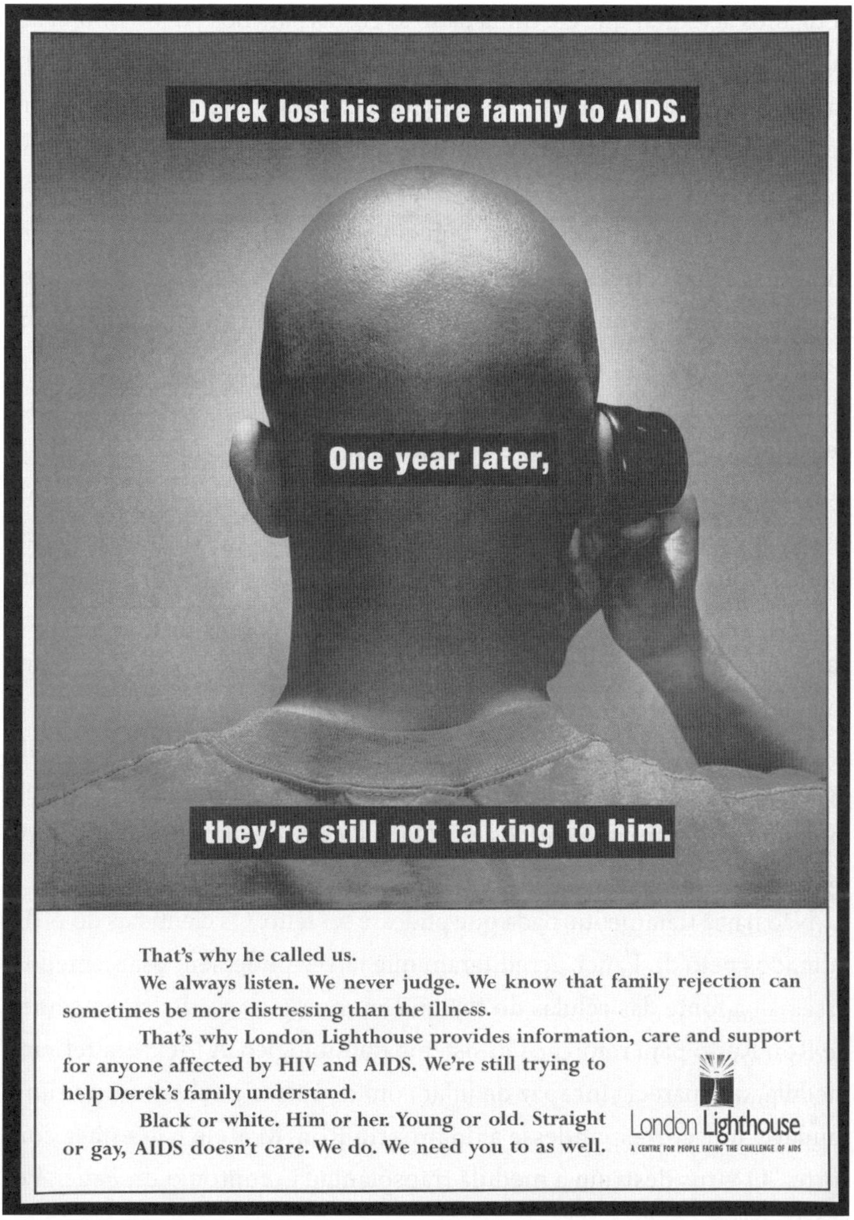

A AIDS matava, e a sociedade passou a encarar os gays como forasteiros, alienígenas. (Coleção Wellcome)

podíamos acreditar que ele tinha dado as costas para nós", disse Bob. A administração Reagan foi amplamente criticada por sua resposta lenta à crise da AIDS. Isso transformou Bob, um republicano de longa data de Iowa, em democrata. Os gays estavam doentes, e outras pessoas os tratavam como se fossem tóxicos.

A comunidade, então, se uniu. Bob, advogado de profissão, tinha registro para atuar como corretor de imóveis. Ele tentou convencer os gays a adquirir propriedades antes que adoecessem, "porque o dinheiro fala". Queria que eles tivessem algum poder, uma voz. Bob e seu amante na época possuíam uma casa em Fire Island, uma meca gay no entorno de Nova York, palco de jantares festivos semanais e, às vezes, um refúgio. Certo dia, um amigo que estava na Força Aérea foi expulso por causa de sua sexualidade e de sua doença, a AIDS, e apareceu na casa de Bob em Fire Island. Naquela mesma noite, Bob estava no andar de cima quando ouviu um baque, mas não deu muita atenção ao barulho na hora. O aviador, angustiado demais para suportar aquilo, sofreu uma overdose de cocaína na veia. "Ele cometeu suicídio na minha sala de estar."

Um dia, em 1984, ele se lembrou de ter visto um cara, chamado Bill, que tempos antes tinha sido "o homem mais bonito que já vi". Naquele momento, Bill pesava 43 quilos e era uma ferida roxa ambulante. A morte estava em toda parte, e era inevitável.

Não havia tratamento, nada que pudesse ser feito. Os cientistas do NIH, liderados pelo dr. Fauci, acreditaram que talvez pudessem usar a medula óssea — a fonte das células do sistema imunológico — do irmão gêmeo de Ron Resio para reforçar seu sistema imunológico. A ideia era retirar a medula, que parecia incapaz de lidar com o vírus, e a substituir por uma saudável que correspondesse à do próprio Ron. Mas ele não estava com sorte. "O vírus destruiu a medula transplantada", contou o dr. Fauci. Foi morte certa.

No final de maio de 1984, Bob fez um exame de rotina. Seu médico viu evidências de um batimento cardíaco irregular e requisitou mais exames. Alarme falso. Ele recebeu a notícia por telefone em seu escritório do governo, no dia 8 de junho.

"Bob, tenho uma notícia boa e uma ruim. A boa é que o seu exame cardíaco tinha sido mal interpretado. A ruim é que você é soropositivo."

Simples assim.

"Não foi uma surpresa", disse Bob com naturalidade ao recordar o momento. "Eu estava tão exposto quanto qualquer um. Percebi que não ia me livrar. Tinha um ano ou dois de vida. Era uma sentença de morte, e não havia nada que eu pudesse fazer.

"Percebi que eu era como qualquer um."

Com certeza, não.

24

CD4 e CD8

No nível mais elevado, existem duas maneiras de entender e impedir a propagação de um patógeno como um vírus da gripe ou o HIV. Um caminho é examinar a química, a biologia e a resposta do sistema imunológico — os anticorpos, a ciência em si. A outra é investigar as circunstâncias que envolvem uma doença ou um surto, a epidemiologia. Quais comportamentos e fatores mais amplos parecem estar associados à enfermidade? Ela ocorre em áreas mais pobres, com água não tratada, onde são consumidos determinados alimentos ou onde a qualidade do ar mudou?

Está associada ao sexo?

Nos primeiros meses do surto de AIDS, em 1981, a epidemiologia anunciou: "Identificamos que acontece entre grupos de homens que têm contato sexual muito, muito ativo e, logo depois, descobrimos que estava ocorrendo entre usuários de drogas injetáveis", nas palavras do dr. Fauci.

Ainda que limitada, essa informação tinha grande valor para os imunologistas. Significava que eles, provavelmente, lidavam com um vírus. Por duas razões: era transmissível como um e, mais importante, era diferente de uma bactéria ou de um parasita — em parte, porque estes podem ser vistos no tecido. Lembre-se de que um vírus se esconde nas células, o que dificulta bastante a detecção, mesmo com exames sofisticados. O vírus escapa das células à medida que é transmitido de uma para outra, mas, se você não sabe do que está atrás, "é como procurar uma agulha no palheiro", afirmou o dr. Fauci.

Então, no final de 1984, houve uma reunião memorável no CDC em Atlanta, na qual estiveram presentes algumas das mentes mais brilhantes da medicina. Um participante, Jack Dunne, descreveu o clima: "Todo mundo se perguntava: que porra é essa? Ninguém conseguia descobrir. Havia aquela ansiedade que antecede um momento de terror".

Diante da sala de conferências lotada, com talvez mil pessoas presentes, uma mulher se levantou e ofereceu uma tese epidemiológica ensandecida. Ela apresentou um gráfico com dois eixos. No *y* estava a gravidade da doença, e no *x*, "o número de eventos de *fisting* [*fist fucking* anal] por semana".

Insinuava-se que havia algo envolvendo a fissura do tecido.

"Minha hipótese era que as pessoas mais doentes usavam nitrato de amila", disse Dunne. O nitrato de amila, conhecido coloquialmente como *poppers*, relaxa músculos como os da cavidade anal, nesse caso, para facilitar o sexo. Bob Hoff e sua coorte usavam *poppers* o tempo inteiro.

"Todo mundo estava tentando descobrir o mecanismo de ação."

Enquanto isso, existia, é claro, mais um dado importante: todo mundo estava morrendo. "Costumo me referir àquele tempo como a era das trevas. Foi terrível, horrível. Era um processo inexorável", disse o dr. Fauci.

Como isso se infiltrava no corpo e confundia o sistema imunológico?

No âmbito da ciência pura, uma pista havia aparecido com os primeiros pacientes.

A década de 1970, aquela explosão de aprendizados sobre o sistema imunológico, produziu pistas importantes sobre a profundidade e sutileza desse sistema. Uma delas é que a própria célula T é muito mais complexa e multifacetada do que se havia entendido até então. De fato, ficou claro, naqueles anos, que existiam tipos fundamentalmente diferentes de células T, soldados centrais das imunológicas e generais.

"Até esse ponto, uma T parecia igual a outra T ao microscópio", observou o dr. Fauci.

As duas principais versões de célula T descobertas eram classificadas quanto ao grau de agressividade como CD4 e CD8. As T CD4 são chamadas de auxiliares, e induzem a ação de outras células do sistema imunológico;

as CD8 são as assassinas. Elas fazem o trabalho sujo. Ou, se você preferir, as células CD4 são os generais e as células CD8 são os soldados.

Os primeiros testes sugeriram aos pesquisadores que os homens infectados com essa síndrome tiveram contagens de CD4 muito menores. Dado que relativamente pouco se sabia sobre o sistema imunológico, era uma sorte perceber que algo conhecido estava implicado.

"Era curioso que as células CD4 deles estivessem baixas, e alguns até apresentassem aumento de CD8", destacou o dr. Fauci.

Parecia em parte como se o sistema imunológico dos doentes tivesse poucos generais restantes.

Houve outro golpe de sorte. Tinha relação com uma descoberta feita alguns anos antes que, aparentemente, não estava relacionada com a AIDS ou as células T. Dizia respeito ao câncer.

Em 1965, um médico e cientista de vanguarda chamado Robert Gallo chegou ao NIH e começou a tratar crianças com leucemia aguda. "Na maioria das vezes, sem sucesso", escreveu ele em um periódico. Era duro lidar com casos terminais — "uma experiência intensa que me fez tomar a firme decisão de me envolver totalmente em pesquisas de laboratório e não retornar à medicina clínica".

No decorrer de seus estudos sobre a leucemia, o dr. Gallo começou a observar retrovírus em animais. Esses vírus eram conhecidos por provocar leucemia em alguns deles. Era por isso que o médico os estava estudando. Não se sabia se existia algo como um retrovírus humano. O dr. Gallo escreveu que procurar por um era "um objetivo impopular neste momento, considerando as décadas de tentativas e fracassos". O esforço para combater o câncer já havia enveredado por ali antes; além disso, havia "pouca evidência" sobre a leucemia em primatas.

Por último, em geral, era fácil identificar retrovírus em animais. Então, se houvesse um em humanos, não deveria ser mais óbvio?

Mas o que é um retrovírus? Um maldito cretino, tipicamente mais astuto que nossa cota habitual de vírus.

Compreender o retrovírus requer uma pequena explicação sobre genética básica. O DNA é o plano mestre em termos biológicos. Determina o padrão e as características de um organismo. O RNA ajuda a executar o plano. Penso no DNA como o projeto arquitetônico, enquanto o RNA é o empreiteiro geral, que coloca o plano em ação e instrui muitos "subempreiteiros", como células e proteínas.

Um retrovírus acrescenta uma nova e inesperada reviravolta.

Em um retrovírus, o RNA se torna viral; ele contrai um vírus. O RNA viral é equipado com uma enzima especial que inicia um processo chamado transcriptase reversa, que o transforma em DNA. Em outras palavras, o vírus faz o processo correr na direção inversa do processo genético típico pelo qual o DNA instrui o RNA. Nesse ponto, o RNA tornou-se DNA, e este se integra ao núcleo da célula e ao próprio DNA de um organismo. Dessa forma, o vírus essencialmente cooptou o organismo para fazer cópias de si mesmo — cópias difíceis de detectar. Ele escapa da célula como RNA viral, infecta outra célula e o ciclo continua.

Isso, de modo geral, já era compreendido quando o dr. Gallo entrou em cena. Ele foi o primeiro a descobrir um retrovírus em seres humanos, que foi chamado de vírus linfotrópico da célula T humana tipo 1. HTLV, na sigla em inglês. É um retrovírus que infecta as células T. Temos agora uma compreensão muito melhor dele do que tínhamos naquele momento. Sabemos que o vírus está presente em uma porção mensurável da população, de até 1% em algumas regiões do mundo, segundo o National Centre for Human Retrovirology, de Londres. A organização observa que a maioria das pessoas porta o vírus durante anos e não sofre de nenhuma doença por causa dele. De alguma forma, o sistema imunológico o mantém relativamente sob controle; apenas uma pessoa a cada vinte desenvolve alguma patologia.

Uma dessas doenças é a leucemia em adultos. Era isso que o dr. Gallo estava procurando, e encontrou, uma relação com o câncer. Ele também descobriu um marcador importante do retrovírus que explica, em parte, por que estou contando esta história. Os doentes apresentavam baixa contagem de CD4.

Os mais antigos pesquisadores dessa praga mortal, que até então nem sequer era chamada de AIDS, obtiveram uma primeira pista. Ela apresentava uma característica comum a um retrovírus humano recém-descoberto. "As pessoas argumentaram: ela ataca as células T CD4 positivas. Algo as está matando. Talvez seja outra forma de retrovírus", disse o dr. Fauci.

O HIV é o vírus causador da AIDS. A história da descoberta dessa conexão básica foi contada diversas vezes e muito bem, de modo que não vou repeti-la aqui com um padrão inferior. Resumindo da melhor maneira, a revelação se deu por meio do trabalho fundamental do dr. Gallo, de Luc Montagnier e de Françoise Barré-Sinoussi, na França, e de muitas outras pessoas menos célebres que deram importantes contribuições. (Houve uma disputa sobre quem exatamente merecia o crédito e sobre a possibilidade de o trabalho do dr. Gallo ter sido ignorado pelo comitê do Prêmio Nobel, mas essa é uma discussão para outro livro.)

O aspecto relevante aqui é que um conjunto de grandes cientistas fez essa descoberta, e que o trabalho deles se fundamentou na incrível importância da descoberta do HTLV pelo dr. Gallo — "a condição *sine qua non*", disse Fauci. "Sem isso, não teríamos chegado a lugar algum em relação ao HIV."

"O que veio depois foi muito rápido."

Foi concebido um teste para rastrear a doença. Você pode achar que esse teria sido um desenvolvimento positivo, mas de início, pelo menos, as notícias não eram apenas ruins, mas aterrorizantes. Durante anos, disse o dr. Fauci, os homens que iam à clínica para tratamento estavam nos estágios finais da vida, mas o número era relativamente pequeno, sugerindo que o HIV estava de algum modo contido. No entanto, quando cientistas e médicos começaram a administrar o teste a pessoas que pareciam saudáveis, descobriram que a contaminação havia se disseminado.

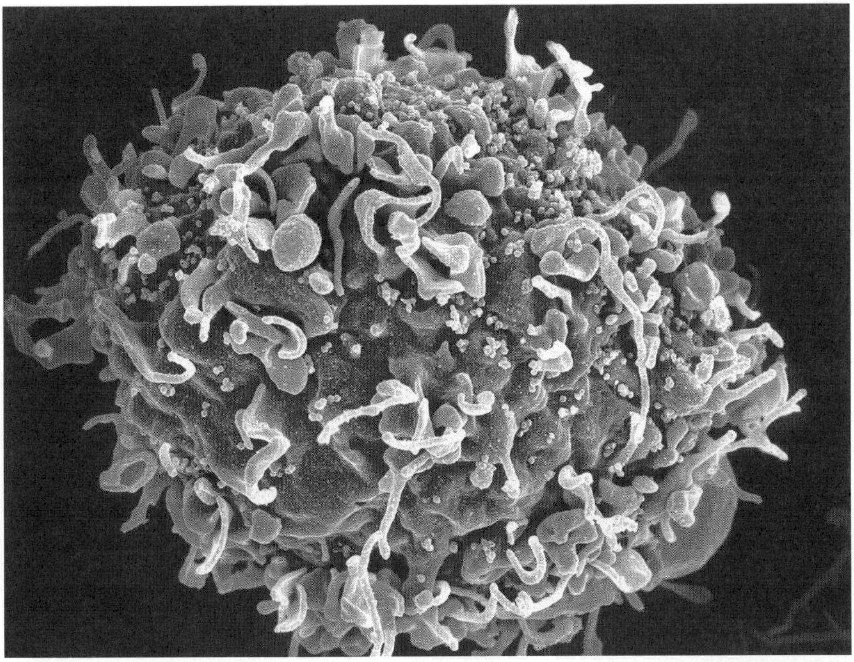

HIV infectando uma célula imunológica humana. (NIH)

"Para nossa surpresa e horror, descobrimos que os doentes eram apenas a ponta do *iceberg*. Milhares e milhares e milhares de homens homossexuais que não estavam doentes apresentaram resultado positivo para o anticorpo", recordou o dr. Fauci.

Houve 16.908 mortes relacionadas à AIDS em 1987, de acordo com o *The New York Times*, 20.786 em 1988, 27.409 em 1989 e 31.120 em 1990.

Para a sociedade, os portadores de HIV e AIDS eram descartáveis.

Mas havia pelo menos uma extraordinária exceção. Tinha a ver com algo mágico.

25

Mágica

Em 7 de novembro de 1991, Stephen Migueles, um estudante de medicina da Universidade de Miami, passava roupa e enquanto assistia ao noticiário quando um dos maiores atletas do mundo, Earvin "Magic" Johnson Jr., apareceu na TV para fazer um anúncio especial. O jogador de basquete usava um terno escuro, uma camisa branca e uma gravata cinza com detalhes vermelhos.

"Por ter contraído o vírus HIV, terei que me aposentar dos Lakers."

O futuro dr. Migueles não tirou os olhos da TV, como muitos outros, mas talvez seu interesse fosse mais profundo. Ele trabalhava na ala dos pacientes com AIDS tentando deter um dos vírus mais letais de todos os tempos, mas com o equivalente a um esparadrapo.

Havia um incentivo adicional para o dr. Migueles. Ele estava saindo do armário. Uma tarefa nada fácil para alguém que cresceu em uma família de origem hispânica, profundamente católica.

"Eu sabia o que eu era, mas não tinha despertado para meu eu completo, por assim dizer", contou-me. Quando o dr. Migueles se assumira para a família, as coisas não correram bem. Na época, seus pais ficaram arrasados.

Então ele começou a ver os homens na enfermaria morrerem. "Eu estava tentando ser fiel a mim mesmo, mas vi pessoas ao meu redor que haviam saído do armário e estavam orgulhosas de quem eram, e que morreram por causa disso. Foi uma encruzilhada assustadora."

A revelação de Magic Johnson era importante para o dr. Migueles. "Ele contava com popularidade", observou, mas não era tudo. "Entre as pessoas que você descobria que tinham AIDS, a maioria era celebridade e parecia agonizante. Magic estava um pouco diferente, aparentemente robusto. Ele parecia estar indo muito bem."

Ele era sortudo, é claro. Apenas alguns dias após o comunicado de Magic, Freddie Mercury, vocalista do Queen, anunciou que tinha AIDS. Morreu em 24 de novembro de 1991.

Quatro anos após a revelação de Magic, a Food and Drug Administration (FDA), agência de fármacos e alimentos dos Estados Unidos, aprovou uma droga chamada saquinavir. Foi o primeiro inibidor da protease.

A protease é a enzima do HIV que ajuda o vírus a amadurecer quando deixa o núcleo da célula por ele infectada. Se ela for inibida, o vírus não amadurece. Ele não se espalha. O sistema imunológico permanece intacto. O paciente não morre.

"Essa é uma das notícias mais promissoras em anos para pessoas que vivem com AIDS", disse Donna Shalala, então secretária de Saúde e Serviços Humanos, um cargo no gabinete do governo federal.

O inibidor fazia parte de uma ampla estratégia que estava surgindo com o objetivo de derrotar o HIV ao atingi-lo em vários pontos do seu "ciclo de vida". Por exemplo, o primeiro medicamento de destaque foi a azidotimidina, ou AZT, aprovada em 1987. O fármaco interfere na enzima que faz com que o retrovírus se transforme de RNA em DNA.

Sozinho, o AZT teve certa eficácia, mas alguns efeitos colaterais. Também podia levar a uma redução nos neutrófilos, as células críticas do sistema imunológico. Podia causar anemia, que é a diminuição dos glóbulos vermelhos que transportam oxigênio.

Juntos, o AZT e um inibidor da protease levaram a um aumento considerável na contagem de células CD4. (Se você quiser se aprofundar, os valores das células CD4 aumentaram em 30 ou 40 células por mililitro de sangue, um volume significativo quando a quantidade em uma pessoa saudável é de 800 células por mililitro de sangue. No melhor dos casos, a contagem de CD4 nem mesmo caiu.)

Foi um momento decisivo na luta contra o HIV.

Em 1997, a taxa de mortalidade relacionada à AIDS recuou 47%. Ela deixou a lista das dez principais causas de morte nos Estados Unidos, caindo do 8º para o 14º lugar.

Mas não era a resposta para o que estava acontecendo com o HIV. Em vez disso, a droga era como um antibiótico ou uma vacina de alguma forma eficaz. Não explicava por que algumas pessoas pareciam capazes de lutar por si próprias. Essa doença mortífera deixou algumas pessoas intactas.

Uma pista essencial veio do Paciente 1.

Este homem era hemofílico, o que significa que o sangue dele não coagulava. Má notícia, é claro — quando você não consegue coagular, o sangramento se prolonga, às vezes indefinidamente, e você pode morrer se ficar sem tratamento. Para combater essa condição genética rara, ele recebia infusões regulares da proteína que ajuda o sangue a coagular. Uma de suas infusões estava contaminada pelo HIV, muito antes que a ciência pudesse submetê-la a testes.

"Paciente 1", disse o dr. Mark Connors, um nativo da Filadélfia que foi trabalhar no NIH depois da faculdade de medicina e do treinamento em pediatria, e que se apaixonou por pesquisa básica. Um colega do NIH foi até ele em 1994 e disse: "Dr. Connors, temos um paciente extremamente inusitado".

O hemofílico tinha vinte e poucos anos e era portador do HIV, mas sem carga viral, termo que indica quanto do vírus circula dentro de uma pessoa. Com o HIV, a carga viral costumava tomar um rumo fascinante. No início, aumentaria até que houvesse 1 milhão de cópias do vírus em cada mililitro de plasma. (Em um paciente estudado, a carga subiu para 5 milhões de cópias.) Um volume enorme. Então, a carga viral normalmente sofreria uma queda vertiginosa durante a fase crônica da doença e, em seguida, tornaria a aumentar à medida que a morte se aproximava.

O hemofílico tinha pouca carga viral. O cara não estava doente.

Olhando com o devido distanciamento, isso podia parecer interessante por si só, mas o dr. Connors e os demais não tinham tanta certeza. Poderia haver diversos fatores, incluindo a simples possibilidade de o homem ter contraído uma versão mais fraca do vírus.

O médico foi encarregado de investigar o quadro.

Que entrem os camundongos.

Os pesquisadores do NIH fizeram um truque engenhoso, injetando células do hemofílico em um camundongo com deficiência imunológica. Antes, removeram o sistema imunológico do camundongo. Isso porque, como você sabe agora, se houvesse um sistema imunológico no roedor, ele teria rejeitado as células humanas como estranhas. Naquele momento, então, os pesquisadores tinham um animal infectado com versões replicantes das células do Paciente 1 — todos os tipos delas, glóbulos brancos, glóbulos vermelhos e outras.

O camundongo não as rejeitou, criando uma espécie de laboratório vivo. E eis que ele não contraiu HIV. Mais uma vez, parecia ser algo relevante, mas fez surgir a possibilidade de que a versão do HIV contraída pelo hemofílico fosse fraca, e, não necessariamente, que as células dele estivessem combatendo a doença. A propósito, como você deve ter deduzido, o camundongo teve uma morte horrível, porque as células humanas reagiram contra suas células, a chamada doença do enxerto contra o hospedeiro.

Depois veio o experimento definitivo. Os pesquisadores deram aos bichos as células do hemofílico, mas dessa vez tentaram algumas alterações nas células T. O processo consistia em dar ao camundongo um anticorpo — aquela proteína altamente específica envolvida em detecção e defesa — que reconheceria e atacaria as células T CD8 do hemofílico. Em outras palavras, o camundongo não rejeitaria todas as células estranhas, apenas uma pequena parte, a seção da célula T que agia como um general.

Dessa vez, ele contraiu HIV. Em grande parte, esse resultado acertava em cheio. Era, ou melhor, é, um mecanismo ditado pelo CD8. Bingo.

Estudos subsequentes em macacos reafirmaram a descoberta. Mostraram que o sistema imunológico dos primatas, quando artificialmente exauridos de células CD8, perdiam o controle do vírus.

Bob Hoff, e um monte de gente como ele, ajudou a conectar todas as evidências.

26

O primeiro contato

Em março de 1998, o dr. Migueles, o jovem pesquisador de AIDS da Universidade de Miami, concluiu sua residência médica e deu início a uma rodada de entrevistas que definiriam para onde iria em seguida. Ele sabia que queria continuar trabalhando com o HIV. Surgiram muitas oportunidades. Mas um único possível milagre estava à sua espera. O dr. Migueles o encontrou — onde mais? — no décimo primeiro andar do Edifício 10 do NIH. Tanta pesquisa de peso fora feita ali, pelo dr. Fauci, pelo dr. Dinarello e por outros, não apenas sobre o HIV, mas sobre a ciência básica do sistema imunológico e sua conexão com uma miríade de doenças.

O dr. Migueles, então, candidatou-se a uma bolsa de pesquisa e foi à entrevista. Naquele dia de março, ele se encontrou com o dr. Connors em um pequeno escritório que, por coincidência, fora herdado do dr. Fauci. Durante a entrevista, o dr. Connors disse ao aspirante à bolsa que ele e sua equipe tinham começado a monitorar um pequeno grupo de pacientes com HIV que aparentemente não ficavam doentes.

A entrevista tomou um rumo empolgante. "Isso é inacreditável. A resposta tem que estar aí", disse o dr. Migueles.

"Sim, com certeza. Isso não é incrível?"

O jovem pesquisador contou ao dr. Connors sobre uma paciente que tratara em Georgetown cujos sintomas não faziam sentido. "Ela dá entrada, permanece incrivelmente doente por seis dias. Então, melhora. Fiquei me perguntando: será que estava louco?"

O dr. Migueles suspeitou que a mulher pertencesse a algum grupo intrigante, se não revelador, de pacientes com HIV que desafiavam tudo o que se sabia sobre a doença. Mas ele não tinha um nome ou contexto para o que poderia ser. O dr. Connors havia reunido várias dessas pessoas e começou a examinar o sangue delas. Estavam apenas tendo um início tardio dos sintomas, ou alguma outra coisa estava acontecendo?

A bolsa foi oferecida ao dr. Migueles, e ele aceitou o posto. Queria trabalhar com o dr. Connors para encontrar a cura do HIV.

Naquela época, o chamado coquetel da AIDS estava provocando um impacto na taxa de mortalidade. Era uma notícia relativamente boa, em particular nos Estados Unidos, onde, como mencionei, a doença havia saído da lista das dez principais causas de morte.

Ainda assim, a cada minuto do ano de 1998, estima-se que onze homens, mulheres e crianças tenham contraído HIV. No total, 5,8 milhões de pessoas no mundo inteiro foram diagnosticadas com AIDS, elevando o número daquelas que viviam com a doença para 33,4 milhões, de acordo com a UNAIDS, organismo das Nações Unidas que atua em cooperação com a Organização Mundial de Saúde. As mortes em decorrência da AIDS em todo o mundo em 1998 chegaram a 2,5 milhões, um número maior que em qualquer outro ano, e o total de mortos pela epidemia ficou pouco acima dos 14 milhões. A doença ainda estava concentrada nos países desenvolvidos, mas foi se espalhando cada vez mais para os países emergentes — naquele ano, 70% das pessoas infectadas estavam na África subsaariana, segundo a UNAIDS.

"A epidemia não foi superada em lugar algum", dizia o relatório. "Quase todos os países do planeta têm registrado novas infecções em 1998, e a epidemia está fora de controle em muitos lugares."

E, mesmo onde a ciência e a medicina fizeram grandes progressos por meio do coquetel, houve efeitos colaterais poderosos. Os medicamentos aumentaram a vulnerabilidade dos pacientes ao diabetes, por exemplo. Talvez isso não surpreendesse, dado o delicado equilíbrio do sistema imunológico; fortalecê-lo para combater o HIV significava provocar ecos que, nesse caso, pareciam fazer o corpo atacar a si mesmo e à própria capacidade de processar açúcares. Sim, ele superou a morte, mas não havia nenhuma graça em desenvolver uma "corcova de búfalo", apelido atribuído a uma enfermidade ligada ao coquetel, que fazia com que os depósitos de gordura se reorganizassem no corpo, notavelmente nos ombros.

Um homem HIV positivo, Brian Baker, começou a desenvolver uma corcova de búfalo. Ele fora diagnosticado em 1993, aos 30 anos. Era funcionário de uma loja de discos e DJ. Suas bochechas murcharam, as camadas de pele dos lábios se soltaram. O temperamento oscilava. Ele precisou interromper a medicação por um tempo. Estava vivo, pelo menos.

Pouco depois ele conheceria Bob Hoff, e um romance floresceria. Nesse meio-tempo, Bob se sentia acuado, vendo todos os seus amigos morrerem e esperando a sua vez.

"Eu achava que ia morrer a qualquer momento", recordou-se Bob. Essa foi sua rotina da metade até o final da década de 90: inspecionar seu corpo em busca de manchas arroxeadas e a boca à procura de fungos brancos. Ele não conseguia entender o que estava acontecendo, e sua confusão se misturou à crescente síndrome do sobrevivente. "Eu conhecia as pessoas e era inacreditável, todas elas morriam. Eu fazia novos amigos e todos os caras faleciam." Bob perdeu a vontade de sair. Comparou o que estava vivendo à maneira como os amigos de seu pai morreram na Segunda Guerra Mundial e, antes disso, ao modo como os amigos de sua mãe haviam morrido de gripe espanhola.

"Pandemias vêm e matam pessoas, guerras matam pessoas, e agora era minha vez de entrar na arena", disse ele.

Mas por que a demora?

Bob tinha uma teoria sobre por que ainda estava vivo. Talvez, pensou, tivesse a ver com uma dieta saudável e com sua rotina regular de limpeza do cólon. Ele achou que o sistema imunológico pudesse ter ficado tão distraído com esse processo que não pôde ser superado pelo HIV. Não fazia muito sentido, mas o que fazia ou poderia fazer?

A essa altura, seu sangue já fora coletado havia muito tempo pelo NIH; lembre-se que ele estivera lá anos antes com os amigos à beira da morte. Mas ainda não tinham agendado um estudo com ele. Bob era apenas uma das pessoas que a instituição supervisionava, dado que os pesquisadores ainda não sabiam se ele estava destinado a um dia ficar doente. Bob ia lá a cada seis meses e mais sangue era coletado. Continuava vivendo, assintomático.

Então recebeu uma ligação pedindo que fosse se encontrar com o dr. Migueles.

Quando o médico foi contratado pela primeira vez no NIH, participou de uma reunião com os outros pesquisadores. Todos tentavam descobrir o que esperavam aprender com pessoas como Bob Hoff. O dr. Migueles era o cara menos graduado na sala, e elaborou uma lista de todas as hipóteses que poderiam explicar o mecanismo molecular que fazia o sistema imunológico desses mortais ser uma maravilha. Era um trabalho do tipo agulha no palheiro.

Dada toda a complexidade do sistema imunológico, uma infinidade de possíveis caminhos poderia estar salvando aqueles homens. Será que eles haviam contraído uma versão mais branda da doença? Será que tinham um sistema imunológico treinado, previamente, por meio de um conjunto particular de outras doenças ou um modo peculiar de se ligar à doença ou de se comunicar com ela por outras partes do sistema imunológico?

O dr. Migueles fez uma longa lista de alternativas, e a equipe deu início ao trabalho para tentar eliminar as irrelevantes. Eles precisavam da vacina ou do medicamento que reforçaria o sistema imunológico, e enfrentavam uma batalha contra o relógio. Pessoas continuavam morrendo.

Quando conheceu Bob, o dr. Migueles atuava nessa lista de possibilidades. Era 10 de dezembro de 2007. Bob era importante para oferecer mais evidências.

"Você tem um sistema imunológico que está lutando o tempo todo", disse o dr. Migueles. Bob era um "não progressor de longo prazo", como se diz no jargão da área. Tinha tudo para ser uma ótima notícia, pelo menos, para ele, mas Bob se sentia desconfortável. "Não existe alegria em ser um sobrevivente."

E, como ele lembra, avisaram-lhe: "Não se trata de um passe livre para sair da prisão". Ele foi advertido de que ainda poderia morrer caso seu sistema imunológico enfrentasse outro ataque — de, digamos, hepatite, herpes —, outra ameaça debilitante que exigisse toda a atenção do sistema.

O dr. Migueles disse que queria estudar o sangue de Bob em busca de marcadores capazes de ajudar a explicar a própria sobrevivência dele e levar à cura, uma cura real. É claro que Bob concordou.

Na época, o médico contou a Bob que tinha uma teoria: suas células T CD8 apresentavam melhor resposta que as dos outros. O dr. Migueles afirmou: "Suas células imunológicas respondem ao vírus com mais vigor do que as células de outras pessoas".

Mas, isso por si só, era extremamente insatisfatório para o dr. Migueles e outros pesquisadores. Para encontrar uma cura, para desmantelar a AIDS, eles precisavam saber não apenas *o que* o sistema imunológico fazia, mas *como fazia*.

No final da década de 1990, o dr. Migueles e colegas pesquisadores do NIH — juntamente com outros pesquisadores do mundo todo — encontraram uma pista importante que distinguia Bob e outros como ele.

Muitos dos chamados controladores de elite, pacientes como Bob, que mantêm o HIV à distância, têm um gene que afeta a maneira como o sistema imunológico reconhece invasores estranhos. Especificamente, eles compartilham uma variante genética denominada HLA-B57. HLA é a sigla, em inglês, de antígeno leucocitário humano. Trata-se da versão humana do MHC que o dr. Doherty e outros pesquisadores descobriram anos antes e pelo qual foram premiados com o Nobel. O HLA é essencial para ajudar o sistema imunológico humano a distinguir coisas estranhas daquilo que faz parte do corpo. Em Bob e outros controladores de elite, esse gene-chave, o B57, parecia ser diferente. No primeiro estudo de controladores de elite, onze dos 13 apresentavam esse gene. Em termos comparativos, apenas 10% da população possui o B57.

Essa foi uma descoberta muito poderosa. Em essência, identificou uma provável base genética de um sistema imunológico capaz de combater aquela nova peste.

O dr. Migueles e outros pesquisadores também realizaram um segundo achado fundamental. Bob e os demais controladores de elite sobreviveram não porque a cepa do vírus fosse fraca. Ela era tão potente quanto as cepas que matavam a torto e a direito.

"Os controladores de elite não hospedam vírus mais fracos", resumiu o dr. Migueles. Ele sabia que estavam diante de uma poderosa variante do sistema imunológico. "Essa é uma prova do que o sistema imunológico humano é capaz de fazer. Eles estão vivos mesmo com uma infecção que julgávamos ser uniformemente fatal, mas reagindo como se tivessem o vírus do herpes, e ele está lá parado fazendo muito pouco."

Houve uma terceira descoberta importante. Naquele momento, surgiu a hipótese de que os controladores de elite haviam sobrevivido, provavelmente, por causa de um momento muito específico na interação entre seu sistema imunológico e o HIV: o primeiro ponto de contato.

"As evidências apontam para o que chamamos de *prime* — o primeiro evento. É quando o sistema imunológico avista um vírus pela primeira vez", afirmou o dr. Migueles. "Suspeitamos que pessoas como Bob começaram a trilhar, desde o princípio, o caminho para ser um controlador de elite."

Essas são grandes revelações, particularmente, a hipótese de que a forma como você lida com uma doença pode ser ditada pela ideia do *prime*, o primeiro ponto de contato. A resposta inicial, seja à gripe, ao HIV ou ao resfriado, pode ecoar pelo sistema imunológico. Não que você tenha controle específico sobre tal coisa, mas uma primeira resposta correta é capaz de salvar sua vida. De qualquer maneira, saber disso pode guiar o modo como desenvolvemos medicamentos ou como estudamos indivíduos para verificar sua suscetibilidade a diversos vírus; através de testes genéticos, por exemplo. Parte disso ainda está por ser anunciada pela ciência — mas está muito perto de acontecer.

De fato, a soma dos trabalhos realizados no NIH levou a uma compreensão bem mais profunda do sistema imunológico. Esses dados fundamentais "têm relevância para doenças baseadas em inflamação, para autoimunidade e câncer", afirmou o dr. Migueles. Os artigos publicados pelos cientistas são embriões para remédios e tratamentos e, em particular, para o desenvolvimento de vacinas. O modo como os controladores de elite reagem baseia-se em um "caminho comum" do funcionamento de nossas elegantes defesas em nível molecular.

Segundo o dr. Migueles, o estudo intensivo do HIV ajudou a desenvolver "um fluxograma da multiplicidade de relacionamentos" de como funciona o efeito cascata do sistema imunológico. "É onde o baú do tesouro está."

Talvez a parte mais notável desse cenário seja a forma como essa pesquisa, juntamente com diversos trabalhos de muitos lugares, levou à conclusão mais importante de todas.

"As pessoas não estão mais morrendo", salientou o dr. Migueles. O coquetel que salva vidas, o qual remete ao AZT, envolve grandes descobertas sobre imunologia básica, incluindo aquelas feitas pela equipe do NIH. Esse trabalho teve que ser mantido porque o HIV, como todos os organismos, continua a evoluir, a sobreviver e a evitar a detecção não apenas pelo sistema imunológico, mas pelas drogas.

"É uma corrida armamentista", sentenciou o dr. Migueles.

Outra maneira de olhar para essa corrida armamentista é partindo de uma perspectiva social. "Aquilo era uma sentença de morte. As pessoas estavam apavoradas, mas ninguém se importava, e Reagan não se pronunciava", disse o dr. Migueles. "Seu próprio governo os havia traído. Então eles assumiram a responsabilidade para ter voz."

"Não conseguiriam fazer isso se não tivessem se mobilizado. Foi como um milagre."

Eles agiram em defesa própria — um complemento social para seus sistemas imunológicos —, gritando: *Não somos criaturas estranhas. Somos parte da sociedade, somos indivíduos como vocês!*

Desde então, essa noção levou a muitos movimentos de autoempoderamento médico, como as multidões que fazem caminhadas pelo câncer de mama e as personalidades esportivas que mobilizam a consciência em torno de uma doença em particular.

No fim das contas, as principais conclusões da história de Bob e as maiores lições sobre nossa saúde coletiva vêm de como nos relacionamos uns com os outros em uma frente social e política. E Bob teve seu próprio final feliz. Mas, antes de concluir a história dele e de suas contribuições para a medicina, quero apresentar um quadro científico mais amplo, falando de um grupo diferente de pessoas, aquelas cujos sistemas imunológicos são poderosos demais.

Parte IV

LINDA E MERREDITH

27

Linda

Linda Bowman veio ao mundo em março de 1960, a segunda filha do casal, e essa posição ajudou a defini-la. A irmã, Joanne, era dois anos e meio mais velha. Na corrida da vida, Joanne era o coelho de Linda — a coisa a ser perseguida. Se Joanne tivesse dever de casa, Linda queria fazer também. A mais nova destacou-se em matemática; era tão boa que havia pulado o terceiro ano. A grande verdade é que Linda era capaz de se dedicar ao que fosse, amava fazê-lo, tinha aquele impulso inerente que apenas alguns têm.

A primeira coisa a que dedicou esse impulso foi a equitação. Quando Linda tinha 7 anos, seus pais a levaram, junto com a irmã mais velha, a Wyoming, para uma fazenda da família, onde podia brincar de montaria. Linda entrou de cabeça. De volta para casa, em uma comunidade ao norte de San Francisco, ela passava as tardes e os fins de semana treinando em um celeiro. A família era privilegiada, mas não rica; seu pai era um executivo de nível médio da Chevron. Eles moravam em uma casa projetada por Joseph Eichler,[2] em Marin, e deram à filha seu primeiro cavalo quarto de milha quando Linda tinha 10 anos.

Ela tentava se manter magra para garantir uma boa aparência ao montar o cavalo. Houve um período, por volta dos 14 anos, em que Linda, por

[2] Joseph Eichler (1900-1974) foi um visionário incorporador americano conhecido por construir casas modernistas a custos acessíveis. Caracterizavam-se por grandes envidraçados, espaços livres de divisórias, formas angulosas e pouco ortodoxas, portas corrediças e estrutura aparente, entre outros recursos arquitetônicos. (N. E.)

iniciativa própria, fez uma dieta totalmente proteica por várias semanas seguidas, um regime que era o precursor da dieta de Atkins — carne e ovos, torresmo de porco como o único lanche, queijo *cottage* de vez em quando. "Meus pais ficaram um pouco preocupados, mas eu não tinha transtorno alimentar." Ela só gostava de ganhar. No entanto, as competições de equitação eram subjetivas. Ela odiava não estar no controle dos próprios resultados.

"É isso que amo no golfe." Ela passou a se dedicar aos gramados da mesma forma que havia feito com os estábulos.

Mais ou menos nessa época, Linda começou a ter um estranho problema de saúde. Havia anos sentia incômodos abdominais, mesmo antes das dietas periódicas. Na maioria das vezes era constipação; de vez em quando, uma sensação terrível de gases.

Aos 15 anos, ela foi disputar uma partida de golfe com seus pais no Richmond Country Club. Pouco antes da tacada inicial, Linda foi ao banheiro e evacuou. Foi em parte um enorme alívio, porque ela não defecava havia dias. Mas logo depois também se sentiu fraca e tonta.

A mãe a viu voltar do banheiro, vacilante, em direção ao ponto da primeira tacada.

"O que está acontecendo?"

Linda explicou o que houve, depois bebeu um gole d'água e tentou se livrar daquela sensação.

A mãe se alarmou: "Ah, não. Espero que você não tenha herdado meu abdômen".

Carol, a mãe de Linda, sofria de síndrome do intestino irritável. É uma doença que provoca uma série de distúrbios abdominais — dor, constipação, diarreia, gases. Não é um distúrbio autoimune propriamente dito, mas, muitas vezes, pode envolver inflamação, que é causada por uma resposta imunológica exagerada ou prolongada. É prima da doença inflamatória intestinal e da doença de Crohn, que são enfermidades autoimunes caracterizadas por inflamação excessiva. Imagine que o encanamento dentro do seu corpo tenha se inflamado e se tornado vermelho, dolorido e inchado. Isso provoca desconforto físico, pelo simples fato de que suas entranhas são apertadas; o espaço dentro de você foi projetado de modo quase perfeito pela evolução, sem desperdício. Então, quando as coisas incham, dói — e muito.

Linda seguiu em frente. Era talentosa, sim, mas também tinha disposição, e obteve uma vitória após a outra. Conseguiu uma bolsa para atletas de golfe na Universidade Stanford, formando-se em economia. Foi escalada para disputar o circuito de golfe da Europa, o que na época era algo bem difícil. As americanas selecionadas para a equipe, além de suas habilidades de golfe, eram todas atraentes, o que fazia parte do esforço de marketing para divulgar o esporte. Isso rendeu anos de bastante diversão para Linda, de 1982 a 1985, antes que ela se desse por satisfeita e passasse para o estágio seguinte de sua vida. O MBA em Stanford.

Linda se casou com um homem que se tornaria sócio de um dos grandes escritórios de advocacia do Vale do Silício e adotou o sobrenome dele, tornando-se Linda Segre. Entrou para o Boston Consulting Group, uma organização de consultores de elite, onde seguiu os passos do parceiro, trabalhando sempre no mesmo ritmo. Às 8 horas da noite, ela ligava para ele de seu escritório.

"Como você está?", perguntava ele.

"Poderia ficar mais uma hora."

"Eu também."

Às 22 horas, ele passava para buscá-la em seu Porsche 911.

Com o sucesso, vieram também responsabilidade e pressão. Ela venceu cada desafio. Era assim que via, pelo menos. Certa vez, em 1989, estava disputando um projeto e passou dez noites seguidas em claro para vencer a concorrência. Conseguiu.

"Havia pouquíssimas mulheres e inúmeras pessoas muito, muito inteligentes, e me senti um pouco insegura", relembra. "Posso provar que sou tão inteligente quanto o resto de vocês. Fiz isso simplesmente me matando."

* * *

Seu marido não trabalhava menos duro, ela se recordou. Assim como tanta gente no Vale do Silício — e em Nova York, Hong Kong, Londres e muitos outros enclaves de excelência. A maior parte dessas pessoas não apresenta distúrbios autoimunes. Portanto, esta introdução não pretende dar a entender que Linda provocou uma doença em si mesma. Sua genética também estava expressamente em jogo.

Mas é justo dizer que ela estava construindo uma vida que não condizia com seus próprios limites — nem com os da maioria das pessoas. Ela estava perdendo a noção do que era verdadeiro e consistente consigo mesma, o que era seu legítimo eu. De certo modo, sua vida estava sendo impulsionada pela patologia do trabalho ininterrupto, uma invasão externa que ameaçava sua saúde não apenas emocional, mas física.

No final dos anos 80, as dores abdominais pioraram. Uma vez a cada poucos meses, ela enfrentava uma sensação tão forte de gases que voltava para casa e rastejava até a cama. O inchaço desaparecia pela manhã. Ela continuou desafiando os limites, até perder o chão.

No início de setembro de 1995, Linda deu à luz um menino. Era o segundo filho do casal; já havia uma menina de 2 anos. A família morava em San Mateo, um subúrbio confortável ao sul de San Francisco. Calhava de estar a apenas dez minutos de carro de um dos principais clientes do Boston Consulting Group — uma empresa de serviços financeiros avaliada em bilhões de dólares —, e Linda era responsável pela conta. O cliente confiava bastante nela.

Linda estava convencida de que poderia continuar a fazer tudo. Tirou dez dias de licença-maternidade. Estava exausta. "Eu atendia ligações à meia-noite e me levantava a cada duas horas para amamentar meu filho."

Em dezembro daquele ano, sentiu uma dor de garganta terrível, a pior que tivera. Suspeitou que fosse faringite estreptocócica, uma doença altamente contagiosa causada pela bactéria *Streptococcus*. Em geral, é tratada com antibióticos. Não no caso dela. "Eu não tinha tempo para ir ao médico."

O problema durou semanas, e se somou à exaustão.

Então, em março de 1996, surgiram erupções cutâneas e inchaços em seu corpo — espalhados por toda a parte superior de seus membros. Dessa vez ela foi ao médico, que lhe disse: "Não sei exatamente o que é isso".

Linda manteve o ritmo. Ainda trabalhando 65 horas por semana, com o marido vendo e aumentando a carga horária de trabalho dela, tinha ainda o recém-nascido e a filha, e, naquele momento, tentava ser o tipo de mãe que idealizava. Fazia teleconferências em seu Ford Explorer com as crianças no banco de trás. Em setembro de 1996, estava preparando um jantar de confraternização com colegas do Boston Consulting Group quando seu dedão do pé esquerdo inchou de repente, ficando do tamanho de uma bola de golfe.

Seus médicos não sabiam o que estava causando o inchaço. Especularam que fosse doença de Lyme. Estavam errados, mas aquilo dizia bastante sobre a mentalidade da medicina, segundo a qual devia haver um patógeno ou agente estranho em ação.

Duas semanas mais tarde, o dedão do pé direito inchou da mesma forma. Depois foi o joelho esquerdo — ficou maior que uma laranja.

Linda estava sob ataque total. Os clínicos gerais que a atenderam não sabiam ao certo por quê. Não é de admirar. Por mais prevalente que seja a autoimunidade, seu diagnóstico pode ser mais do que complicado. Por muito tempo, sua doença permaneceu invisível.

28

O lobo

Quando uma pessoa vai ao médico, em geral começa mencionando os sintomas. *Minha garganta dói, minha perna dói, estou com febre, apareceu essa erupção aqui.*

Assim como o médico, que começa pela pergunta: *O que o traz aqui?*

Com a maioria das doenças, as questões médicas passam, em seguida, para a causa dos sintomas. *Você tem um resfriado, pneumonia, um vírus ou bactéria, um parasita, câncer.*

O problema da autoimunidade é que as perguntas e respostas, às vezes, não vão além dos sintomas. *Minhas articulações doem, estou com febre, tenho uma erupção cutânea, tenho diarreia, constipação, fadiga.*

E o médico diz: *Eu acredito em você, mas não consigo encontrar nada de errado aqui.*

Algo está fora do lugar. Mas não há nada a apontar. Não há patógeno. Não há infecção. Não há doença de causa externa.

Nenhum aspecto da história do sistema imunológico é tão aguçado ou puro quanto o da autoimunidade.

O mistério teve início com o lobisomem.

No início de 963 d.C., segundo um relato, os cientistas observaram uma doença incomum que fazia com que as pessoas aparentassem ter sido mordidas por um animal. Hipócrates foi o primeiro a descrever sintomas condizentes com essa doença de pele, e acredita-se que Hebernus de Tours tenha sido o primeiro a aplicar a ela o termo *lúpus*, que deriva da palavra latina para "lobo". Seus portadores apresentavam feridas, "lesões repugnantes" e várias outras descrições vívidas — dermatose roída — que li em relatos da história medieval da doença. Essas lesões "grotescas" apareceram no rosto, nos membros inferiores, por toda parte. Os sintomas — alguns causados por lúpus, outros não — foram considerados o produto de uma mordida de lobo e até mesmo um sinal de que alguém havia se transformado em lobisomem, de acordo com o Lupus Endeavor, um grupo de apoio a portadores da doença.

A natureza primitiva do vernáculo e do diagnóstico era comparável apenas à do tratamento: "Cortar o tecido doente ou queimá-lo com produtos químicos cáusticos. Essas intervenções raramente proporcionavam uma cura, e os pacientes sofriam desfigurações graduais ao longo das décadas", diz o relato de um caso de lúpus publicado em 2016 na famosa revista médica *The Lancet*.

Em 1872, a Escola de Medicina de Viena contratou um médico chamado Moritz Kaposi, que associou o lúpus a outras enfermidades do corpo, entre elas a artrite. Na segunda metade do século XIX, um médico canadense, *Sir* William Osler, relacionou as lesões do lúpus a ainda mais doenças, incluindo impactos no coração, no pulmão e no fígado. O dr. Osler tem o crédito pelo termo *lúpus eritematoso sistêmico*.

A palavra-chave aqui é *sistêmico*. A doença não tinha a ver apenas com a pele. Algo maior estava acontecendo.

Em paralelo, os cientistas haviam começado a identificar e explorar uma condição incomum que provocava dor nas articulações. Em Paris, em 1800, um estudante de doutorado analisou nove pacientes e concluiu que a dor que eles estavam sentindo nas articulações era diferente do diagnóstico abrangente de gota que muitas pessoas recebiam. O estudante inicialmente a chamou de gota astênica. Então, em 1859, no University College Hospital, em Londres, um médico e pesquisador pioneiro, Alfred Garrod, deu a essa doença seu nome moderno: artrite reumatoide.

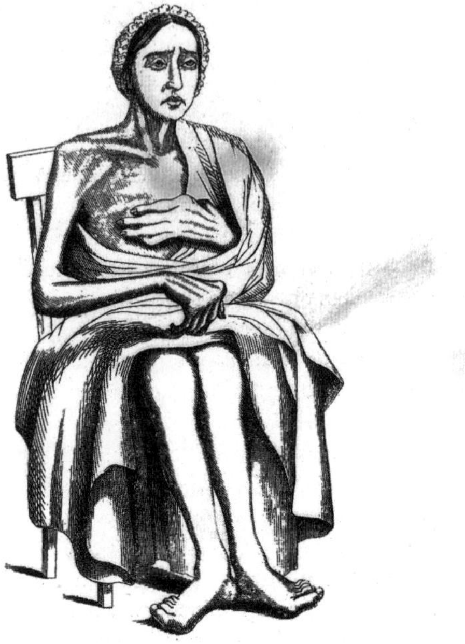

Xilogravura do século XIX representando uma mulher que sofre de artrite, muito antes que a agonia de mulheres como Linda e Merredith fosse levada a sério pela comunidade médica. (Coleção Wellcome)

Era uma enfermidade caracterizada por inflamação, em geral, afetando as articulações. Lembre-se que uma reação como essa é a resposta do corpo a uma doença. Ela não é "forasteira". É parte do "eu".

Isso significava que a doença era provocada pelo próprio corpo?

A simples ideia de que o corpo era capaz de atacar a si mesmo ainda era relativamente nova. O precursor da imunologista, Paul Ehrlich, propôs o termo *horror autotoxicus* por volta de 1900. Autoimunidade. O corpo atacando a si mesmo.

À medida que a imunologia avançava em direção ao século XX — uma comunidade relativamente pequena em um campo que muitos julgavam obsoleto —, as pessoas que exploravam essas condições inflamatórias incomuns formavam um subconjunto ainda menor. Um dos centros de pesquisa da área era a Mayo Clinic, em Rochester, Minnesota. Em 1926, de acordo com um relato sobre a Mayo, 574 pacientes foram internados no setor de reumatologia com inchaço e dor nas articulações. Aventava-se a hipótese de que a causa era uma infecção crônica — algo estranho ao corpo estava provocando aquele quadro. Isso, obviamente, estava errado. Vacinas foram testadas. Provocaram efeitos colaterais graves, e até mortes.

Imagine só: um sistema imunológico já efervescente recebendo uma bomba de remédios e vacinas.

Outros pacientes foram submetidos a tratamentos de "febre" — induzida para tentar reverter os sintomas. Como esforço para interromper uma condição misteriosa, uma inflamação era provocada intencionalmente no sistema imunológico.

Então, em 1929, veio a revelação.

Os médicos que atuam na área de dores nas articulações são chamados de reumatologistas. Um reumatologista pioneiro, chamado dr. Philip Hench, que trabalhava na Mayo Clinic, notou uma peculiaridade em uma paciente com artrite reumatoide. A dor e a rigidez que ela sentia nas articulações pareceram melhorar quando desenvolveu icterícia aguda. Ela contraiu uma doença e a dor nas articulações melhorou, em vez de piorar.

O médico também notou que outros pacientes do setor de reumatologia apresentaram regressão dos sintomas após uma cirurgia ou durante a gravidez. O dr. Hench elaborou a tese de que os pacientes sob algum tipo de achaque haviam secretado um composto que contra-atacava o que quer que estivesse afetando suas articulações, explica um relato publicado na revista *Clinical Chemistry* em 2010.

O dr. Hench tinha um palpite. Quando os pacientes experimentam estresse e estão sob ataque, geralmente significa que estão secretando adrenalina. Ele supôs que a dor nas articulações e a inflamação estavam sendo entorpecidas por uma secreção da glândula suprarrenal, uma pequena protuberância triangular localizada sobre cada rim, que produz hormônios essenciais. Encorajados por essa hipótese, o dr. Hench e um bioquímico chamado Edward Calvin Kendall fizeram uma das mais importantes descobertas da história da autoimunidade.

Em um esforço para identificar a substância que havia melhorado a condição dos pacientes da Mayo Clinic, Kendall deu início a tentativas de isolar as secreções das glândulas suprarrenais de vacas. O bioquímico recebeu remessas regulares de tecidos suprarrenais de matadouros de Chicago, de acordo com a história publicada na *Clinical Chemistry*. Ele descobriu um punhado de hormônios que foram nomeados com as letras do alfabeto: A, B, C, etc. Aquele que mudaria a ciência foi o chamado Composto E.

Foi estudado, de início, porque parecia relativamente simples. Também fazia com que os pacientes se sentissem melhor, às vezes até eufóricos.

Levou muitos anos para que fosse purificado e isolado. Então, em 1948, na Mayo Clinic, os próprios cientistas que haviam começado a trabalhar lá em 1929 administraram o Composto E em uma mulher de 29 anos imobilizada por causa de uma grave artrite reumatoide. "Depois de dois dias e mais duas injeções, a paciente podia andar, e deixou o hospital para se divertir fazendo compras por três horas seguidas", diz um relato do caso publicado, no mesmo artigo científico de 2010.

"Esse resultado surpreendente maravilhou as pessoas em todo o mundo", relatou outra história. Por tal descoberta, os dois pesquisadores da Mayo ganharam o Prêmio Nobel em 1950.

Talvez você conheça o Composto E por um nome diferente: cortisol. O cortisol é um esteroide que suprime o sistema imunológico. Esteroides são a primeira linha de defesa contra muitos distúrbios autoimunes. Eles são uma faca de dois gumes, como você verá adiante. No momento, porém, a descoberta dos esteroides no campo da imunologia e da medicina foi equivalente à descoberta de uma vacina ou de um antibiótico; representaram uma enorme revelação, uma resposta a um problema complicado, mas que veio sem a compreensão do mecanismo subjacente da doença que eles se destinavam a tratar — a autoimunidade.

* * *

Como em grande parte da história da imunologia, outras peças importantes começaram a se encaixar no final dos anos 50, à medida que a tecnologia científica avançava. Por exemplo, os pesquisadores que estudavam lúpus podiam então ver que a doença estava relacionada ao fato de as células imunológicas do próprio paciente corroerem material da medula óssea. Aquilo era azar em dobro. A medula óssea colabora com a gestação e a ativação do sistema imunológico, e estava sob ataque do próprio sistema que ajudou a gerar.

Outra grande revelação quanto aos mistérios da autoimunidade veio no final dos anos 50 e início dos 60, pelas mãos do dr. Henry George Kunkel, considerado um dos pioneiros no campo da autoimunidade. O médico passou toda sua carreira trabalhando no Rockefeller Institute, em Nova York. Sua base de pacientes e de pesquisa incluía mulheres que sofriam de doenças hepáticas. Muitas delas também tinham artrite. Acreditava-se que fosse uma grande coincidência; afinal de contas, a artrite pode ter diversas causas, incluindo o envelhecimento e o estresse físico repetitivo. Nem sempre é um problema autoimune.

Ao estudar essas pacientes com problemas no fígado, o dr. Kunkel isolou alguns dos seus anticorpos — aquelas moléculas especializadas que ficam na superfície das células e ajudam nosso corpo a decidir o que deve ser combatido. Entre as coletadas, o ele observou e isolou 19 anticorpos que faziam algo um tanto perturbador. Esses, em vez de captar e reagir a sinais de células estranhas, reagiam aos glóbulos brancos das próprias pacientes.

Naquele momento, o dr. Kunkel compreendeu a artrite reumatoide. Ele havia encontrado uma forma de verificar se o corpo estava atacando a si próprio usando as mesmas propriedades que outros imunologistas tinham notado como fundamentais para nos defendermos de invasores. Foi um *insight* brilhante e essencial.

Em 1948, foi desenvolvido um teste semelhante para investigar a presença de anticorpos antinucleares. Esses anticorpos podem se ligar ao núcleo de uma célula normal, e foi constatado que estavam presentes em quase todos os pacientes com lúpus sistêmico. (Para complicar, os anticorpos também foram detectados em pessoas que não eram portadoras de lúpus, portanto, inicialmente, o teste funcionou apenas na metade das vezes; em meados da década de 1960, a eficácia aumentou para 95%.)

Assim, no alvorecer da era nuclear, havia testes eficazes para apenas dois dos quase cem distúrbios autoimunes conhecidos. E quase nada no que dizia respeito a tratamentos.

Esse era em grande parte o estado de coisas no fim dos anos 60, quando uma paciente na casa dos 40 anos chegou ao Johns Hopkins sentindo dores terríveis nas articulações, soluçando, tentando suportar tudo aquilo. Entre os que a atenderam havia uma estudante de medicina chamada Bevra Hahn, que viria a se tornar uma proeminente especialista na área.

A história dessa paciente retrata a situação da autoimunidade na época. Apesar de todas as fantásticas descobertas do dr. Kunkel e de outros, a doença continuava a ser difícil, se não impossível, de ser diagnosticada e tratada. O desafio foi agravado pela maneira sexista como as mulheres eram vistas na sociedade daquela época. Quando elas se queixavam de mal-estar físico ou emocional, com frequência, eram tachadas de "histéricas". A sociedade relegava as mulheres apenas ao papel de cuidadoras de crianças e do lar, trabalhos considerados inferiores e não particularmente desgastantes. Mas a verdade é que essa tarefa podia ser brutal para as articulações e agravar as dores.

"As mulheres tinham papéis bem definidos. O marido nunca lavava roupa. O marido nunca cozinhava. Trocar as fraldas de um bebê é uma tarefa dura quando suas articulações estão inchadas e doloridas", explicou a dra. Hahn. Aquela paciente, uma mulher branca de uma família de classe média, usava calças, em vez de saias, para esconder as articulações inchadas.

A dra. Hahn não tinha muito a oferecer a ela. Os esteroides não funcionaram. "Tudo de que eu dispunha era aspirina e injeções de ouro", explicou. Havia uma tese, disse, de que compostos contendo ouro podiam matar os germes da tuberculose, e outra de que a tuberculose estava relacionada à autoimunidade. O tratamento, como a dra. Hahn apontou, "era muito primitivo".

* * *

Em 1975, Carolyn Wiener, uma cientista comportamental da Universidade da Califórnia em San Francisco, escreveu um artigo que sintetiza o dia a dia de conviver com a autoimunidade. É doloroso lê-lo. O texto dá forma ao lado emocional de viver com uma doença, a artrite reumatoide, que é difícil de diagnosticar e não possui "nenhuma cura disponível".

O artigo começa com um trecho do diário de uma mulher de 29 anos que sofre da doença:

Estar fisicamente confortável,
e fazendo uma tarefa simples,
pode elevar o espírito de alguém a
níveis de suprema alegria.

Dor persistente e cansaço
miserável levam qualquer um até
perto do desespero.

Nos próximos 40 anos, eu
imagino quantas variações disso
terei que experimentar.

"Os pacientes com artrite reumatoide aprendem, no momento do diagnóstico, não apenas que a doença não tem cura, como também que suas manifestações específicas são imprevisíveis. Com frequência, ouvem o médico dizer: 'Você vai ter que aprender a conviver com isso'", diz o artigo.

Entre as estratégias de "automedicação" que o artigo descreve para lidar com a doença estão "ingestão de suco de aipo, doses cavalares de vitamina E ou sacos cheios de enxofre em pó enrolados nos pés durante a noite... um cataplasma de gengibre embebido em vodca, diluído".

Outra tática descrita no artigo é a chamada "dissimulação". Pessoas que padeciam de doenças autoimunes fingiriam que não estavam sofrendo, tentariam agir como se não houvesse nada errado. Existiam prós e contras.

Amigos e familiares, então, presumiriam que nada estava errado, e esperariam dos doentes o desempenho habitual em suas atividades.

Tive o privilégio de ouvir as narrativas íntimas, em termos médicos e pessoais, de duas portadoras de doenças autoimunes, Linda e Merredith — duas das histórias que compartilho neste livro. Seus relatos também fornecem informações sobre alguns dos principais fatores que afetam o equilíbrio do sistema imunológico de todo mundo — a saber, sono, estresse, higiene, história familiar e o ecossistema do nosso intestino, conhecido como microbioma.

E nos falam também sobre a luta desse grupo cada vez maior de pacientes para sair das sombras.

29

Evidência invisível

Em 10 de outubro de 1996, Linda, com o joelho dolorido e maior que uma laranja, chegou ao consultório de uma reumatologista em Palo Alto. Tinha consulta com a dra. Rhonda Elaine Lambert, uma das melhores da região. A médica ocupava um cargo de adjunta no corpo docente de Stanford e atuava como consultora de várias equipes esportivas, tanto universitárias quanto profissionais. Ela entendia de articulações, e sua especialidade era reumatologia.

Ela aplicou uma bateria de testes em Linda.

Os raios X estavam normais. Seu fator reumatoide deu negativo. O teste para anticorpos antinucleares, um sinal de lúpus, foi negativo também.

"Seus exames não indicavam nada", disse a dra. Lambert. Exceto por um número. Linda fez um teste para medir a taxa de sedimentação de eritrócitos, que fornece uma medição não específica da inflamação. O resultado deveria estar abaixo de 20. Marcava 94. Inflamação além da conta. Depois, houve o teste mais óbvio de todos, o teste visual, o exame clínico. Linda estava com o joelho enorme. As juntas doíam. Os dedos dos pés estavam inchados também.

A dra. Lambert hesitou em dar um diagnóstico. Até hoje, a autoimunidade continua sendo uma das doenças mais desafiadoras da medicina para se diagnosticar com precisão.

A escola de medicina da Universidade Johns Hopkins classifica os conteúdos do diagnóstico da autoimunidade em três categorias que, em conjunto, soam como algum tipo de evidência em um processo penal. Esta pode ser direta, indireta ou circunstancial.

A evidência direta envolve a capacidade de a doença ser transmitida de um ser humano para outro, de se reproduzir — para, na prática, replicar o processo autoimune.

Não há muitos exemplos disso. O melhor diz respeito a um médico, na década de 1950, que optou por uma tradição consagrada pela ciência: usar a si mesmo como cobaia. O médico injetou em si próprio o sangue de uma doente de púrpura trombocitopênica idiopática, ou PTI — uma doença que ocasiona hematomas e sangramentos em excesso, provocando manchas arroxeadas em pontos ou regiões inteiras e acometendo desde a pele até a língua e os lábios. É causada por um baixo nível de plaquetas, o que gera coágulos, e o médico e seus colegas supuseram que aquilo ocorria porque o sistema imunológico do próprio corpo estava atacando as plaquetas.

Poucas horas depois de injetar em si mesmo o sangue da paciente, a contagem de plaquetas do médico despencou e ele teve que ser hospitalizado. O resultado foi tão preciso que mostrou que um anticorpo no sangue da paciente — um autoanticorpo — atacou um autoantígeno. A doença foi batizada de púrpura trombocitopênica.

Um dos motivos pelos quais é difícil obter evidências como essa é que não se pode, simplesmente, introduzir um corpo estranho em um humano, incluindo células de outra pessoa, sem dar início a uma resposta imunológica. É por isso que o transplante de órgãos é tão desafiador. Estudar os mecanismos de humano para humano envolve muitas complicações.

Então, os cientistas tomaram uma segunda via, a da evidência indireta, que envolve a replicação de uma doença humana em camundongos. O procedimento é aplicável à esclerose múltipla, em que o sistema imunológico interfere no sistema nervoso central. Pode ser induzido em camundongos pela injeção de certo antígeno muito parecido com um dos humanos.

Mas evidências diretas e indiretas permitem o diagnóstico de apenas um punhado de distúrbios autoimunes. Isso conduz ao uso pesado de evidências circunstanciais, insuficiente para pacientes e médicos. Envolvem observar o histórico familiar, os altos níveis de anticorpos associados à doença e vários outros fatores, incluindo as circunstâncias que desencadearam o distúrbio, entre elas o estresse.

Há outro fator de grande importância: o portador é uma mulher?

* * *

"Mulheres reagem mais às respostas do sistema imunológico do que homens. Todos sabemos disso", afirmou a dra. Hahn, que tratou pacientes de reumatologia com injeções de ouro no final dos anos 60. A trajetória da dra. Hahn a fez ser eleita presidente do American College of Rheumatology no final dos anos 90, outra instituição que quebrou paradigmas na área. Hoje, ela é chefe da divisão de reumatologia da faculdade de medicina da Universidade da Califórnia em Los Angeles.

Mulheres vivem mais, e tendem a ser as últimas a morrer, digamos, em circunstâncias de fome ou durante uma epidemia. As razões exatas não são conhecidas, mas a médica oferece algumas teorias sobre por que, em termos evolutivos, as mulheres podem ter um sistema imunológico mais forte. Uma possibilidade é que elas conferem a primeira imunidade a seus bebês. De fato, como ela diz, "a proteção do bebê contra doenças vem quase que exclusivamente dos anticorpos do sistema imunológico da mãe".

Outra teoria que oferece "é que mulheres tendem a ser cuidadoras". Elas, por definição, estão lá quando o bebê nasce, enquanto o homem pode ter ido embora. Uma cuidadora pode precisar de maior proteção contra doenças. Mulheres, em geral, apresentam mais gordura corporal do que homens, então, talvez, elas tenham mais células do sistema imunológico, analisa a dra. Hahn.

Ela também observou que muitos dos genes associados ao lúpus e à artrite reumatoide estão no cromossomo X. (As mulheres têm dois cromossomos X, enquanto os homens têm um X e um Y.) Assim, a matemática da autoimunidade se torna muito importante para elas. (Outra curiosidade científica: quando os pesquisadores querem criar um anticorpo para estudar, eles usam um animal fêmea, não um macho. Assim se obtém mais anticorpos.)

O sistema imunológico relativamente mais forte de uma mulher "está associado a uma vida mais longa. Mas são anticorpos superiores. Isso pode deixá-la doente e levá-la à morte", disse a dra. Hahn. Que incrível compensação: vida mais longa graças às poderosas defesas que podem se virar contra si próprias! Essa é uma noção extraordinária para compreender também o amplo equilíbrio atingido por nossa elegante defesa. Quando o sistema contribui para uma vida mais longa, ele apresenta um poderoso custo potencial. Mais defesa, mais risco. No dia a dia, a desvantagem de um sistema imunológico forte, portanto, é que ele pode se tornar mais suscetível a estar inflamado ou ser ativado pela falta de sono, pelo estresse ou — é quase desnecessário dizer — pela genética. Entre os casos, 50% ou mais parecem ter uma ligação genética específica, um membro da família tem a mesma doença ou uma semelhante.

Outro fator que pode prejudicar o sistema imunológico é a infecção. Digamos, por exemplo, que um patógeno invada o corpo. O sistema imunológico então responde e consegue eliminá-lo. Mas essa resposta pode estimular a autoimunidade quando ele não se desliga completamente e permanece em extrema atividade, embora o agente patogênico já tenha sido posto para fora do Festival da Vida.

Essa é, por acaso, a mesma mecânica que torna o tabagismo tão perigoso para pessoas com artrite reumatoide. Fumar introduz todo tipo de partículas estranhas no corpo, sugadas pela garganta pulmão abaixo, transformando o sistema imunológico em um atarefado secretário que avalia todas partículas e ameaças. No caso da artrite reumatoide, uma possível causa é o fumo — "um enorme gatilho em potencial", explicou a dra. Lambert, médica de Linda.

O caso de Linda não oferecia à dra. Lambert muitas evidências, nem diretas nem indiretas. A evidência circunstancial falava bastante. A paciente não era fumante, mas apresentava muitos outros fatores de risco.

Inflamação. Confere.

Infecção. Confere. Antes do surgimento da artrite, ela teve faringite estreptocócica — uma doença que poderia ter ativado seu sistema imunológico.

Insônia. Confere.

Estresse. Confere.

Outros. Confere.

Linda tinha visto a dra. Lambert pela primeira vez em 10 de outubro. Retornou duas semanas depois. Dessa vez, bastou a dra. Lambert dar uma única olhada nela para entender tudo.

Foi preciso transportá-la para dentro da clínica numa cadeira de rodas. Múltiplas articulações encontravam-se inflamadas. "A doença havia decolado como um foguete", resumiu a dra. Lambert.

Nesse momento, a médica teve certeza de que Linda sofria de artrite reumatoide. Ela prescreveu um tratamento de primeira linha com esteroides. Especificamente, receitou a Linda uma substância chamada prednisona. A dra. Lambert a descreveu como "um grande martelo, capaz de acabar com muitas coisas".

A droga é usada para tratar diversas doenças inflamatórias. "Mas, infelizmente, provoca todo esse reboliço no corpo." Como enfraquecer o sistema imunológico, por exemplo, deixando-o suscetível a infecções e fazendo com que dormir seja ainda mais difícil. Isso se deve em parte pela interação da substância com a glândula suprarrenal.

"Sem dúvida, não gostamos de usar prednisona a longo prazo."

A dra. Lambert achou que não tinha escolha no caso de Linda porque os danos nas articulações haviam progredido tão depressa e eram tão graves que poderiam se tornar irreversíveis. "Ela teria acabado em uma cadeira de rodas para sempre."

Os esteroides tiraram Linda do equilíbrio. Ela não conseguia dormir, então passou a tomar Ambien e, depois, uma droga chamada Flexeril, um relaxante muscular, para manter o sono. Essa era a notícia ruim.

Pior era o fato de o regime de esteroides não estar funcionando — não o suficiente.

Suas mãos doíam tanto que ela não conseguia abotoar as calças. Passou a usar calças de elástico. Um dia, quando deixou a filha na escola, outra garotinha se aproximou dela e, com toda a inocência, perguntou-lhe: "Por que você usa sempre as mesmas roupas?".

Linda não podia contar com as mãos para segurar o filho recém-nascido, e tentava pegá-lo com os antebraços. Usava luvas quando saía de casa para suavizar o impacto se precisasse apertar a mão de alguém.

Quando voltou ao consultório, em dezembro de 1996, a dra. Lambert drenou 65 centímetros cúbicos de fluido do joelho esquerdo (cerca de 65 colheres de chá) e 30 do joelho direito. Ela tomava doses de 30 miligramas de prednisona. Note que os comprimidos estão disponíveis apenas em doses de 20.

A essa altura, Linda também estava tomando um medicamento chamado metotrexato, originalmente usado na quimioterapia para câncer no sangue, e desenvolvido para agir contra glóbulos brancos malignos. Mas os glóbulos brancos são células do sistema imunológico, e portanto, quando atacados, o corpo experimenta uma alta vulnerabilidade a infecções.

"Tive uma infecção no olho, uma infecção no ouvido, uma infecção por fungos, uma infecção brônquica — em cada orifício ou abertura que se pode ter uma infecção, eu tive. Eu era uma placa de Petri. Estava quase achando que o inchaço era melhor do que aquilo."

Na primavera de 1997, Linda estava tomando 15 medicamentos diferentes — uns para ajudar com a autoimunidade, outros para conter a atividade dos demais medicamentos.

Então, quando pareceu que as coisas estavam quase sob controle, veio outra pancada.

Linda havia recebido uma enorme ajuda da sogra nos seis meses anteriores. Naquele abril, porém, sua sogra cometeu suicídio. Uma tábua de salvação tinha ido embora, e o casamento de Linda começou a se deteriorar. Não é exagero dizer que, assim como seu sistema imunológico, sua vida também perdeu o equilíbrio.

Conforme os remédios começaram a surtir efeito, reduzindo os sintomas reumáticos, seu sistema imunológico continuou a lutar contra desafios básicos. No final do verão de 1997, um grande cliente queria que ela fosse a Londres. Os medicamentos anti-inflamatórios enfraqueceram seu sistema imunológico a ponto de ela estar sofrendo de uma tosse terrível. Uma noite, em Londres, ela saiu para assistir a uma peça chamada *Art*. Levou consigo um travesseiro para o teatro, para tossir nele.

Um dia, ela se encontrou com o presidente da filial europeia de seu cliente. Ela deveria lhe prestar consultoria, mas tudo que conseguiu fazer foi tossir. Pediu licença. Foi até o corredor para tentar retomar o controle. Mas, por 20 minutos, não parou. "Eu não conseguia voltar para a sala." Linda estava num excruciante perde-ganha com seu sistema imunológico, suprimindo-o a grande custo. Mas a medicina estava prestes a pegar aquele problema pelo rabo.

30

O melhor de dois mundos (ou quase)

Em novembro de 1998, a FDA aprovou um dos medicamentos mais esperados da história da medicina: o Enbrel, que visava ao tratamento da artrite reumatoide.

Fabricado por uma empresa de Seattle chamada Immunex Corporation, o que o tornava tão aguardado era o fato de ter sido desenvolvido especificamente para conter os efeitos de um sistema imunológico hiper-reativo, sem prejudicar sua totalidade.

A concepção do Enbrel girava em torno da descoberta dos anticorpos monoclonais nos anos 70. A capacidade de isolar e replicar anticorpos individuais permitia a indústria farmacêutica desenvolver fármacos como base em moléculas muito específicas. Esses anticorpos, injetados no organismo, teoricamente, ligariam-se apenas a células muito específicas do corpo, e reagiriam somente a elas.

Por exemplo, o Enbrel funciona usando anticorpos monoclonais para interagir com determinada citocina — um sinalizador do sistema imunológico — conhecida como fator de necrose tumoral, ou TNF, na sigla em inglês. O que ele faz é enviar um sinal que provoca a morte da célula por meio da apoptose. Esse é um processo normal e crucial no nosso Festival da Vida, e é bastante elegante e ordenado. Uma célula recebe um sinal para morrer, em termos simples, um sinal para se matar, e começa a se transformar em pequenos pedaços digeríveis que depois são comidos pelos encarregados da limpeza, os macrófagos. (O termo *apoptose* vem da palavra grega para "queda".)

Com o Enbrel e outras drogas que atuam no TNF, a ideia é fazer com que as células causadoras de problemas cometam suicídio. Sem dúvida, fazer as malignas desligarem a si mesmas pode ser útil no câncer. No caso da artrite reumatoide, é vantajoso fazer com que células imunes, excessivamente zelosas, cometam apoptose. Em vez de atacar o corpo de Linda, as células se matariam.

Um fato impressionante, e mais ainda bizarro: o anticorpo monoclonal usado no Enbrel é produzido em ovários de hamster.

A dra. Lambert mal podia esperar para que o Enbrel fosse lançado. "Aquilo mudava tudo. Todos nós sabíamos. Estávamos ansiosos."

No início de 1999, Linda fez sua primeira infusão de Enbrel, com a aplicação de uma injeção na parte superior de sua coxa. Levou vários meses para surtir efeito, e então… uau.

O inchaço começou a retroceder. A dor, a diminuir.

Dentro do corpo dela, as células do sistema imunológico que atacavam as articulações estavam recebendo um sinal para se afastarem. Em outras palavras, o Enbrel não tinha aquele efeito de terra arrasada sobre o sistema imunológico de Linda, como faziam os esteroides. Em vez disso, atuava de maneira direcionada. Essa era uma parte do sonho da imunologia, remontando a Jacques Miller — compreender o sistema imunológico bem o bastante para poder alterá-lo.

"Meu sistema imunológico pode continuar a agir. O medicamento se liga às partes dele que estão me atacando e as neutraliza", contou Linda, parecendo impressionada. "A partir do momento que comecei a usar essa medicação, minha vida simplesmente mudou."

Esta droga é uma das mais vendidas em todo o mundo. Gerou uma receita de 5,5 bilhões de dólares no ano fiscal de 2017 para a Amgen, empresa que o comercializa.

A história de como esses medicamentos funcionam é ainda mais sensacional quando se trata de câncer, e vou contá-la em breve.

Mas não se trata de puro milagre. A autoimunidade é complexa demais para que um só remédio sirva a todos, e as novas drogas ainda deixam muitas pessoas se sentindo invisíveis.

Isso nos leva a Merredith Branscombe — ao mesmo tempo um eco de Linda e um perfeito exemplo contrário.

31

Merredith

Merredith, nascida apenas dois anos depois de Linda e a quase 1.500 quilômetros de distância, em Denver, acordou numa manhã, de 1977, com uma febre branda. Suas articulações doíam. Parecia que um torno as esmagava. Merredith começou a apresentar sintomas misteriosos mais intensamente durante a adolescência — um nível baixo de dores e febres, em grande parte não tratadas. Os médicos acharam que ela podia ter mononucleose.

Ela estava no mesmo barco que a mãe, que experimentava sensações incomuns, dor no corpo e inchaço, e muitas vezes tinha problemas de digestão. Merredith se lembra da mãe com a mão na testa, sentindo-se fraca. Estava doente? Era difícil dizer. Talvez tenha sido a infância dela, o segredo, e o estresse inerente a viver se sentindo sempre como alguém de fora.

A família de Merredith morava em um bairro chamado Park Hill. No final da década de 1960, a área era majoritariamente branca, mas aberta à integração. Os vizinhos não gostavam daquilo. Por diversas vezes, ao voltar para casa, a família de Merredith encontrou panfletos instando-os a deixar o bairro antes que as pessoas de cor chegassem.

A família de Merredith discordavam daquele preconceito. O pai, editor do *The Denver Post*, fez algumas pesquisas mostrando que, quando os bairros se integravam, os valores das propriedades aumentavam, em vez de diminuir. Havia maior demanda por casas. Ele escreveu o primeiro editorial do jornal a favor da integração. Na noite seguinte, um coquetel molotov foi arremessado na janela da casa deles. Era como se as pessoas brancas

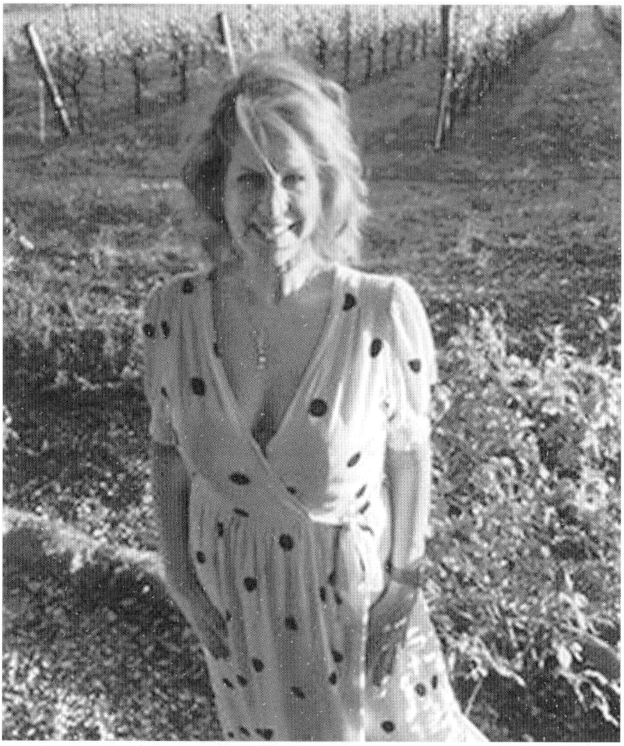

Merredith Branscombe. (Cortesia de Merredith Branscombe)

da vizinhança estivessem reagindo com exagero à presença de algo que enxergavam como "o outro". O que era "estranho"? O que era "próprio"? O país lutou consigo mesmo e se integrou.

Para a mãe de Merredith, Bea, foi tudo muito pessoal. Ela fora criada como católica, depois se tornou congregacional; casou-se com um membro da Igreja Anglicana e trabalhava com igrejas de negros e de brancos para promover a integração. Também atuou na divisão de direitos civis do estado do Colorado. Ela aprendeu da forma mais difícil a lutar pela integração.

Bea tinha escapado por pouco dos nazistas. No fundo, a experiência era uma história de como o corpo político pode se ver em uma agitação excessiva e passar a interpretar como estranho o que antes era parte de si mesmo.

Na Áustria, o avô de Bea era um barão e médico pessoal do *kaiser* — na verdade, cirurgião-geral da Áustria. Seu filho, Paul von Domeny, desempenhou um importante papel social também, como médico e herói da Primeira Guerra Mundial.

Além disso, eles eram judeus. Quando o antissemitismo se consolidou após o conflito, a família se converteu ao catolicismo para evitar perseguições. No fim das contas, a estratégia de assimilação não funcionou.

As Leis de Nuremberg foram aprovadas em 1935, negando direitos políticos e sociais básicos aos judeus, identificados não pela crença religiosa, mas pela linhagem. Esse nacionalismo mostrou-se uma espécie de distúrbio autoimune: Hitler estava atacava partes produtivas, saudáveis e essenciais de toda a Alemanha e a Áustria. Na Noite dos Cristais, em novembro de 1938, a mãe de Merredith viu o pai e a mãe serem levados para a rua, postos de quatro e obrigados a lamber cacos de vidro das janelas quebradas.

Bea contou à filha essa história numa noite, quando ela tinha 10 anos e haviam assistido a um documentário sobre a Noite dos Cristais. A mãe de Merredith nunca bebia ou chorava. Naquela noite, fez as duas coisas.

Ela recordou: "Disseram a meus pais que eles eram vermes judeus e tinham que limpar a rua. Jamais esqueci. Minha mãe, minha *linda mãe*, fizeram-na lamber até sua boca começar a sangrar. Eu estava apavorada".

Merredith perguntou: "Somos judeus?".

"Éramos judeus o bastante."

Quando a guerra começou, a mãe de Merredith e a família escaparam por pouco para Londres, onde seu pai mantinha um escritório. Eles mudaram novamente de nome, para Sutton, de modo que não fosse nem alemão nem judeu. Com os pais, Bea morou na capital inglesa durante a Blitz, sendo voluntária como Girl Guide — parte do grupo que foi precursor das Girl Scouts — e levando outras garotas para dentro dos túneis para sobreviver aos bombardeios. Seu avô, Paul von Domeny, morreu em Theresienstadt, um campo de concentração, em março de 1944, vítima da máquina autoimune de Hitler.

Talvez não seja de admirar que a mãe de Merredith tenha adoecido.

Quando Merredith era uma garotinha, em Denver, Bea sentia dores nas articulações, uma exaustão que parecia lhe deixar a mente embotada e problemas gastrointestinais. As filhas zombavam dela porque não entendiam nada.

"Penso na minha mãe às vezes e me sinto péssima por essa pequena culpa", refletiu Merredith. Sua mãe usava suplementos e todo tipo de comprimido, o que quer que os médicos lhe dissessem para tomar, para se sentir melhor. "Ela estava com dor e ninguém tinha uma explicação."

Somente no início da década de 1990 se confirmou que sua mãe sofria de colite ulcerativa e síndrome de Guillain-Barré, um distúrbio raro e desagradável. Nesse contexto, nossa elegante defesa, o sistema imunológico, se volta contra a camada que reveste as extremidades das longas células nervosas que se estendem pela periferia do corpo. Os revestimentos dos nervos, conhecidos como bainhas de mielina, são cruciais porque ajudam o corpo a transmitir informações com rapidez e eficiência ao isolar essas células e, assim, manter de fora outras informações. No caso da mãe de Merredith, porém, as células T e as células B começaram a cooperar com o ataque às bainhas de mielina.

"Guillain-Barré é chamada de síndrome, e não de doença, porque não está claro se um agente específico causador de doença está envolvido. Uma síndrome é uma condição médica caracterizada por um conjunto de sintomas", observa uma descrição fornecida pelo Instituto Nacional de Distúrbios Neurológicos e Derrame (NINDS, na sigla em inglês) dos Estados Unidos. Mais evidências do fato de que não existe um inimigo a ser apontado. Apenas o eu, voltado contra si mesmo.

Uma prova adicional do mistério da autoimunidade vem da mesma organização: "Ninguém sabe ainda por que a síndrome de Guillain-Barré — que não é contagiosa — atinge somente algumas pessoas. Tampouco se sabe exatamente o que coloca a doença em movimento".

O resultado dessa história é que Merredith apresenta uma predisposição genética a doenças autoimunes. Ela, então, começou a vivenciar seu próprio trauma.

No primeiro ano de faculdade na Northwestern, onde tinha obtido uma bolsa, Merredith foi estuprada. Ela ficou devastada, e o caso, como tantos outros incidentes dentro das universidades, não foi para a frente. Ela voltou para casa e nunca mais retornou. E ainda estava lidando com as consequências psicológicas de outro abuso sexual que sofrera no passado, quando tinha 15 anos, por um padre da igreja que a família frequentava. Ela estava resfriada na época, e o sacerdote lhe disse que faria uma sopa. Em vez disso, ele subiu em cima dela, imobilizando-a, e enfiou a língua em sua boca. Ela escapou, mas ficou imaginando se havia algo nela que a fazia uma vítima, que tornava invisíveis suas necessidades.

Em um e-mail, Merredith me escreveu:

> Uma vez que lhe contei sobre um padre ter tentado me seduzir, sobre o dar de ombros coletivo por parte dos poderes que supostamente deveriam me proteger, e o mesmo na Northwestern, espero que você entenda quando digo que o sentimento foi igual: as pessoas em quem confiei eram falíveis, talvez estivessem fazendo o melhor que podiam, provocando danos de maneira não intencional, mas eu não era importante o suficiente para fazer com que elas se desviassem de seus afazeres cotidianos.

Naquele período, seus sintomas físicos pioraram até, por fim, explodirem.

No verão de 2001, Merredith e a família viajaram para Playa del Carmen, uma cidade turística ao sul de Cancún, no México. Um dia, eles foram nadar nos cenotes, um conjunto de enormes cavernas subterrâneas exóticas. Quando voltaram para casa, Merredith se sentiu febril e com dores. As articulações doíam de forma excruciante — mas ela presumiu que fosse apenas por causa da febre. "Minha cabeça estava tão inchada que o topo do meu crânio parecia esponjoso."

A temperatura bateu os 39,5ºC.

Ela foi a um médico, que fez alguns testes. Não havia infecção. Uma febre de 39,5ºC e nenhum patógeno!

Outro especialista lhe telefonou de volta. "Sinto muito", ela se lembra de o ouvir dizer, "mas você tem lúpus." O teste mostrou que ela apresentava um anticorpo específico indicativo de lúpus — o antinuclear — em níveis mais de dez vezes acima do normal. Mas isso ainda não estava comprovado.

Merredith era totalmente ingênua no que dizia respeito ao lúpus. "Pensei: 'Bem, pelo menos, não é nada que vá me desfigurar'." Ela riu ao se lembrar.

Ela foi, então, encaminhada para uma clínica em Denver e atendida pela especialista dra. Kathryn Hobbs. Depois de algumas visitas, a médica mudou o diagnóstico oficial de Merredith para artrite reumatoide, principalmente, porque havia mais medicamentos aprovados para diagnósticos de artrite reumatoide do que para casos de lúpus.

O tratamento era bem parecido com o que fora prescrito para Linda.

Merredith começou a tomar esteroides, a primeira de muitas drogas que lhe causariam tanto mal quanto lhe ajudariam na recuperação, provocando fadiga, infecção e febre. Os esteroides a fizeram se sentir pior. Em 2002, ela tomou metotrexato, o fármaco contra câncer destinado a interagir na produção de determinadas células, privando-as de vitamina B. Um de seus "benefícios" é suprimir o sistema imunológico. Os efeitos colaterais superavam os benefícios no caso de Merredith, que o utilizou por dois meses.

O mesmo ocorreu com outra droga que ela tentou desde o início do tratamento, a azatioprina, que suprime o sistema imunológico ao interagir com as células no nível do DNA e que provoca uma série de efeitos colaterais, incluindo risco de desenvolver alguns tipos de câncer a longo prazo, segundo o American College of Rheumatology.

Em 2003, Merredith começou a tomar o Enbrel, o medicamento maravilhoso.

Funcionou muito bem por um tempo. Até que deixou de dar resultado. Os sintomas pioraram.

Havia, naquele momento, outras opções. Um concorrente do Enbrel era o Remicade, fabricado pela Janssen Biotech e aprovado pela FDA em 1999. Também bloqueava o TNF. Mas não era barato. Uma reportagem publicada no *The New York Times* quando a droga foi aprovada mencionava que o custo relativo ao tratamento de um paciente mediano com Remicade era de 9.500 dólares no primeiro ano; ainda assim, menos do que os 11.400 dólares do tratamento com Enbrel.

No caso de Merredith, o único que lucrava com o tratamento era o setor médico. Anticorpos monoclonais não funcionavam com ela. Para aliviar a agonia, Merredith fazia malabarismos com analgésicos pesados, como Vioxx e Celebrex, além de tramadol. Mais medicamentos, mais desequilíbrio no sistema imunológico, nenhum alívio. Sangue nas fezes, erupções cutâneas, crises debilitantes de dor, febres, e nem um único maldito patógeno a quem culpar.

Então, a própria reumatologista de Merredith, a dra. Hobbs, começou a apresentar estranhos sintomas autoimunes. Parecia ser artrite na coluna vertebral. A médica teve que iniciar seu próprio tratamento. Não funcionou. Ela começou a desenvolver úlceras cutâneas — ataques muito mais pronunciados do que uma erupção, como se a pele estivesse sendo devorada.

Ela havia desenvolvido uma condição autoimune muito rara e perigosa conhecida como pioderma gangrenoso. Envolve grandes quantidades de fator de necrose tumoral no ataque contra o próprio organismo.

A dra. Hobbs passou aos cuidados da dra. Meg Lemon, uma dermatologista com vasta experiência em medicina interna. A dra. Lemon, coincidentemente, também prestava consultoria no caso de Merredith.

A dra. Lemon tinha fortes suspeitas de que Merredith apresentava dermatomiosite. É uma condição relativamente rara, caracterizada por erupções cutâneas e fraqueza muscular. Mas a biópsia da paciente deu negativo, ela não tinha os marcadores hematológicos que acompanham a doença.

No escritório, "tive dificuldade em convencer as pessoas", disse-me a dra. Lemon sobre o diagnóstico que fizera de Merredith. Mas a médica podia ver as evidências com seus próprios olhos. Podia ver as erupções, e sabia das experiências regulares de Merredith com dor e fraqueza. "Vi suas erupções e falei: 'É isso o que você tem.'"

No fim das contas, porém, a dra. Lemon admitiu que Merredith era um exemplo clássico de algo que ela vê o tempo todo no campo da autoimunidade. "Ouvimos as histórias dos pacientes e tentamos encaixá-las no que já se sabe, mas milhões de pessoas não se encaixam. Elas não estão inventando o que sentem, não são doidas. Nós simplesmente ainda não sabemos o que está errado."

Para essas pessoas, a dra. Lemon diz que "a ciência ainda não chegou lá".

Em algum momento, espero que em breve, a causa dos sintomas se torne mais clara, e um tratamento mais específico do que o disponível com Humira, Remicade ou esteroides irá surgir. A dra. Lemon observou que o progresso nas últimas décadas foi imenso. A esperança é real, e a razão do otimismo é grande.

Mas também é hora de ver as mulheres invisíveis. A situação delas é genuína. Veja o que aconteceu com a dra. Hobbs, reumatologista de Merredith.

"Foi um dos casos mais estupidamente horríveis", disse a dra. Lemon.

Os neutrófilos da dra. Hobbs começaram a corroer sua pele. A pele é a primeira camada do sistema imunológico; é o escudo. Ela tentou todos os tipos de tratamento para deter os ataques.

Merredith, que havia se tornado amiga da dra. Hobbs, disse que os tratamentos da médica se transformaram num dilema. Eles ofereciam a esperança de arrefecer o sistema imunológico; por outro lado, reduzir as defesas significava que, quando a infecção chegasse, a dra. Hobbs teria menos capacidade de combatê-la. Ela enviou a Merredith, por SMS, imagens de furúnculos em seu corpo.

Em fevereiro de 2015, ela mandou outra mensagem: "Essa é a coisa mais terrível que já aconteceu comigo. Não consigo parar de chorar. Estou com muito medo de todos esses médicos achando que vou morrer". Em março, a dra. Hobbs disse a Merredith que estava perto de contrair sepse, uma infecção sistêmica que entra na corrente sanguínea e sobrecarrega o corpo.

Em 9 de outubro, mandou outra mensagem: "Desculpe, M. Estou muito doente agora. Tentando ficar fora do hospital. Tenho mais ameaças ruins. Estou tomando antibióticos na veia quatro vezes ao dia".

Muitíssimo amada, a dra. Kathryn Hobbs morreu em 25 de outubro de 2016, tragada por seu próprio sistema imunológico e pelo impossível desafio de sair ilesa ao tentar se tratar.

Como disse a dra. Lemon, "ela morreu daquela que é absolutamente a mais odiosa doença autoimune".

A essa altura, Merredith já havia passado mais de uma década procurando uma forma de deter seu sistema imunológico. Isso a devastou em termos físicos, emocionais e espirituais. Ela se entupia de medicamentos destinados a retardar as investidas de suas células imunológicas nas articulações, no trato gastrointestinal, na pele e no músculo cardíaco. Os remédios a deixavam exposta a infecções frequentes. Ela era uma farmácia ambulante, uma sopa de letrinhas de remédios. Esta é a lista que ela fez para mim detalhando os medicamentos que tomava em 2014 ou que tinha tomado regularmente antes disso:

- Esteroides (só quando houvesse uma infecção real; não sei por quê)
- Metotrexato
- Imuran
- Enbrel — injeções, por cerca de um ano, talvez dois
- Medicamentos para dor e outros efeitos colaterais:
  - Opioides (parei de tomá-los há alguns anos)
  - Bextra, Vioxx, Celebrex
  - Adderall (conforme necessário, para o embotamento mental)
  - Tramadol (conforme necessário, para dor)
  - Topamax, Neurontin — esses são medicamentos anticonvulsivos; na verdade, não tenho certeza de por que foram prescritos.
  - Valium, ciclobenzaprina — para ajudar no sono. A exaustão costuma forçar pacientes como eu a se automedicar com cafeína, mas depois não conseguimos dormir. Por fim, acabei desistindo dos remédios

> para dormir porque eu ficava aérea demais depois, e se juntar isso com o embotamento mental do lúpus, não é um bom cenário para uma paciente que ainda tenta se manter funcional e profissionalmente ativa. Mas é provável que eu tenha tomado ciclobenzaprina, em particular, ao longo de uma década, intermitentemente.

Ela não sabia dizer o que a fazia se sentir pior, a doença ou os remédios. Sua própria reumatologista tinha uma doença autoimune e morreu dos efeitos colaterais da mesma medicação que lhe fora prescrita.

No final de 2015, Merredith se viu diante de um novo conjunto de sintomas. Ela escreve muito bem, e nada que eu faça se compara ao comovente e-mail que ela me enviou sobre o que aconteceu em seguida:

> Eu estava sentada na cama no final da manhã, depois da terceira noite consecutiva de uma dor tão forte que me tirou de um sono à base de remédios. Eu tinha retornado do México e *de novo* estava doente, mas os sintomas eram novos. Eu estava exausta, exasperada, desesperada, e esperando encontrar algo que acrescentasse algum contexto ou *insight* sobre o que se passava.
>
> A casa estava silenciosa; eu tentava trabalhar de lá porque me sentia cansada demais e com muita dor para ir ao escritório. Tinha passado a maior parte da noite tentando tudo que podia: alongamento, analgésicos, massagem, banho quente, banho frio — mas a dor continuava, como se alguém tivesse enfiado facas em ambos os lados do meu corpo e as penetrasse mais fundo em meus músculos. Não havia alívio, não importava o que eu tentasse.
>
> Eu precisava de uma solução: ainda tenho uma empresa para administrar e filhos para criar, então não podia me drogar até perder os sentidos. Naquela manhã, eu me voltei para o Google como se o *site* fosse uma espécie de Nossa Senhora: aqueles sintomas eram novos e extremamente dolorosos, e eu queria verificar de antemão se a nova dor poderia ser parte da minha condição médica ou efeito colateral do tratamento. Meu raciocínio era que, para ligar para meu médico, antes eu deveria conferir se aquilo não era "parte da doença", como eu já tinha

ouvido tantas vezes ao longo dos anos. Digitei “minociclina + autoimune”, pensando que talvez eu fosse encontrar os efeitos colaterais ou os protocolos. Esperava encontrar algo reconfortante; mas, em vez disso, encontrei algo chamado “síndrome autoimune induzida por minociclina”. Em suma, o que eu estava tomando poderia provocar minha condição ou agravá-la. Eu me lembro de pensar: “Que p***a é essa?” conforme lia os resumos dos artigos, um após o outro. Meus médicos prescreveram minociclina crônica e me disseram que era “menos tóxica”, mas não se preocuparam em procurar os estudos ou não sabiam sobre eles ou não se importavam — estatisticamente, funcionava ou não. Mas e se as outras coisas que eu estava fazendo — evitar sol, açúcar, etc. — fossem o que ajudava, e a minociclina *não* estivesse ajudando nem atrapalhando?

O que veio à minha cabeça, desenterrada de forma inesperada, foi esta frase do poema de William Butler Yeats, “Among school children”:

Como podemos distinguir o dançarino da dança?[3]

Em minha jornada desde o diagnóstico até aquele dia, eu tinha sido uma paciente obediente. Tinha feito o que eles pediam, exceto os esteroides e a família do metotrexato, porque eu havia inutilmente (para eles) apontado que eles faziam com que eu me sentisse pior. Contando apenas minha mãe, eu e minha filha, são três gerações de mulheres que confiaram em médicos/avanços médicos para ajudá-las, mesmo quando a ajuda piorou tudo.

Parecia que eu estava saindo da trilha — quase fisicamente. Sozinha.

Eu não seria protegida nem salva. Soa melodramático, mas não parecia urgente nem excitante. Em vez disso, significa apenas que outras opções haviam sido eliminadas. Eu poderia continuar tomando algo que comprovadamente também *provoca* minha doença, subir os degraus em direção a tratamentos cada vez mais horríveis, como o Rituxan, enquanto esperava a próxima droga revolucionária ser aprovada pela FDA... ou eu poderia tentar ajudar a mim mesma.

[3] Tradução de José Paulo Paes que aparece na obra *O castelo de Axel: estudo sobre a literatura imaginativa de 1870 a 1930*, de Edmund Wilson. São Paulo: Cultrix, 1971.

Eu me lembro de olhar para o céu naquele dia, um daqueles típicos primeiros dias de inverno de Boulder, com uma luz do sol transparente e fria, de olhar para onde minha mãe deveria estar, em termos simbólicos, e perguntar a ela em voz alta: "Será que já não está difícil o bastante?".

Senti uma imensa tristeza, mas não estava apavorada. Olhando para trás, acho que é porque ter uma porta fechada é estranhamente libertador. É uma questão de... estatística.

Uma nova jornada começou para Merredith, uma experiência inédita. Haveria alguma forma de salvação que ela pudesse encontrar (não que já não estivesse tentando)? Merredith voltou ao básico, com dieta, estilo de vida e um monte de outros métodos naturais — meticulosamente pesquisados por ela — que oferecem algumas pistas sobre o modo como muitos de nós podem encontrar o equilíbrio. (Por exemplo, ela toma vitamina D, porque não pode pegar sol, e um coquetel de suplementos — C, B, ferro, ubiquinona — que se mostraram menos tóxicos para ela.)

A dra. Lemon tem muito a falar sobre esse assunto. Parte parece contraditória, mas, agora que você sabe mais sobre o sistema imunológico e seu delicado equilíbrio, deve fazer muito sentido.

Segundo a dra. Lemon, não é raro pacientes com erupções cutâneas estranhas ou outros sintomas incomuns entrarem em seu consultório repetindo a mesma história. "Eles dizem que têm um sistema imunológico fraco. Eles se enveredaram pela 'toca do coelho' que é a internet, lendo textos de pessoas que se proclamam especialistas e falam para eles estimularem esses sistemas. Quando pessoas lhe dizem que seu sistema imunológico está fraco, elas estão erradas. Qualquer um que queira estimulá-lo não sabe o que está dizendo."

Ou melhor, não da maneira que eles afirmam.

A dra. Lemon acredita que uma ótima forma de manter o sistema imunológico em equilíbrio é... comer a comida que você deixa cair no chão. Sua filosofia, como ela mesma diz, é que as pessoas precisam parar de limpar exageradamente os ambientes em que vivem, de modo que seu sistema imunológico seja apresentado a muitas bactérias, parasitas e outros patógenos, e possa reagir a eles, conforme milhões de anos de evolução o ensinaram a fazer.

Essa filosofia é cada vez mais amplamente aceita. É chamada de hipótese da higiene, e a ideia geral é que estamos privando nosso sistema imunológico de treinamento e atividade ao manter um foco obsessivo e excessivo por limpeza.

"Costumo dizer às pessoas que, quando deixarem comida cair no chão, por favor, apanhem e comam. Livre-se do sabonete antibacteriano. Imunização! Se uma nova vacina aparecer, vá lá e tome. Eu imunizei meus filhos contra tudo que foi coisa. Então tudo bem se eles comerem sujeira. Temos animais em nossas casas e eles dormem conosco. Se seu cachorro fizer cocô no chão, limpe, claro, mas não precisa usar alvejante. Você não só deve tirar meleca do nariz, como comê-la."

Sério?

"Sim", diz a dra. Lemon, "por que não?"

"Nosso sistema imunológico precisa ter trabalho. Evoluímos ao longo de milhões de anos para tê-lo sob ataque constante. Agora, ele está sem nada para fazer."

Nossa elegante defesa cresceu sem sossego.

"Mas é uma conversa difícil de ter com os pacientes. Eles sofreram uma lavagem cerebral e estão convencidos de que possuem um sistema imunológico fraco. As pessoas olham para mim como se eu fosse louca."

O número de pessoas que sofrem de algum distúrbio autoimune ou alergias comuns aumentou drasticamente.

Estão surgindo cada vez mais evidências de que o equilíbrio do nosso sistema imunológico mudou, de como o mundo moderno o perturbou.

A dra. Lemon está maluca? Você deve tirar meleca?

Aqui, vou direcionar o foco para quatro fatores principais da vida cotidiana que têm impacto na autoimunidade e na imunidade de maneira ampla, na vida de Linda e Merredith, Bob e Jason, na minha e na sua. Esses quatro fatores são o sono, o estresse, o intestino e a higiene.

Todas essas estradas acabarão por nos levar de volta a Jason, e à batalha épica travada em seu Festival da Vida.

32

Devemos tirar meleca?

Não ria. As questões a seguir são sérias. Devemos tirar meleca? Seus filhos devem tirar meleca?

"Não sei. Pode ter algumas consequências sociais negativas", disse-me uma epidemiologista. Ela estava muito séria: o maior inconveniente de tirar meleca (e comer) talvez fossem as consequências sociais. É possível que na verdade seja uma vantagem para a saúde?

Seus filhos devem comer sujeira? Talvez.

Devemos usar sabão antibacteriano ou higienizante para as mãos? Não.

Estamos tomando antibióticos demais? Sim.

Para respostas mais completas, vamos viajar até a Londres do século XIX.

O volume 29 do periódico *The British Journal of Homeopathy*, publicado em 1872, inclui uma observação surpreendentemente cautelosa sobre a febre dos fenos: "Dizem que a febre dos fenos é uma doença aristocrática, e não há dúvida disso, pois, se não está quase que restrita às classes mais altas da sociedade, é raro, se é que existe, um caso em que tenha infectado uma pessoa sem estudos".

Febre dos fenos é um termo genérico para alergias sazonais a fatores como pólen e outras substâncias irritantes transportadas pelo ar. Aliás, esse ensaio do século XIX afirma que pode ser difícil distinguir a febre dos fenos da asma ou do reumatismo. Isso é digno de nota, porque os dois últimos são distúrbios autoimunes, e alergias surgem como um parente próximo. O sistema imunológico está agindo de maneira excessiva.

Com a noção de que a febre dos fenos era uma doença aristocrática, os cientistas britânicos estavam chegando perto.

Mais de um século depois, em novembro de 1989, outro artigo altamente influente foi publicado sobre o tema da febre dos fenos. O texto era curto, menos de duas páginas no *BMJ*, publicação médica britânica, e se intitulava "Hay fever, hygiene, and household size" [Febre dos fenos, higiene e tamanho da família]. O autor analisou a prevalência da doença entre 17.414 crianças nascidas em março de 1958. Dentre as 16 variáveis que o cientista explorou, ele descreveu uma associação "mais impressionante" entre a probabilidade de uma criança apresentar alergia da febre dos fenos e o número de irmãos dessa criança. Era uma relação inversamente proporcional, significando que quanto mais irmãos a criança tivesse, menor a probabilidade de apresentar a alergia. Não apenas isso: os jovens com maior probabilidade de ter alergias — também conhecidas como doenças atópicas — eram aquelas que não tinham irmãos mais velhos.

O artigo levantava a hipótese de que "as doenças alérgicas eram prevenidas pela infecção na primeira infância, transmitida por contato não higiênico com irmãos mais velhos ou adquirida no período pré-natal de uma mãe infectada pelo contato com seus filhos mais velhos.

"No decorrer do século passado, o declínio do tamanho das famílias, a melhoria das instalações domésticas e os padrões mais elevados de higiene pessoal reduziram a oportunidade de infecção cruzada em famílias jovens", diz o artigo. "É possível que isso tenha resultado em uma expressão clínica mais difundida de doenças atópicas, emergindo entre pessoas mais ricas, como parece ter ocorrido na febre dos fenos."

Esse é o nascimento da *hipótese da higiene*. Ela fornece uma das mais reveladoras e vívidas percepções sobre os desafios que os seres humanos enfrentam no relacionamento com o mundo moderno. Em suma, essa batalha gira em torno da ideia de que evoluímos ao longo de milhões de anos para sobreviver no ambiente que nos rodeia. Durante a maior parte da existência humana, ele foi caracterizado por adversidades extremas, como escassez de comida — ou alimentos que poderiam provocar alguma doença —, condições insalubres, água suja, tempo seco, e assim por diante. Era um ambiente muito perigoso, sendo um tanto trabalhoso sobreviver nele.

No centro de nossas defesas estava o sistema imunológico. Elas são o produto de milênios de evolução, assim como ocorre com uma pedra em um rio, moldada pela água que corre sobre ela e pelos tombos que experimenta em sua jornada curso abaixo.

Ao longo do caminho, nós, humanos, aprendemos a dar passos para reforçar nossas defesas. Antes da descoberta dos medicamentos, desenvolvemos todo tipo de costume e hábito para apoiar nossa sobrevivência. Dessa forma, pense no cérebro — o órgão que nos ajuda a desenvolver hábitos e costumes — como mais uma faceta do sistema imunológico. Por exemplo, usamos nosso cérebro para descobrir comportamentos eficazes. Começamos a lavar as mãos ou tomamos cuidado para evitar certos alimentos que poderiam ser perigosos ou fatais. Algumas culturas evitam carne de porco, que apresenta alta suscetibilidade à triquinose; outras baniram a carne de boi, com suas tóxicas cargas de *E. coli*. A lavagem é mencionada no Êxodo, um dos primeiros livros da Bíblia: "Lavarão, pois, as mãos e os pés, para que não morram".

Nossas ideias evoluíram, mas, em grande parte, nosso sistema imunológico permaneceu o mesmo. Isso não significa que não sofreu mudanças. Ele responde ao ambiente e aprende, o que é fundamental para a divisão conhecida como sistema imunológico adaptativo. O sistema imunológico entra em contato com várias ameaças, desenvolve uma resposta imunológica e, em seguida, torna-se muito mais apto a enfrentar essa ameaça no futuro. Assim, adaptamo-nos ao nosso ambiente.

Mas adaptação não é o mesmo que evolução. A primeira envolve responder ao ambiente dentro dos limites das capacidades físicas individuais. Um exemplo ao acaso: se você souber que é mais provável pegar um pássaro se caçar ao amanhecer, você acordará cedo e sairá para caçar. Você está se adaptando ao ambiente. A segunda, por outro lado, envolve fundamentalmente a mudança de nossas capacidades físicas ao longo de muitas gerações. A evolução, neste caso, pode otimizar nossa capacidade de captura de pássaros pelo desenvolvimento de asas. Para que os humanos se tornassem criaturas aladas, levaria eras.

O que isso tem a ver com seu sistema imunológico e as alergias? Muito. Para sobreviver, nos *adaptamos* dentro do limite de nossas capacidades físicas. Lavamos as mãos, varremos o chão, preparamos a comida ou evitamos determinados alimentos. Nós aprendemos e nos adequamos.

Nosso aprendizado e nossa adaptação começaram a se intensificar à medida que passamos a nos valer de descobertas anteriores. As revelações humanas vieram aos trancos e barrancos. Desenvolvemos medicamentos, como vacinas e antibióticos. Quase da noite para o dia, mudamos o ambiente com o qual nosso sistema imunológico interagia. Melhoramos a higiene dos animais que criamos e abatemos e de nossas colheitas e cozinhas. Nas áreas mais ricas do mundo, em particular, purificamos a água, desenvolvemos instalações de encanamento e de tratamento de resíduos; isolamos e matamos bactérias e outros germes. Mas, em grande parte, nosso sistema imunológico continua sendo o mesmo que os seres humanos sempre tiveram. Ele se desenvolveu e evoluiu para nos permitir sobreviver em um tipo particular de ambiente — um repleto de patógenos. Em determinado aspecto, demos uma grande ajuda ao nosso sistema imunológico. Sua lista de inimigos foi atenuada. Em outro, porém, ele está dando sinais de que não consegue acompanhar essa mudança.

Em nível mais profundo, criamos um descompasso entre nosso sistema imunológico — um dos mais longevos e sofisticados atos de equilíbrio do mundo — e nosso ambiente. Graças a todo o poderoso aprendizado que temos feito como espécie, o sistema imunológico deixou de ter uma interação regular com germes que ajudaram em seu aprimoramento, que o "treinaram". Ele não se depara mais com tantas ameaças quando somos bebês. E não só porque nossas casas são mais asseadas, mas também porque nossas famílias são menores (menos crianças mais velhas para levar os germes para casa), nossos alimentos e água são mais limpos, nosso leite é esterilizado, e assim por diante.

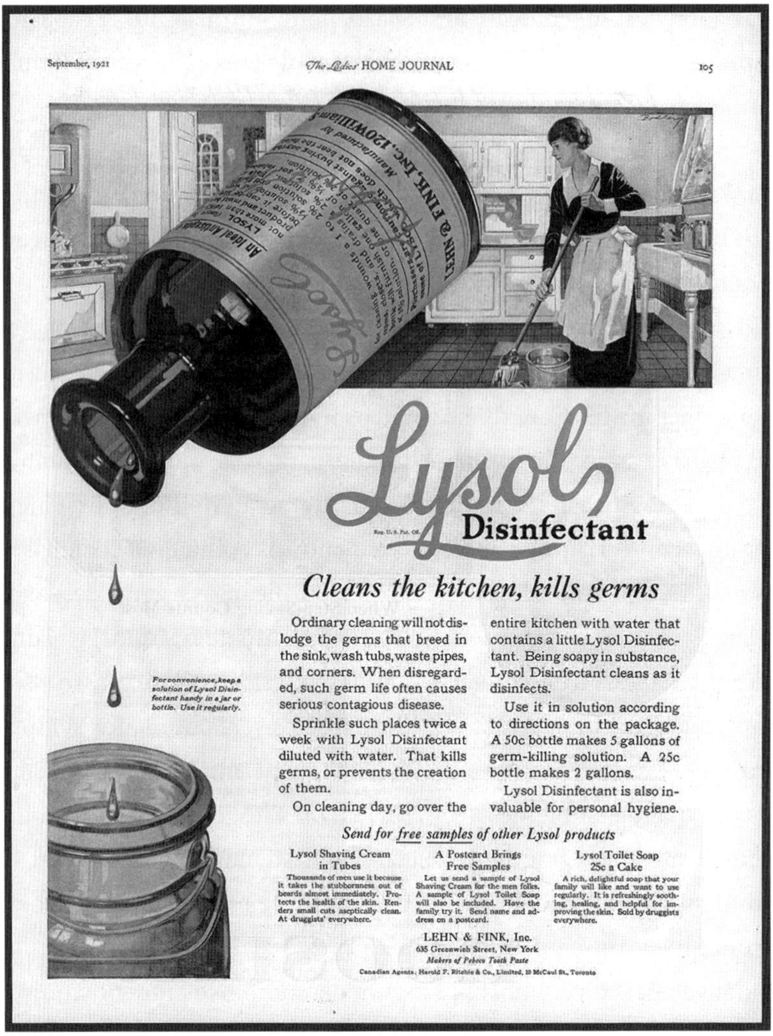

Propaganda de 1921 do desinfetante Lysol. Matar germes tem sido ótimo para os negócios, mas talvez nem tanto para a saúde pública.

O que faz um sistema imunológico quando não está devidamente treinado?

Apresenta uma reação exagerada. Padece por coisas como ácaros ou pólen. Desenvolve o que chamamos de alergia, ataques crônicos do sistema imunológico — inflamação —, de uma maneira que é contraproducente, irritante e até perigosa. Tem se verificado um aumento na autoimunidade também.

Os números são significativos.

O percentual de crianças nos Estados Unidos com alergia alimentar cresceu 50% entre as aferições entre 1997-1999 e entre 2009-2011, de acordo com o CDC.

De magnitude semelhante, o aumento nas alergias de pele foi de 69% durante o mesmo período, resultando em 12,5% das crianças americanas com eczema e outras irritações.

Em consonância com os temas mencionados anteriormente neste capítulo, as alergias alimentares e respiratórias aumentam com o nível de renda. Mais dinheiro, que, em geral, relaciona-se a mais educação, significou maior risco de alergias. É possível que seja um reflexo das diferenças entre quem relata tais alergias, mas também das diferenças no ambiente.

Essas tendências também podem ser observadas em outros países. As alergias cutâneas "duplicaram ou triplicaram nos países industrializados durante as últimas três décadas, afetando de 15% a 30% das crianças e de 2% a 10% dos adultos", segundo um artigo publicado pela Sociedade Britânica de Imunologia. A asma, diz o artigo, "está se tornando uma epidemia".

Em 2011, uma em cada quatro crianças na Europa tinha algum tipo de alergia, e o número estava aumentando, de acordo com um relatório da Organização Mundial de Alergia. Reforçando a hipótese da higiene, o relatório indica que, com base nos estudos de migração, alguns tipos de alergia e de autoimunidade aumentam à medida que as pessoas se deslocam dos países mais pobres para os mais ricos. A prevalência do diabetes é maior nos paquistaneses que se mudam para o Reino Unido do que naqueles que permanecem no Paquistão. A incidência de lúpus é maior entre os afro-americanos do que entre os africanos ocidentais, observa o documento.

Existem tendências semelhantes com doença inflamatória intestinal, lúpus, doenças reumáticas e, em particular, com a doença celíaca. Ela faz com que o sistema imunológico reaja exageradamente à molécula da proteína do glúten. Esse ataque, por sua vez, danifica as paredes do intestino delgado. Pode soar como uma alergia alimentar, mas é diferente, em parte, por causa dos sintomas. No caso de um distúrbio autoimune como esse, a inflamação acontece na área do ataque; o sistema imunológico ataca a proteína e as regiões associadas.

Alergias podem gerar uma resposta mais generalizada, como ao amendoim, que pode levar à inflamação da traqueia, conhecida como anafilaxia, que provoca asfixia.

Tanto no caso das alergias quanto no da autoimunidade, contudo, o sistema imunológico reage de forma mais enérgica do que de outro modo, ou do que é "saudável" para o hospedeiro (sim, estou falando de você).

Isso não quer dizer que todos esses aumentos se devam a uma melhor higiene, a uma queda na infecção infantil e à associação com a riqueza e a educação. Houve muitas mudanças em nosso ambiente, incluindo novos poluentes. Existem também fatores genéticos. Mas a hipótese da higiene — e, quando se trata de alergia, a relação inversa entre processos industrializados e saúde — prevalece.

Um estudo instrutivo tem a ver com os amish.

Os amish não são famosos por tornar as coisas excitantes, mas esse é o tipo de estudo que faz com que os pesquisadores se entusiasmem. Foi analisada a prevalência de alergia entre duas comunidades, uma amish em Indiana e outra huterita em Dakota do Sul. Por que esse estudo em particular é tão emocionante para os cientistas? Porque os dois grupos permaneceram relativamente isolados desde que se mudaram para os Estados Unidos, há centenas de anos (os amish em 1700, vindos da Suíça, e os huteritas em 1800, do sul do Tirol, na fronteira do mesmo país com o norte da Itália). O resultado: descendem de um estoque genético um tanto similar e têm abordagens parecidas quanto a aspectos que causam impacto nas alergias, incluindo famílias numerosas, altas taxas de vacinação e, observa o estudo, "tabus em relação a animais de estimação". Mas não em relação aos animais para alimentação. Aí, não existe tabu nenhum.

Os amish do estudo "praticam agricultura tradicional, vivem em fazendas leiteiras unifamiliares e usam cavalos para trabalho de campo e transporte. Os huteritas vivem em grandes fazendas comunais altamente industrializadas".

Há outra grande diferença, esta relacionada com a prevalência de alergia. Apenas 5% dos alunos da escola amish sofriam de asma, enquanto entre os huteritas o índice era de 21%.

Usando uma escala um pouco menor de sensibilidade — chamada de sensibilização alérgica —, 7% das crianças amish se enquadravam, contra 33% das huteritas.

Os pesquisadores se perguntaram o que fazia com que dois grupos de pessoas com origens genéticas tão semelhantes, igualmente isoladas de outros grupos em termos culturais e ambientais, tivessem perfis de alergia tão diferentes.

Uma pista poderosa que eles descobriram foi que os lares dos amish eram muito mais propensos a ter alérgenos "de gatos, cães, ácaros e baratas". Entre os lares Amish, 40% os tinham, em comparação com 10% dos lares huteritas. Você ia preferir viver na casa dos huteritas, certo?

Estamos só começando.

Os resíduos de bactérias, do tipo que provoca doenças, eram quase sete vezes maiores nos lares amish.

Agora a reviravolta. Os pesquisadores analisaram o corpo de indivíduos amish e encontraram uma evidência que virou de ponta-cabeça aquela aversão precipitada. As crianças amish apresentavam uma proporção maior de células do sistema imunológico chamadas neutrófilos. Você se lembra deles? São os combatentes da linha de frente.

Entre os amish, havia também uma proporção um pouco menor de eosinófilos, outro tipo de glóbulo branco. São combatentes robustos, pau para toda obra, essenciais para destruir vírus, bactérias e parasitas. Podem provocar inflamação, que, como você sabe agora, é uma faca de dois gumes. De fato, eles estão altamente associados a alergias e autoimunidade quando suas contagens são elevadas; em excesso, podem ser indicadores de asma e eczema, lúpus, doença de Crohn e outras patologias.

Os amish e os huteritas foram submetidos a um tipo de bactéria conhecido por desencadear uma forte resposta do sistema imunológico medida pelos níveis de citocinas, como interferon, interleucinas e outras. No geral, as bactérias estimularam as mesmas 23 citocinas, mas em proporções mais baixas nos amish.

"Em comparação com os huteritas, os integrantes do outro grupo, que praticam agricultura tradicional e estão expostos a um ambiente rico em micróbios, mostraram taxas extremamente baixas de asma e perfis imunológicos distintos, que sugerem efeitos profundos na imunidade inata", diz o *The New England Journal of Medicine.*

Os pesquisadores então fizeram estudos em camundongos para tentar reproduzir os resultados. Mostraram que camundongos criados em ambientes relativamente ricos em micróbios, assim como os amish, desenvolveram sistemas imunológicos mais eficazes em aspectos fundamentais do que os criados em ambientes semelhantes ao dos huteritas.

Reproduzo a seguir um trecho do estudo em toda a sua glória científico-vernacular, em parte, porque os leitores que chegaram até aqui adquiriram a capacidade de entender a maior parte dele.

> A concordância entre os achados de estudos em humanos e camundongos foi notável: em ambos, a proteção foi acompanhada por níveis mais baixos de eosinófilos, níveis mais altos de neutrófilos, respostas de citocinas em geral, suprimidas e nenhum aumento nos níveis de células T reguladoras ou da interleucina-10. Assim, a descoberta de que essas características eram amplamente dependentes de vias imunes inatas em camundongos sugere que a sinalização imunológica inata também pode ser o alvo primário de proteção nas crianças amish, nas quais as respostas imunológicas adaptativas a favor do fluxo também podem ser moduladas.

Agora, em linguagem clara e simples. A poeira, a imundice dos animais de estimação, o miasma de barata e o resíduo de curral, longe de serem inimigos, afetavam o sistema imunológico por meio de dois caminhos, o inato e o adaptativo, e as crianças amish tinham muito menos probabilidade de ter alergia.

Então, talvez você deva tirar meleca e comer. O estudo não fala sobre isso. Mas pode explicar o desejo que às vezes sentimos. Talvez estejamos enfiando alguns germes pela narina para provocar o sistema, da mesma forma que os pequenos colocam muitas coisas em suas bocas. Nas primeiras páginas deste livro, citei um conhecido imunologista que afirmava que crianças deveriam comer sujeira todo dia. Mesmo sendo um exagero, neste momento você consegue entender o que ele queria dizer.

Muitos produtos foram comercializados para sugerir o contrário.

Quando eu era criança, colecionava Wacky Packages, cartões e adesivos que parodiavam as principais marcas de produtos americanos. Cada pacote vinha com um chiclete rosa retangular que parecia ter sido fabricado no século XVIII. Entre os que entraram na seleção dos Wacky Packages estavam vários produtos de higiene e limpeza

Não é de se admirar esse foco nos itens de higiene e limpeza. Esse tipo de produto foi propagandeado vigorosamente durante um surto de marketing relacionado ao assunto que começou no final do século XIX, de acordo com outro estudo, publicado pela Association for Professionals in Infection Control and Epidemiology em 2001. Isso mesmo: pesquisadores da Universidade Columbia tentavam entender por que ficamos tão enamorados por sabões industrializados. Alguns destaques:

- O catálogo da Sears, no início do século XX, apresentava anúncios de amônia, bórax, sabão em pó e sabonete.
- Do início à metade do século XX, a fabricação de sabão nos Estados Unidos aumentou 44%, coincidindo com grandes melhorias no abastecimento de água, no descarte de lixo e nos sistemas de esgoto.
- O marketing arrefeceu nas décadas de 1960 e 1970, conforme antibióticos e vacinas foram entendidos como resposta ao problema, sendo diminuída a ênfase na responsabilidade pessoal.

- Então, a partir do final dos anos 80, o mercado para produtos de higiene — do lar e de uso pessoal — cresceu 81%. Os autores citam o "retorno da preocupação pública com a proteção contra doenças infecciosas", e é difícil não pensar na AIDS como parte dessa preocupação. Se você trabalha com marketing, não deixe passar uma crise, pois as mensagens terão impacto. O estudo cita uma pesquisa da Gallup de 1998 que descobriu que 66% dos adultos se preocupavam com vírus e bactérias, e 40% "acreditavam que esses micro-organismos estavam se tornando mais difundidos". A pesquisa também relatou que 33% dos adultos "expressaram a necessidade de ter produtos de limpeza antibacterianos para proteger o ambiente doméstico", e que 26% acreditavam que eles eram necessários para proteger o corpo e a pele.

Eles estavam errados.

E não é apenas o público que tem estado equivocado em suas percepções. Muitos médicos estão enganados ou estão sendo irresponsáveis quando se trata de um tema importante: o uso de antibióticos.

Já descrevi os antibióticos como uma descoberta maravilhosa e revolucionária. Ao mesmo tempo, a vasta prescrição desnecessária deles é ruim para os indivíduos, que tomam medicamentos dos quais não precisam — que matam bactérias importantes em seu corpo —, e, pior ainda, para a sociedade como um todo. O que ocorre é que as bactérias evoluem, em alta velocidade, de modo a sobreviver aos antibióticos. As que sobrevivem são chamadas de superbactérias. O nome soa apocalíptico, mas elas são bem, bem reais.

Um relatório publicado no final de 2014 revelou que, anualmente, 700 mil pessoas morrem de infecções comuns provocadas por bactérias que se tornaram resistentes aos medicamentos.

É claro que elas evoluem para se tornarem resistentes! Como qualquer criatura, elas sofrem mutação, e as mutantes resistentes às drogas são as que têm maior probabilidade de sobreviver. Isso é ciência básica.

E bactérias estão entrando em contato com antibióticos em todo o lugar. Não só eles estão entre os medicamentos mais prescritos no mundo todo, como são amplamente utilizados para engordar galinhas, porcos e outros animais. O seu uso na produção de carne permite crescimento e fornecimento muito mais rápidos, criando proteínas mais baratas. Esse é um grande negócio, sobretudo nos países em desenvolvimento. Mas o uso de antibióticos não se limita apenas aos países de economias emergentes; em 2015, mais de 15 mil toneladas de antibióticos para uso em "animais destinados a abate" foram vendidos nos Estados Unidos, segundo a FDA. Esse montante responde por cerca de 80% dos antibióticos utilizados em todo o país.

O uso pesado desse fármaco no mundo inteiro tem posto enorme pressão sobre as bactérias para que evoluam. E os cientistas descobriram que elas estão escapando do remédio mais depressa do que o esperado por causa do modo como estão evoluindo. As bactérias têm trocado entre si um código genético que lhes permite evitar ataques de antibióticos. Aquelas que estão sob o ataque podem efetivamente pedir ajuda às companheiras (*Envie-me algum material genético protetor!*), e a resistência pode ser transferida.

O relatório de 2014 previu que, por volta de 2050, 10 milhões de pessoas morrerão a cada ano por causa de bactérias que se tornaram resistentes, o que, a essa altura, será mais do que os 8,2 milhões de pessoas previstas para morrer de câncer no mesmo ano. É preciso admitir que essa é uma das três principais crises médicas que nosso mundo enfrenta, tão disseminada e compartilhada quanto a mudança climática, mas com um impacto muito mais imediato.

Um cientista que encabeçou os esforços na Organização Mundial de Saúde para desenvolver uma política mundial de limitação do uso de antibióticos me contou que, filosoficamente, há uma lição que vai contra um século de marketing: não ficamos mais seguros quando tentamos eliminar todos os riscos do nosso ambiente.

"Temos que nos livrar da ideia de aniquilar essas coisas em nosso ambiente. Isso é resultado do medo."

Quão fácil é jogar com o temor que sentimos de ter mais bactérias se aglomerando em nosso corpo?

Na verdade, mais delas pode ser exatamente do que precisamos.

Neste ponto, faremos uma breve retomada da história de Linda Segre, a golfista que sofria de uma terrível artrite reumatoide. Apenas dois anos antes, como sua vida estava de volta aos eixos — ela havia se tornado vice-presidente executiva da Diamond Foods —, Linda recebeu um pedido incomum de um grupo de elite ao qual pertencia, composto de executivos de alto nível. O objetivo do grupo era fazer com que os executivos se comunicassem, compartilhassem sua sabedoria e suas experiências, e também mantê-los a par das questões atuais do mundo. O que incluía a saúde deles.

O grupo enviou uma mensagem perguntando aos membros se gostariam de avaliar a saúde de seu intestino. Claro, pensou Linda. Então ela fez o que eles pediram, e lhes enviou uma amostra fecal.

Essa ação leva ao centro de outro aspecto essencial para o aumento dos casos de alergia e autoimunidade. Também diz respeito à nossa saúde geral e ao equilíbrio do sistema imunológico.

Conheçam o conjunto das bactérias amigáveis da sua vizinhança: a microbiota.

33

Microbioma

Pelo menos, metade das células do nosso corpo são bacterianas, não humanas. Cem trilhões, e estão, sobretudo, em nosso intestino. Em cada indivíduo, são chamadas de microbiota, e o conjunto e a amplitude de seu material genético é chamado de microbioma.

Uma revisão sobre o tema, escrita por pesquisadores da Universidade do Colorado em Boulder, constatou que existem 3,3 milhões de genes microbianos no intestino humano, "em comparação com cerca de 22 mil presentes no genoma humano inteiro". Outro estudo estimou que havia mil espécies de bactérias no intestino, com 5 milhões de genes. A abrangência do microbioma é, em uma palavra, enorme.

O primeiro artigo observa que os seres humanos têm praticamente o mesmo conjunto de material genético — você e eu somos 99,9% semelhantes em nossos componentes genéticos básicos. Mas o microbioma pode diferir de 80% a 90%. (Vale notar que a maioria das bactérias está no seu intestino, embora também existam quinhentas espécies delas em sua boca e, aproximadamente, o mesmo número em suas "vias aéreas", o sistema respiratório; 300 milhões estão na pele; cerca de 150 milhões, na infraestrutura genital.)

"Tudo o que vemos está coberto de micróbios. Apenas não é possível enxergá-los. Eles colonizam o mundo, mas são invisíveis para nós", explicou Sarkis Mazmanian, um professor do Caltech visto como um dos principais pensadores da área. Quando Mazmanian estava no início da carreira, e desenvolveu esse amor pelas bactérias, achava que elas eram "pequenas criaturas traiçoeiras que querem nos deixar doentes".

"Eu estava errado."

Por muito tempo, houve uma teoria que dizia que a razão pela qual podemos coexistir com as bactérias em nosso intestino era o fato de haver uma camada protetora que o recobria, agindo como uma poderosa barreira. Essa barreira, um revestimento mucoso com textura de vaselina, comporta-se como uma espécie de campo de força entre os intestinos delgado e grosso e o restante do corpo. Acreditava-se que esse revestimento impedia que nossa microbiota penetrasse em outras partes do corpo e, portanto, se mantivesse afastada do sistema imunológico. Essa teoria é chamada de ignorância imunológica.

Julgava-se, assim, que as células do sistema imunológico ignoravam a existência dessas bactérias entre nós.

Tal pensamento estava incompleto, se não inteiramente errado. Mazmanian e outros descobriram, desde então, que o gel que reveste o intestino é colonizado pela microbiota, o que deixa as bactérias muito próximas das células que podem desencadear uma resposta imunológica. Do outro lado dessa parede gelatinosa, há uma linha de células, chamadas epiteliais, carregada de gatilhos imunológicos.

Isso sugere que a microbiota se desenvolveu com a capacidade deliberada de interagir e estimular nosso sistema imunológico.

Para entender isso, dê um passo para trás e pense nos seres humanos no contexto global. Existimos em um mar literal e metafórico de bactérias. Precisamos conviver com elas da mesma forma que convivemos uns com os outros. Imagine se você estivesse em guerra com seus vizinhos o tempo todo; vocês acabariam matando uns aos outros, como os Hatfield e os McCoy.[4] Em vez disso, encontramos um terreno comum, cooperamos e talvez obtenhamos algum benefício com a convivência, estabelecendo

---

[4] Referência ao conflito entre duas famílias ocorrido na divisa entre os estados americanos de Virgínia Ocidental e Kentucky no século XIX. Em 2012, as rivalidades foram retratadas em minissérie por um canal de TV americano. (N. E.)

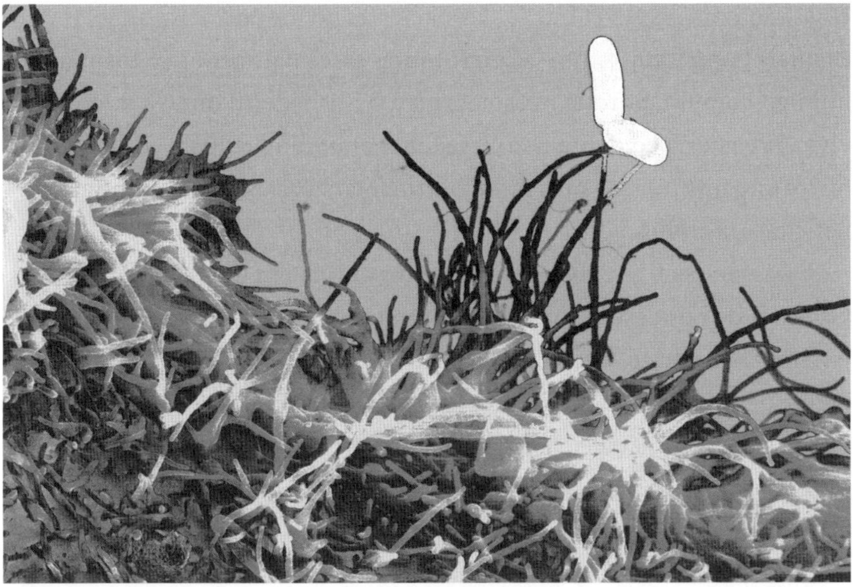

Uma bactéria Salmonella *(canto superior direito) detectada por células epiteliais no trato digestivo. (David Goulding/Wellcome Trust Sanger Institute)*

limites e colocando cercas. A relação entre humanos e bactérias é ainda mais íntima do que essa. Somos diferentes, podemos abrigar sentimentos antagônicos às vezes, mas, na maior parte do tempo, somos muito solidários um com o outro, o que é essencial para garantir a sobrevivência de ambos.

Ainda assim, do ponto de vista evolucionário e na escala geológica de tempo, o primeiro encontro entre o sistema imunológico e as bactérias não foi amigável.

"O primeiro encontro foi provavelmente antagônico — até que se alcançou uma trégua", diz Mazmanian. O sistema imunológico e as bactérias estudaram um ao outro e, por meio da evolução, travaram uma paz com benefícios mútuos. Assim, determinaram que só poderiam sobreviver juntos; serviriam ao objetivo um do outro para existir. Mazmanian chama isso de "parceria — ambos os jogadores do mesmo lado da quadra, lutando contra inimigos comuns".

Os adversários compartilhados são o punhado de patógenos — bactérias, vírus e parasitas que matariam o tecido humano. No contexto mais amplo, esses são uma pequena fração das bactérias no mundo. Para aquelas com as quais cooperamos, nossa microbiota, esses patógenos se tornam um inimigo comum, porque nosso corpo é o hospedeiro onde a microbiota vive. "A bactéria colabora com o sistema imunológico para combater um micro-organismo invasor", disse Mazmanian. "Faz sentido como um benefício para ambos."

Essa perspectiva evolucionária se desenrola em um palco individual. Cada um de nós desenvolve uma relação funcional com nosso ambiente. É um tipo de contrato social com as bactérias ao nosso redor, sendo este altamente personalizado e variável. Isso ganha ainda mais relevância por causa de uma extraordinária curiosidade científica: a microbiota do intestino de uma criança nascida de parto normal difere da microbiota de uma criança nascida de cesariana. Nos primeiros dias, nosso parceiro de negócios, o micróbio, se dissemina rapidamente. Isso fica bem ilustrado em um artigo escrito por um geneticista de Stanford em coautoria com outros estudiosos:

> A colonização microbiana do trato gastrointestinal infantil é um episódio notável no ciclo de vida humano. Toda vez que um bebê humano nasce, um ecossistema rico e dinâmico se desenvolve a partir de um ambiente estéril. Em poucos dias, os imigrantes microbianos estabelecem uma comunidade próspera, cuja população logo supera a das próprias células do bebê. A simbiose evolutivamente antiga entre o trato gastrointestinal humano e sua microbiota residente, sem dúvida, envolve diversas interações recíprocas entre a microbiota e o hospedeiro, com importantes consequências para a saúde e a fisiologia humanas. Essas interações podem ter efeitos benéficos — em termos nutricionais, imunológicos e de desenvolvimento — ou patogênicos para o hospedeiro.

Essa passagem densa, mas altamente informativa, trata da colonização bacteriana do trato digestivo do bebê. Os colonos são "imigrantes microbianos" — outra indicação do equilíbrio essencial e da indefinição do "eu". Quem somos nós e quem é o outro? O que é de fora? Para sobreviver, quão essencial é que cooperemos uns com os outros e não nos reneguemos nem nos destruamos?

O artigo traz vários outros poderosos argumentos científicos. Um deles é sobre o papel que o ambiente em que vivemos desempenha na formação da nossa microbiota. Em camundongos, bebês que vivem na mesma gaiola que as mães têm microbiota mais parecida com a delas do que bebês da mesma mãe mantidos em gaiolas separadas. Como observa o estudo: "A população bacteriana que se desenvolve nos estágios iniciais é, em grande parte, determinada pelas bactérias específicas às quais um bebê está exposto".

Para explicar por que essas bactérias são tão cruciais, vou trazer de volta rapidamente um pioneiro dos anos 70, Susumu Tonegawa. Ele ajudou a descobrir que a genética básica do sistema imunológico humano consegue ser tão diversa porque os genes se reorganizam de maneira aleatória durante o desenvolvimento e a infecção. Assim, cada um de nós vem equipado com um sistema imunológico com grande capacidade de reconhecer e se ligar a uma ampla gama de ameaças potenciais. Desenvolvemos uma variedade quase infinita de anticorpos; para muitos, essa era a chave para nossa sobrevivência.

No entanto, apesar da natureza profunda e extensa do nosso cinto de utilidades, ele não é suficiente para garantir nossa sobrevivência. É aqui que entra o microbioma. "O genoma humano não é suficiente para prover todos os benefícios da saúde. Precisamos da presença do microbioma. Precisamos desse segundo genoma. Então, na verdade, abrigamos dois genomas, o nosso e o de nosso microbioma", disse-me Mazmanian.

A incrível cooperação entre humanos e micróbios levou à criação de uma nova terminologia para nos descrever. Somos superorganismos. Sim, esse é o termo científico. Você deveria se sentir bem consigo mesmo. Você é superpoderoso, um ser fortalecido pelo poder das bactérias.

Mas no que especificamente o microbioma auxilia?

Digestão, nutrição, obesidade — em geral, a quantidade de energia que obtemos dos alimentos e a eficácia com que extraímos nutrientes deles —, mas também ansiedade e humor. Além disso, na forma como nos defendemos dos patógenos e de nós mesmos.

Isso ajuda a enxergar o conceito na prática.

Uma das muitas variações das células T, sabemos agora, é chamada de linfócito T regulador (Treg, na sigla em inglês). É um subconjunto poderoso de nossas células T que, entre outras funções, ajuda a suprimir o sistema imunológico. No quadro geral, tem sentido; faz parte de uma rede de defesa preparada para destruir penetras, mas sem ser tão excessivamente zelosa a ponto de estragar a festa.

A esse respeito, as células Treg não são tão incomuns. O que as torna admiráveis é que há uma boa chance de que elas não existiriam não fosse a presença do microbioma do intestino. O que Mazmanian descobriu, usando experimentos em camundongos, é que as Treg não se desenvolvem na ausência de determinadas bactérias do intestino. Em outras palavras, quando o microbioma do roedor está incompleto, o mesmo ocorre com seu sistema imunológico.

Mazmanian e seus colegas também perceberam que as bactérias tinham um mecanismo de sinalização que estimulava o desenvolvimento das células Treg. A maneira como isso funciona, de forma simplificada: as bactérias do intestino enviam uma mensagem, a qual é transmitida pelas células do sistema imunológico que revestem o intestino e recebida pelas da medula óssea ou do timo, que por sua vez aguardam o comando para assumir a identidade Treg.

O cientista descreveu o resultado para mim em termos bastante simples. "Há classes inteiras de células que não existem porque o DNA não tem todas as informações para dizer à célula que se desenvolva". E não se trata apenas das Treg, mas também de células *natural killer* e outras imunológicas que parecem ser ativadas por bactérias.

De forma mais ampla, o trabalho de Mazmanian mostra que o microbioma desempenha um papel fundamental no *arrefecimento* do sistema imunológico, além de ajudá-lo a atacar invasores estranhos. Isso porque

— como espero que tenha ficado bastante claro — o sistema imunológico é tão perigoso para nós quanto pode ser para os agressores. O microbioma não pode permitir que o hospedeiro seja ferido por seu próprio sistema imunológico, por um estado policial excessivamente zeloso. É do interesse desse microbioma impedir que o corpo ataque a si mesmo, de modo que as bactérias contribuem para ajudar a mantê-lo sob controle.

"O sistema imunológico é como uma arma carregada, e, quando ele dispara, se estiver fora de controle, você tem alergias, distúrbios autoimunes e, por fim, inflamação", resume Mazmanian.

Existe uma conclusão poderosa no trabalho de Mazmanian: a forma como nos relacionamos com as bactérias no mundo dita o estado de nossa saúde. Se a relação sair de sintonia, nosso sistema imunológico também ficará desequilibrado. "O que está em discussão aqui é a interpretação moderna da hipótese da higiene."

A hipótese da higiene afirma que o meio ambiente se tornou tão limpo que deixou nosso sistema imunológico insuficientemente treinado. Mazmanian e outros acreditam que o microbioma está no centro dos desafios enfrentados pelo sistema nos tempos modernos.

Nossos esforços para expurgar as bactérias do ambiente, apesar de bem-intencionados, acabaram limitando o número daquelas que colonizam e povoam nosso intestino. Mazmanian brinca que ir ao banheiro é uma faca de dois gumes quando comparado a fazer cocô na mata: por um lado, enterramos as bactérias; por outro, lavamos nossas mãos. Na verdade, com a descarga, "estamos mandando os mocinhos para longe".

Ele está falando sério quando diz que seria melhor termos menos comodidades modernas?

Bem, é verdade que pessoas em países menos desenvolvidos, como em algumas nações africanas, por exemplo, têm microbiomas muito mais complexos do que nós. Quando Mazmanian chegou ao Caltech pela primeira vez, em 2006, uma parte idealista dele achava que esses microbiomas complexos e o ambiente que os abrigava eram superiores aos do mundo ocidental.

“Confie em mim”, disse um colega, “você não quer um microbioma cheio de vírus e parasitas tropicais.”

Há também muitos exemplos em que a exposição a patógenos perigosos em tenra idade pode levar a alguma doença mais adiante, ou à autoimunidade. Então, não é que queiramos acabar com muitas comodidades modernas e ficar cercados por bactérias. Mas é verdade — e Mazmanian diz que aprendeu desde então — que o resultado da limpeza excessiva do ambiente e do uso de sabonetes e lencinhos antimicrobianos é limitar a microbiota que compartilhamos uns com os outros. Esse é o ponto crucial. Como espécie, temos todos os tipos de bactérias benéficas. Alguns de nós são colonizados por determinadas espécies, enquanto outros carregam tipos diferentes. Ao longo da história da humanidade, nós as passamos de um para outro, compartilhando-as, criando uma vasta rede de trocas por meio de apertos de mão, abraços e beijinhos na bochecha, do uso partilhado de corrimões e bancadas, e assim por diante. Hoje, estamos matando nosso microbioma em vez de compartilhá-lo.

“Nós nos distanciamos dos agentes infecciosos, mas também de micróbios que conferem benefícios”, observou Mazmanian. “Eu, provavelmente, tenho um microbioma menos complexo que o da minha mãe, e o dos meus filhos será menos que o meu. Cada geração tende a ser menos diversificada.”

Dependemos desses micróbios para compor nossa defesa, incluindo os sinais que arrefecem nosso sistema imunológico. Essa parece ser uma das principais razões pelas quais as alergias e a autoimunidade aumentaram. Não estamos recebendo os sinais que dizem: *Devagar. Não reaja ao pólen. Não ataque a si mesmo.*

Esses dois conceitos, a hipótese da higiene e o microbioma, afetam a saúde da população em geral, o ambiente mais amplo que envolve nosso sistema imunológico.

Chegamos a um ponto de inflexão no qual nossa relação com as bactérias está mudando de maneira fundamental. Elas são organismos com os quais compartilhamos este planeta e com os quais convivemos há milênios. A relação está mudando porque nós, como espécie, lutamos para sobreviver, assim como as bactérias. Essa convivência sempre esteve em curso, mas as pressões sobre o relacionamento se intensificaram em razão da tecnologia humana, como sabonetes antimicrobianos, antibióticos e alimentos não orgânicos. Esses avanços, maravilhosos em certos aspectos, características marcantes da inovação humana, são tão poderosos que afetaram bruscamente o delicado equilíbrio entre todos nós. Isso se assemelha, em aspectos importantes, a outros avanços tecnológicos que tiveram consequências não intencionais. O nascimento do automóvel permitiu o transporte rápido e levou a milhares de mortes nas estradas; alimentos processados permitiram a preservação e o transporte de calorias, mas trouxeram consigo a *junk food* e uma epidemia letal de obesidade; os telefones celulares revolucionaram as comunicações da noite para o dia, mas ameaçaram o foco e a concentração, provocando desatenção ao volante e uso compulsivo de computadores; e assim por diante.

Há uma diferença fundamental entre essas situações e aquelas que enfrentamos com as bactérias. Em todos esses outros casos, temos o controle em última instância. Podemos mudar a forma como nos comportamos ou modificamos a tecnologia. Mas, no caso de nossa relação com as bactérias, controlamos apenas metade da equação. Podemos tomar medidas para botar menos pressão sobre elas, mas não podemos ditar o modo como esses poderosos organismos vão reagir.

Então, o que isso significa? Em primeiro lugar, devemos ter consciência de que estamos dividindo a Terra com esses primos distantes. Em segundo lugar, precisamos de políticas sociais para abordar temas como a resistência das bactérias aos antibióticos. Podemos, pelo menos, tentar usar nossa tecnologia de maneira mais criteriosa.

No nível individual, há menos que possa ser feito. Mas podemos ser menos neuróticos quanto ao uso de produtos capazes de provocar um impacto contraproducente em nosso próprio corpo e nas bactérias como um todo. Podemos optar por consumir alimentos produzidos sem antibióticos. Podemos decidir pegar um pedaço de comida do chão, passar uma água e comê-lo.

Admito que, às vezes, é um equilíbrio complicado de alcançar. Afinal de contas, o surgimento de bactérias resistentes torna difícil imaginar o consumo de alimentos que tenham caído no chão de um hospital (onde elas se multiplicam de maneira desenfreada) ou de carne manipulada sem os devidos cuidados, ao visitar países onde os animais bem podem ter sido criados sem antibióticos e a carne não estar cozida adequadamente.

No fim das contas, outro grande passo coletivo que podemos dar é apoiar a ciência. Ela tem nos fornecido ótimas respostas e, provavelmente, contém a chave para nos ajudar a equilibrar a balança com nossas bactérias.

Enquanto isso, na esfera individual, existem outras áreas da vida em que podemos tomar medidas concretas para manter nosso sistema imunológico em equilíbrio. Elas são centrais para a saúde, não só para a autoimunidade, e estão sob nosso controle. Na verdade, se você tiver que indicar apenas dois capítulos deste livro para alguém ler e aplicar em sua vida, escolha os dois a seguir. Eles se concentram no estresse e no sono, e nos aspectos científicos de como esses dois fatores afetam seu sistema imunológico.

34

Estresse

O estresse a que submetemos nosso corpo afeta o objetivo subjacente de nosso sistema imunológico — o equilíbrio. Quando penso no quão delicado esse equilíbrio é, imagino um ginasta de alto nível sobre uma trave dando um salto mortal e aterrissando, sem margem para erros. O estresse pode agir como um deslocamento de ar, acrescentado instabilidade a uma tarefa complicada por si só.

O crédito por revelações sobre o papel do estresse se deve a um casal alegre da Universidade Estadual de Ohio, Janice Kiecolt-Glaser e Ronald Glaser, que realizaram uma pesquisa fundamental ao se perguntarem, assim como você mesmo já pode ter se perguntado: por que caímos doentes depois das provas finais?

O casal Glaser se conheceu em um piquenique na Universidade Estadual de Ohio, no dia 3 de outubro de 1978. Ela estava no terceiro ano do curso de psicologia, e ele era na época chefe do departamento de microbiologia médica e imunologia. Ela com 27 anos, e ele, 39. Ronald já havia se casado e se divorciado duas vezes. No primeiro encontro, saíram para almoçar, e ele a levou a seu escritório, aparentemente, para mostrar que grande partido ele era. Janice notou seu senso estético incomum: uma foto de um espermatozoide pendurada na parede, e na mesa um suporte com uma piranha empalhada.

"Como confiar em um homem que tem um espermatozoide pendurado na parede e foi casado duas vezes?" Ela ri ao contar a história.

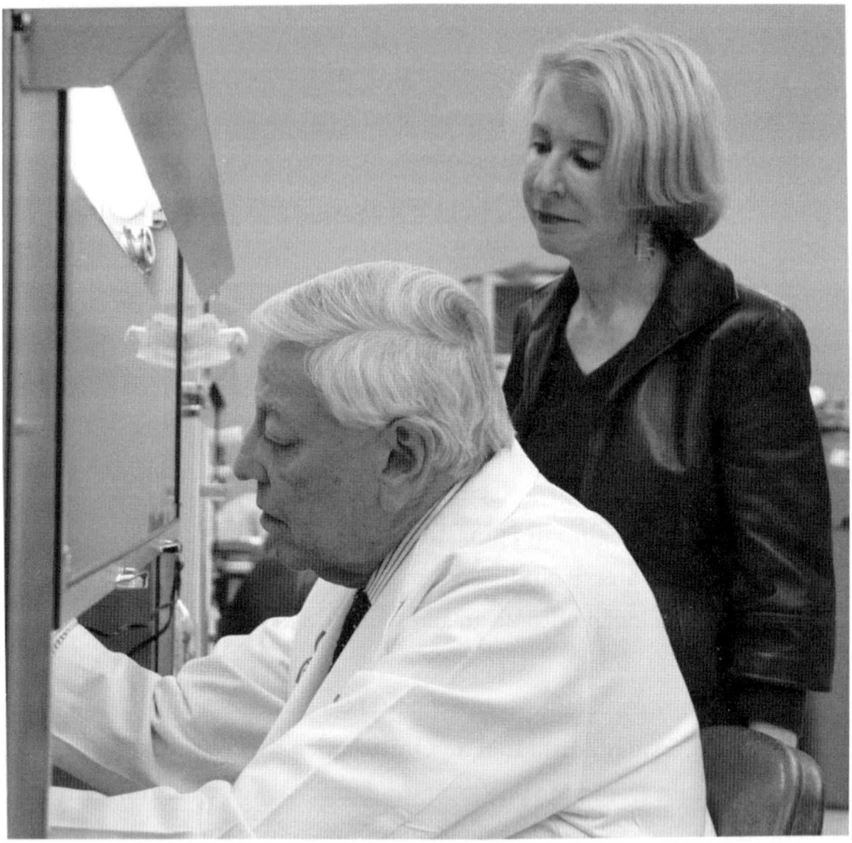

Ronald Glaser e Janice Kiecolt-Glaser. (Cortesia de Janice Kiecolt-Glaser)

Conforme foram ficando íntimos, ele propôs que combinassem seus conhecimentos — o dela em psicologia e o dele em imunologia. "Ronald achou que seria interessante", lembrou Janice. "Mas eu nem sabia o que era um linfócito."

Até aquele momento, pouco havia sido observado sobre a relação entre o estresse e o sistema imunológico. Um estudo anterior descobrira que voluntários suecos submetidos a 77 horas de barulho e privação de sono sofreram efeitos nocivos à saúde.

E existia um "estudo peculiar", recordou Janice, apresentado em West Point. Foi feito em meados da década de 1970 e se baseou na observação de cadetes com maior probabilidade de contrair mononucleose infecciosa, um dos oito tipos de vírus do herpes em humanos. Eles podem ser inofensivos e estão entre os vírus mais comuns no mundo. Contudo, essa classe, sem dúvida, tem um lado mais problemático.

A pesquisa durou quatro anos e envolveu uma turma de cerca de 1.400 cadetes. Quando um deles entrava em West Point, era submetido ao teste para ver se produzia anticorpos contra o vírus Epstein-Barr, o patógeno causador da mononucleose infecciosa. Em outras palavras, os pesquisadores estavam testando se o corpo dos cadetes havia sido exposto ao vírus Epstein-Barr e desenvolvido uma defesa que o reconhecesse.

Quando os cadetes ingressavam na instituição, cerca de 30% não tinham o anticorpo para o Epstein-Barr. Eles não haviam se deparado com o vírus de maneira significativa. Daquele grupo que apresentava o anticorpo, 20% dos cadetes por fim "acabaram sendo infectados", de acordo com o estudo, desenvolvido por pesquisadores de Yale e publicado em 1979 na revista *Psychosomatic Medicine*. Entre os contaminados, 25% não apenas tinham anticorpos, mas mostravam sinais clínicos de estarem doentes. O que surpreendia era um traço em comum entre os cadetes propensos a desenvolver a mononucleose infecciosa: eles estavam indo mal nos estudos, tinham pais com alto nível de instrução e eram particularmente motivados para alcançar sucesso.

Eram "caras que não estavam indo bem, mas que queriam muito", contou Janice, "caras ambiciosos, que se esforçam na escola e tinham um pai bem-sucedido". O estresse parecia estar desempenhando um papel fundamental na resposta do sistema imunológico.

"Ron disse: 'Vamos fazer um experimento com estudantes de medicina.'" O herpes era o teste perfeito.

Não apenas o herpes está entre as famílias de vírus mais comuns do mundo — quase todos os adultos dos Estados Unidos terão sido infectados com vários de seus oito tipos antes dos 40 anos —, como ele tem uma convivência muito delicada e profunda com o sistema imunológico. É uma relação que nos diz algo sobre como nossas defesas evoluíram para avaliar em que momento atacar ou recuar. Às vezes, quando um patógeno é detectado, mas parece não estar se alastrando e não ser muito perigoso, nossas elegantes defesas apreciam e observam — agindo mais como pacificadoras do que como assassinas. O herpes oferece um exemplo maravilhoso disso.

Vale a pena notar que a genética do vírus compartilha características importantes com o DNA humano. Notavelmente, ambos possuem DNA de cadeia dupla — a famosa dupla hélice. Essa é uma das formas pelas quais o herpes pode ser um pouco desconcertante para o sistema imunológico, que está sempre fazendo inspeções para distinguir o que é próprio daquilo que é estranho. Nesse caso, pode ser difícil para o sistema imunológico identificar o "não eu".

Além disso, quando uma pessoa é infectada, o vírus adota outra atitude que o torna desafiador para o sistema imunológico. O herpes permanece quase sempre em estado de dormência. Por exemplo, a versão oral tende a se acomodar nas células dentro das raízes nervosas na base do crânio (ou em outras raízes nervosas próximas e ao redor da coluna). Para ser sincero, acho isso aterrorizante — um vírus dependurado em estado de dormência, como um casulo no filme *Alien*.

Enquanto isso, o sistema imunológico, percebendo que existe algo iminente, mas não ativo ou não tão claramente diferente de nós mesmos, desperta e fica em alerta, vigiando. Em termos bem simples, a presença de células do sistema imunológico mantém o herpes sob controle. "Os policiais aparecem e permitem que a festa continue", disse William Khoury-Hanold, imunologista de Yale. O herpes está efetivamente contido.

Às vezes, porém, quando o sistema imunológico fica preocupado, estressado ou sob pressão, abre uma brecha para o vírus emergir. O herpes, percebendo essa fraqueza temporária, viaja pelas raízes nervosas da boca e ataca. Agora o Festival da Vida está sob ameaça e o sistema imunológico deve responder com força total.

Esse cenário é um caso de teste sensacional para estudar a relação entre o estresse e o sistema imunológico, pois permite que os pesquisadores vejam o que acontece quando uma pessoa está sob estresse: será que nossas defesas ficam tão distraídas que o vírus do herpes consegue emergir de seu esconderijo nos gânglios?

O estudo seminal de 1982 realizado pelo casal Glaser envolveu 75 alunos de medicina e mediu as taxas de células *natural killer* e de anticorpos dos estudantes. Foram feitos testes no período anterior às provas, nos dias de prova final e, por último, algum tempo depois, quando os alunos voltavam das férias.

"Quando Ron viu os resultados, não acreditou." Depois das avaliações, "as taxas de anticorpos estavam tão altas que ele duvidou dos dados".

Os números eram ainda maiores para os alunos mais solitários. "O estresse dos exames foi ruim para todos, mas foi ainda pior para os estudantes reservados", explicou Janice.

Houve também uma reação severa envolvendo as células *natural killer*. Lembre-se que elas fazem parte da primeira linha de defesa do sistema imunológico — a artilharia pesada. No período das provas, houve uma *queda* acentuada no número dessas células circulando na região externa da medula óssea.

O estresse estava suprimindo uma parte fundamental do sistema imunológico. Por que isso ocorria?

Durante as avaliações, há uma descarga de adrenalina. Isso precede a liberação de esteroides.

Você já sabe que os esteroides arrefecem o sistema imunológico e são usados para combater a autoimunidade. Há uma lógica extensa por trás dessa relação — entre a adrenalina, os esteroides e o sistema imunológico. E essa lógica é essencial para nossa sobrevivência.

Os esteroides desempenham um papel fundamental ao nos permitir sobreviver a momentos de intenso estresse. De modo crucial, por exemplo, eles ajudam a manter a integridade dos vasos sanguíneos; em momentos como esse, quando os vasos se contraem, os esteroides os mantêm intactos e, sendo bastante direto, regulam a circulação e a pressão sanguínea para que você não desmaie e morra.

À medida que circula pelo corpo, esse tipo de esteroide provoca uma perturbação em todo o sistema imunológico — como uma pedra lançada em um lago. Quase todas as células possuem um receptor para esse tipo de esteroide, chamado receptor de glicocorticoides. Quando os esteroides ficam ativos ou sua taxa se eleva, eles podem alcançar muitas células — "todas as células do corpo", segundo o dr. Jonathan Ashwell, especialista em biologia celular do NIH. É uma ideia notável por si só. Esse hormônio percorre todos os confins do nosso gigantesco festival e influencia o comportamento de muitos, muitos integrantes da festa. Pelo menos, daqueles que são parte do "eu".

Os receptores celulares para esteroides ficam fora do núcleo (a parte mais interna). Mas, quando o esteroide chega até eles, tem início uma reação que o move para o núcleo. Lá, começa um processo pelo qual ele interage com o DNA da célula para alterar as proteínas produzidas por ela. Entre as principais influências desses esteroides está o fato de "você suprimir a expressão de muitos genes importantes para a produção de uma resposta imunológica", explicou o dr. Ashwell.

Agora, qual é o benefício de termos nossas elegantes defesas suprimidas?

A lógica vem mais uma vez da evolução. Se seus antepassados estivessem sob estresse súbito e profundo — por exemplo, temendo um ataque de um urso ou de um leão —, seria problemático se uma inflamação lhes provocasse fadiga ou febre. Durante a maior parte da história humana, estresse era sinônimo de ameaça iminente, e esta significava que o corpo precisava estar alerta, totalmente funcional, até um pouco além de suas forças. É onde entra o hormônio cortisol. Ele é secretado pela glândula suprarrenal.

Em momentos estressantes, a liberação do cortisol ocorre logo após a de um dos outros dois hormônios-chave, a epinefrina e a norepinefrina. Os esteroides e esses outros dois hormônios representam veredas distintas, mas altamente inter-relacionadas na experiência do estresse. A primeira — a liberação de epinefrina e norepinefrina — é conhecida como resposta simpática, e envolve o sistema nervoso central. A segunda — a liberação de cortisol — demora um pouco mais para se espalhar; vai do cérebro às glândulas pituitária (hipófise) e suprarrenal, e libera glicocorticoide, um arrefecedor natural do sistema imunológico.

Em momentos de estresse agudo, se houver um vírus em seu sistema, a luta contra ele pode esperar. A ameaça maior é poderosa e mais veloz que qualquer recordista dos cem metros rasos.

As respostas do sistema imunológico têm "um custo energético substancial e o potencial de provocar danos colaterais", segundo o dr. Michael Irwin, professor de psiquiatria e ciências biológicas na David Geffen School of Medicine, da UCLA, e diretor do Cousins Center for Psychoneuroimmunology. O dr. Irwin também é um dos maiores especialistas do mundo quando o assunto é a conexão entre seu sistema imunológico e seu cérebro e comportamento, incluindo estresse e sono. Os danos colaterais são febre, fadiga, inchaço ou inflamação — coisas que podem encorajar qualquer um a desacelerar e descansar. Nada bom quando se está de cara com o leão.

Essa relação entre a adrenalina e o sistema imunológico possui outro propulsor-chave: ela é altamente regulada pela qualidade do nosso sono.

35

Sono

"Quando eu morrer, descanso." Eis um velho dito que deve ser eliminado do seu vocabulário.

O sono ocupa de um quarto a um terço da sua vida, e por um bom motivo. Muitas coisas sobre o sono permanecem um mistério, embora a teoria mais recente sugira que entre seus benefícios está o fato de que o corpo usa o sono para se livrar de toxinas do cérebro, o que, à sua maneira, é uma função mais ampla do sistema imunológico de recolher o lixo do Festival da Vida. O sono traz uma miríade de outros benefícios para a saúde. Melhoria da memória, da cognição e do humor; menos inflamação. Agora você sabe o quanto isso é importante. Ou, se preferir ver por outro ângulo, pessoas que dormem pouco podem colocar a saúde em grande risco.

Problemas de sono prenunciam fatalidade.

Pessoas que sofrem de perturbações prolongadas do sono são mais propensas a morrer, e mais cedo do que as que não sofrem. "A dimensão dos efeitos é comparável a outros fatores de risco bem conhecidos, como sedentarismo, sobrepeso, depressão", disse o dr. Michael Irwin.

Estudos em animais de laboratório mostraram ligações ainda mais claras entre o sono e a saúde. Ratos privados de sono morrem.

Em seres humanos, os problemas do sono vêm aumentando vertiginosamente, conforme relatado em um artigo recente do dr. Irwin. Em torno de 25% dos americanos têm algum distúrbio relacionado, e "a insônia é uma das queixas mais onipresentes de pacientes psiquiátricos", diz a pesquisa, mostrando, pelo menos, que você não está sozinho.

O risco de morte prematura provocada por insônia foi comprovado com considerável confiabilidade numa coletânea, organizada em 2010, com 16 trabalhos envolvendo um total de 1,3 milhão de indivíduos. Entre os estudos, um descobriu que o nível ideal de sono para manter a longevidade era de sete horas, com um risco particularmente elevado de morte para aqueles que dormiam menos de 4,5 horas. (Esse comportamento aumenta cada vez mais. Uma pesquisa publicada em 2008 revelou que 44% dos adultos dormiam menos do que diziam precisar, cerca de sete horas, enquanto 16% dormiam menos de seis.)

Curiosamente, o mesmo estudo de 2010 identificou um aumento de risco para pessoas que relataram dormir mais de 8,5 horas. Perguntei ao dr. Irwin sobre esse número e ele disse que ainda não era bem compreendido. "Isso tem sido debatido há muito tempo."

Segundo a teoria que vem sendo difundida, quando as pessoas dormem mais, é indicativo de uma condição médica subjacente que por fim leva à morte prematura. Mas o médico contou que uma análise detalhada dos estudos não confirma tal suposição. Enquanto desenvolve uma pesquisa para chegar à resposta, ele já tem uma hipótese. Acredita que as pessoas que relatam dormir mais são, na verdade, pessoas que passam mais tempo na cama, não que dormem mais. Ele supõe que elas têm um problema de "manutenção do sono", que é bastante parecido com sono insuficiente, e assim passam muitas horas deitados para compensar.

A questão maior é a insônia.

O trabalho do dr. Irwin e colegas mostrou que, quando se trata dos perigos da falta de sono, todos os caminhos levam ao sistema imunológico. "O efeito do sono sobre o sistema imunológico é o elo crítico que impulsiona esse risco."

Mencionei a resposta simpática, a reação de fugir ou lutar, que tem um impacto poderoso na frequência cardíaca, na pressão sanguínea, no fluxo de sucos gástricos e em outras funções involuntárias fundamentais. Quando dormimos, o sistema desacelera, e a norepinefrina e a epinefrina desligam.

"Quando não dormimos, essa atividade se mantém nos mesmos níveis diurnos", disse o dr. Irwin.

Sua pesquisa também mostrou que pessoas privadas de sono experimentam uma diminuição na atividade de células *natural killer* "no mesmo nível de pessoas deprimidas ou estressadas". Assim, o sono desencadeia e intensifica um arrefecimento, alimentado pela adrenalina, do sistema imunológico.

Outra pesquisa mostra que a falta de sono provoca mudanças específicas em pelo menos dez tipos de interleucina, juntamente com outros processos inflamatórios, e estudos mostram que a resposta a vacinas é reduzida em pessoas com privação de sono, sugerindo que nosso sistema imunológico também não aprende quando estamos cansados. Pessoas que não dormem o suficiente têm maior probabilidade de desenvolver doenças cardíacas, câncer e depressão. "Agora temos provas convincentes de que, além do comprometimento cognitivo, a perda de sono está associada a uma ampla gama de consequências negativas, com ramificações profundas na saúde pública", concluiu um artigo recente. Gosto da linguagem direta usada em outro artigo científico, que analisou o que ocorre em ratos quando são privados de sono. "Eles fracassaram na erradicação de bactérias e toxinas invasoras."

Talvez não surpreenda que um sistema imunológico saudável ajude a estimular ou a mediar o sono, e diversos estudos mostram que várias citocinas importantes — aqueles sinais do sistema imunológico — podem promover o sono. Isso acontece quando você está saudável, mas também quando está doente ou adoecendo; então, o sistema imunológico envia sinais mais fortes, criando uma sensação de fadiga, dizendo a seu corpo para descansar e gerando mais recursos para combater a infecção. Tudo isso significa que a relação entre o sono e o sistema imunológico é estreita e circular.

Além disso, a falta de sono costuma ser causada por estresse, e leva a mais estresse.

Você fica agitado, não dorme, sua resposta simpática entra em ação, seu sistema imunológico fica arrefecido, e o ciclo, marcado por mais estresse e menos sono, entra em espiral. Só isso já seria central. Mas o dr. Irwin oferece um detalhe fascinante.

Ele acredita que apenas *parte* do sistema imunológico fica arrefecido nesse ciclo. Estresse e falta de sono tornam mais difícil combater vírus, mas é mais fácil, ou, no mínimo, menos difícil, combater bactérias.

Sua teoria faz perfeito sentido ao se observar dos pontos de vista histórico e evolutivo. Imagine seu ancestral enfrentando uma ameaça grave — por exemplo, um ataque de leão, de urso ou de um ser humano com uma lança, ou ferimentos provocados por uma queda, ou arranhões numa rocha ou num arbusto. A ameaça imediata viria de uma ferida ou mordida e das bactérias que poderiam entrar por essa lesão. Portanto, é lógico que o sistema imunológico priorizaria emprestar seus limitados recursos a uma resposta contra bactérias, em vez de vírus.

Para ser claro, a liberação de cortisol pode arrefecer os dois tipos de resposta imunológica — para nos permitir permanecer em alerta durante uma ameaça grave —, mas o dr. Irwin vê impacto maior no arrefecimento da reação aos vírus.

Em qualquer que seja caso, vírus ou bactérias, essas respostas primitivas podem acabar tendo um efeito perverso no mundo moderno. Afinal de contas, esses sistemas primitivos entram em ação o tempo todo, como se o corpo estivesse respondendo a um ataque de leão ou de urso, mas hoje as ameaças são muito diferentes e, em geral, bem menos nocivas.

"Esses mesmos sistemas de alarme podem ser ativados em uma situação social. Você entra em uma briga pessoal, uma discussão com seu chefe no trabalho", sugere o dr. Irwin. "O sistema nervoso simpático é sequestrado. É como se estivéssemos expostos a uma ameaça grave nos tempos dos homens de Neandertal e fôssemos feridos."

Frequentemente, segundo o médico, a cultura adiciona uma camada adicional, fazendo-nos seguir em frente em vez de esperar o sistema se estabilizar por meio do recolhimento ou do sono. "É motivo de orgulho ver quão pouco você é capaz de dormir. Se uma pessoa consegue dormir menos e se manter ativa no trabalho, é um profissional melhor. É um ser humano melhor. Essa lógica insana gerou uma sociedade privada de sono, e isso tem tido enormes consequências para a saúde."

* * *

No que tange à autoimunidade, não houve um grande estudo que tenha analisado expressamente a correlação entre estresse, sono e um sistema imunológico hiperativo, mas o dr. Irwin diz que "há fortes indícios" da ligação entre insônia e autoimunidade. No mínimo, a conexão indireta fala por si só: a falta de sono leva ao estresse e vice-versa, criando um círculo vicioso que desregula o sistema imunológico.

A dra. Lemon, a médica de Denver que tratou Merredith e tem uma forte crença na hipótese da higiene, conta o seguinte aos pacientes preocupados com o sistema imunológico: "Seu trabalho não é manter a casa impecavelmente limpa. Você deve dormir até não estar mais cansado. O sono é o remédio mais fácil de aplicar. Uma única noite altera seu sistema imunológico. Ele pode destruir tudo em uma noite".

Ela diz que de forma alguma está culpando as pessoas que sofrem de distúrbios autoimunes ou câncer por seu estresse ou insônia.

Às vezes, doenças simplesmente acontecem.

Aconteceu com Jason. Ele é a nossa última história, a mais reveladora de tudo sobre este momento extraordinário, em que estamos nos aproximando de completar um século de compreensão do equilíbrio do nosso sistema imunológico.

Parte V

JASON

36

Uma palavrinha sobre o câncer

No início do segundo semestre de 2010, Jason foi diagnosticado com linfoma de Hodgkin.

É um câncer do sistema imunológico. A palavra *linfoma* faz referência ao sistema linfático, a rede onde as células imunológicas se reúnem. No linfoma de Hodgkin — assim chamado em homenagem ao médico inglês do século XIX que o descobriu —, as células B sofrem mutação e se tornam células malignas.

Mutações celulares ocorrem o tempo inteiro dentro do corpo. Todos nós temos câncer. Você pode muito bem ter um neste exato momento. A maioria dessas mutações desaparece, simplesmente, porque são mutantes demais para sobreviver ou porque o sistema imunológico as identifica como elementos estranhos e as destrói. No caso do Hodgkin, o câncer se aproveita do sistema imunológico, o engana e até mesmo se vale dele para se desenvolver.

As células cancerígenas "se disfarçam para parecer parte do 'eu'", disse o dr. Alexander Lesokhin, especialista em câncer do sangue e oncologista hematológico do Memorial Sloan Kettering de Nova York, um dos principais institutos de pesquisa do mundo. Parte do modo como o Hodgkin e outros tipos de câncer se disfarçam é enganando as células T, que normalmente ajudam a destruir a mutação. O que o câncer faz é enviar um sinal à célula T para que ela se autodestrua.

Por que a célula T faria isso? Por que ela teria esse receptor em sua superfície capaz de captar um sinal de autodestruição?

O sistema imunológico possui muitos mecanismos que visam arrefecê-lo, desligá-lo, evitando que ocorra uma agitação excessiva. Os cânceres se aproveitam desses mecanismos infalíveis para sobreviver.

O receptor de autodestruição na célula T é chamado de proteína de morte celular programada, ou PD, na sigla em inglês.

Na superfície do câncer há uma molécula chamada PDL-1, um ligante de morte programada que se une ou se conecta ao receptor PD na célula T.

Dentro do corpo de Jason, as células B malignas haviam se multiplicado e usavam o PDL-1 para deter a parte assassina do sistema imunológico. Ao mesmo tempo, uma vez que o sistema imunológico tinha recebido a mensagem de que o câncer era parte do "eu", e não um elemento estranho, ele estava determinado a proteger o câncer e lhe dar suporte.

O dr. Lesokhin disse que é como se "o tumor cooptasse o sistema imunológico e dissesse: *Estou bem. Só quero que você me ajude a crescer*".

É tentador antropomorfizar o câncer e pensar nele como se fosse astuto, um estrategista, mas, na verdade, é um produto dos mesmos processos evolutivos que levam à nossa própria sobrevivência, ou à de qualquer outra espécie ou organismo. Quando ocorre uma mutação dentro de nós, ela progride se tiver desenvolvido a capacidade de escapar das defesas de nosso organismo. Ao longo de nossa vida, nos deparamos com um monte de ameaças provocadas por células malignas, e basta apenas um punhado delas para puxar o freio do sistema imunológico e dar início a uma sucessão de malignidades.

"É a evolução funcionando em tempo real, um sistema darwinista de sobrevivência", sintetizou o dr. Lesokhin.

No caso dos cânceres de sangue, o mecanismo exato ainda está sendo explorado, mas o dr. Lesokhin tem uma hipótese. Os bem-sucedidos resultariam de um processo evolutivo segundo o qual as mutações sobreviventes seriam aquelas que desenvolveram uma adaptação fundamental que lhes permite "se aproveitar do sistema imunológico ou se esquivar dele".

Jason tinha isso crescendo dentro dele. Um câncer havia descoberto como evitar suas defesas, como silenciá-las, ao mesmo tempo em que utilizava o poder do sistema imunológico para montar a infraestrutura — estradas e edifícios feitos de sangue e tecidos — que o ajudaria a se multiplicar.

Houvera um golpe no sistema imunológico de Jason. Deixadas sem tratamento, as células malignas teriam se reproduzido sem restrições, devorando vorazmente mais territórios, invadindo órgãos, fazendo com que as funções corporais normais diminuíssem ou cessassem. Jason teria durado apenas quatro meses. Por sorte, havia uma verdadeira arma nuclear para lidar com essas células rebeldes — ou assim parecia.

Quimioterapia é uma coisa violenta. "Quando você tem câncer, joga napalm nele e o incendeia até destruir tudo", disse-me o dr. Mark Brunvand, oncologista de Jason.

Essencialmente por acaso, os cientistas já tinham encontrado uma versão efetiva de napalm para o Hodgkin. A taxa de sobrevivência oferecida era de 90%.

As drogas quimioterápicas têm como alvo as células que estão se dividindo rapidamente, um marcador de câncer. As forasteiras malignas se reproduzem em alta velocidade, assim como as saudáveis de uma ferida que estão sendo alimentadas pelo sangue e protegidas pelo próprio sistema imunológico. As perversas cooptam o sistema e, de forma peculiar, recebem o privilégio de poderem se dividir com rapidez. Existem outras células no corpo que também se dividem depressa, incluindo folículos pilosos e as do intestino e da boca.

Uma mangueira de incêndio estava lançando veneno no Festival da Vida de Jason. Esse terrível coquetel tóxico, chamado ABVD, era eficaz contra todas essas células, mas sua lista de possíveis efeitos colaterais é como uma enciclopédia de perigos e mal-estares extremos: hematomas, hemorragias, cansaço, constipação, sintomas semelhantes aos da gripe, perda de cabelo, úlceras na boca, dor nos olhos, tontura e assim por diante. Coroando tudo isso vem a insônia, que pode ser um subproduto mais do uso de esteroides que da quimioterapia. Os esteroides são empregados, como você já sabe, para conter a inflamação e evitar uma resposta robusta do sistema imunológico. Qual o sentido, você poderia perguntar, de conter essa resposta diante de um câncer?

Nesse caso, você quer toxinas em seu corpo. O veneno é seu aliado, e quanto mais ele puder fluir livremente, maior a chance de atingir as células que estão se dividindo em alta velocidade. No entanto, parte do modo como os esteroides suprimem o sistema imunológico é ativando as glândulas suprarrenais (lembre-se que, quando o estresse e a adrenalina são ativados, eles suprimem o sistema imunológico).

Em suma, não há nada de bom na quimioterapia para além do fato de que ela pode salvar sua vida. Uma permuta que, muitas vezes, vale a pena ser feita.

Quimioterapia, Jason descobriu, também era uma coisa cara. Na primeira clínica a que se dirigiu, foi informado de que o terrível coquetel tóxico conhecido como ABVD requeria "doze sessões, a 8.500 dólares cada. Eles perceberam que eu tinha um plano de saúde de araque e me despacharam".

Jason estava a dois dias do início do tratamento e precisava de uma rede de proteção social. Ele a encontrou no Denver General Hospital, um lugar seguro para pessoas sem plano de saúde ou com coberturas precárias, o local onde você vai parar quando é encontrado na rua depois de levar um tiro ou ter uma overdose de opioides, ou quando descobre um câncer e não tem dinheiro para tratá-lo. Era outubro de 2010. Jason deu entrada, ou quase. Durante a primeira rodada de quimioterapia, teve dificuldade para chegar às sessões na hora certa.

Ele estava "sempre na estrada, sempre ocupado", disse o dr. Michael McLaughlin, seu primeiro oncologista. "Pensei comigo: esse cara está fugindo."

A quimioterapia de Jason não deu resultado. Ele estava entre os infelizes 10% cujos cânceres conseguem sobreviver às toxinas. Às vezes isso acontece porque as células sofrem mutação diante do ataque da droga, e se tornam resistentes ao tratamento. Da mesma forma, para aumentar a probabilidade de se obter bons resultados, o tratamento precisa ser administrado nas doses apropriadas e nos horários corretos. Jason, portanto, não fez nenhum favor a si mesmo faltando a algumas sessões, dando ao câncer mais tempo para se ajustar ao tratamento. Seja qual for o motivo do fracasso da quimioterapia, e não há como sabê-lo ao certo, a corrida para salvar a vida de Jason havia começado.

37

Riso e choro

Jason sabia contar um "causo". Ele mal conseguia falar sem contar algum; de acordo com sua animada visão de mundo, cada dia era uma aventura. Ele relatava suas experiências como um misto de bardo, entrevistador de programas de rádio e comediante obsceno, pontuando as histórias com ocasionais explosões de riso, muitas vezes dirigidas a si mesmo. Sua mãe achava que ele tinha desperdiçado a oportunidade de ser comediante — "a pessoa mais engraçada que eu conheço", disse-me ela, com um viés materno compreensível —, mas, muitas vezes, as atitudes e a audácia de Jason eram a parte mais engraçada da história.

Quando penso na saga do câncer de Jason, eu me pego lembrando de uma noite específica de contação de causos em meados de 2011. Era uma noite em que começamos a nos reconectar de uma forma muito mais autêntica, depois de termos vivido trajetórias bastante distintas.

Eu morava em um prédio de estuque marrom-claro em um bairro residencial, quase suburbano, de San Francisco, e Jason morava em Las Vegas e em sua van. Na noite em que me ligou, eu colocara meus filhos na cama — Milo tinha 2 anos, e sua recém-nascida irmã, apenas seis meses. Eles dormiam em um quarto na parte dos fundos do apartamento; Meredith, minha esposa e mãe deles, lia no quarto ao lado. Na sala de entrada da casa, eu me sentei numa gigantesca bola azul que costumávamos usar para quicar as crianças quando tinham problemas para se acalmar ou dormir.

Jason falou sobre seu câncer. Comentou as ausências nas sessões de quimioterapia com o mesmo humor discreto que empregava ao contar que esquecera de estudar para uma prova de francês no ensino médio. Não era nada grave, talvez fosse até como um troféu, especialmente, quando existiam tantas coisas mais divertidas para se fazer.

Ele se lançou numa história sobre cruzar o país de carro para ir a uma conferência de vendedores. Nessa época, Jason tinha um Ford Windstar. Durante a travessia, foi parar no estado do Kansas, onde ouviu no rádio que havia um torneio estudantil de basquete acontecendo, e decidiu fazer um desvio para assistir aos jogos.

"Os hotéis estavam lotados", disse ele. "Dormi na van. Estava cheia de caixas de bugigangas, tão abarrotada que mal consegui abrir espaço por cima delas. Eu mal conseguia respirar!" Temi que sua alegre gargalhada acordasse as crianças. Eu estava lá com ele, totalmente envolvido em sua jornada.

Então, *boom*, ele ia para o tópico seguinte. Contou histórias indecentes de conquistas e fracassos do passado, mas sugeriu que esses dias já tinham ficado para trás. "Cara, eu já te falei sobre a Beth? Ela é demais."

Beth Schwartz, sua namorada, parecia um *anjo*. Ela comandava firme o leme de Jason. Adorava futebol — tinha sido editora de esportes no jornal do colégio em Houston; ela própria era uma atleta, jogadora de futebol e corredora; adorava rir, e achava Jason hilário. Ele a achou linda. E talvez não tivesse entendido totalmente quão ampla era a capacidade de Beth de ignorar, ou até mesmo de apreciar, os sonhos e devaneios dele.

Os dois se conheceram no início de setembro de 2006, no fim de semana que antecedeu o Dia do Trabalhador. Ela havia quebrado a perna andando de patins e usava muletas quando chegou à confraternização de uma associação de ex-alunos da Virgínia Ocidental no Sierra Gold, um bar não muito grande, decorado ao estilo taverna, para assistir a um show dos Mountaineers pela TV. Beth estava em um espaço reservado nos fundos quando ouviu alguém pronunciar seu nome. Era um veterano do grupo de ex-alunos que disse "Beth" em resposta a Jason, que havia lhe perguntado: "Quem é aquela garota de muletas?".

Meu amigo tinha ido ao bar a trabalho. Ele estava desenvolvendo um jogo de administração de equipes de futebol americano que havia inventado. (Beth dizia que aquilo era como "um louco e estúpido entretenimento de elevador.")

Ela me disse: "Eu olhei para ele e pensei: 'Ai, não, estou encrencada'".

Por quê, Beth?

"Ele tinha cara de encrenca. Uma pessoa usando Crocs, calça cargo e uma camiseta com a aparência de que não era lavada havia alguns dias."

Logo eles estavam bebendo no bar. Quando Jason estava quase lá, outro homem deu em cima de Beth. O cara tentou fazer uma piada sobre como ela parecia tão jovem, e se perguntou se a mãe dela também estaria no bar. Foi constrangedor, e Jason replicou delicadamente: "Deixe-me dar a você alguns conselhos amigáveis. Nunca tente conquistar uma dama perguntando pela mãe dela".

"Ele me ganhou naquela hora", disse.

Além dos outros atributos de Beth, ela tinha um emprego que dialogava com o amor de Jason por aventuras. Era editora de uma revista de luxo em Las Vegas, o que significava ser convidada para os melhores shows e inaugurações de restaurantes. Era Las Vegas, e por conta da casa. "Sendo o falastrão que é, ele chegava e se tornava o centro das atenções, desde que eu conseguisse fazê-lo se vestir de maneira adequada", contou Beth.

Havia momentos tranquilos também. Um passeio típico era ir a uma livraria ou a um café para ler. Jason devorava livros de história e adorava que Beth também fosse uma ávida leitora. Às vezes, tudo parecia extremamente doméstico.

Naquela noite, ao telefone, Jason me fez uma pergunta.

"Rick", disse ele. Como me chamava com frequência, abreviação de Richtel. "Você acha que eu deveria ter uma família?"

Escutei a pergunta. Não sabia se ele estava falando sério ou não.

"Você, Noel, Meier, todos sossegaram e parecem muito felizes. Fiquei me perguntando se meu tempo está se esgotando." Ele soou melancólico.

"É ótimo, Greenie. Você vai adorar dormir às 9 horas da noite." Eu estava meio que brincando, mas também tentando amenizar a conversa para poder sondá-lo.

"Estou falando sério. Eu deveria?"

"Vou dizer uma coisa a você. É libertador pra caramba. Passo muito mais tempo pensando nas coisas que adoro pensar, escrevendo, jogando tênis e até tocando algum instrumento, em vez de me preocupar com quando vai ser meu próximo encontro. E ter filhos e uma esposa que você ama — bem, é impossível descrever o quanto é incrível até que você esteja vivendo por si próprio."

"Não sei, cara..."

Jason detestava aquele assunto; aprendi isso com o passar do tempo. Amava Beth, idolatrava ela, mas, quando eu lhe perguntava se pensava em se casar, ele encerrava a conversa. Não tinha nada a ver com Beth, percebi, e sim, com a ideia de compromisso. Talvez por causa da perda do pai ou de seu amor pela estrada — eu jamais soube ao certo.

Percebi naquela noite, ou pouco depois, que meu próprio relacionamento com Jason se transformara. Agora éramos amigos de verdade, e muito disso tinha a ver com minha própria luta com a doença. Contei a Jason pelo que eu havia passado.

Foi quando eu tinha 25 anos.

Consigo me lembrar do momento, apesar de não recordar o dia e o ano exatos. Chuto que entre o fim de 1991 e o início de 1992. Eu havia saído para correr um pouco em Palo Alto, onde trabalhava no meu primeiro emprego em um jornal. Então me senti tonto. Era algo que estava acontecendo de vez em quando. Procurei um médico que me fora designado pelo plano de saúde. Era um cara ótimo, na casa dos setenta ou início dos oitenta, acho. Fui algumas vezes ao consultório dele me queixando desses sintomas, e ele apenas me deu antibióticos e, gentilmente, despachou-me.

Até eu sabia que aquele não era o caminho certo. Eu devia ter confiado mais em mim mesmo.

Cerca de três anos antes, depois de me formar na Universidade da Califórnia em Berkeley, viajei para a Europa com alguns amigos. Quando estava em um albergue da juventude em Roma, enviei um cartão-postal que mudaria minha vida. Foi escrito por volta do fim de julho e endereçado à faculdade de jornalismo da Universidade Columbia, na qual eu havia me inscrito e que me colocara na lista de espera. O texto foi composto em versos e dizia que, se eles não me chamassem e me admitissem, eu gastaria todo o dinheiro das mensalidades em bebida.

Em primeiro lugar, eu não tinha interesse nenhum em estar na lista de espera da renomada instituição. Eu nunca fizera nada relacionado a jornalismo, o que tendia a ser um pré-requisito. A razão pela qual eu havia me inscrito, durante meu último semestre em Berkeley, fora um entendimento visceral de que eu gostava de escrever, de fazer perguntas e explorar ideias, de que eu tinha um instinto de curiosidade elevado. História real: dois dias depois de retornar da Europa, eu estava de volta a Boulder, sem nenhuma pista sobre o que fazer da vida, quando o telefone tocou.

"Matthew está?"

"É ele."

O sujeito se apresentou como assistente do reitor da faculdade de jornalismo de Columbia.

"As aulas começaram ontem e abriu uma vaga. Vou ser honesto, Matthew. Você estava bem atrás na lista de espera. Mas o reitor viu seu postal e achou engraçado. Você gostaria de ingressar em Columbia?"

Pausa para ter certeza de que não era um amigo do colégio me pregando uma peça.

Claro que eu gostaria.

Porra.

Em Columbia, eu tinha uma postura inconsequente. Por fora, ainda me via como integrante daquele grupo que se achava descolado demais para se importar com a escola, o qual Jason batizara de Liga dos Companheiros Preocupados. Mas eu estava apavorado, o membro mais jovem e inexperiente da turma. O terror era mais profundo do que isso. Quando olho para trás, percebo que esse foi o momento em que, inconscientemente, decidi que era hora de me tornar alguém importante, o que quer que isso significasse. Minhas aspirações de infância estavam tendo consequências. Eu poderia ser o Jason dos jornalistas. O problema é que uma parte considerável daquela sensação não era um interesse autêntico — eu ainda não entendia o que significava ser jornalista ou escritor. Só sabia que queria ter sucesso. Essa terrível desconexão ajuda a explicar o medo; eu sabia que, em algum nível, eu tinha apenas objetivos genéricos, que não eram genuínos para mim.

Por que estou contando tudo isso?

Porque isso explica a razão de eu ter parado de dormir. Não me refiro a noites maldormidas. Eu praticamente não dormia. Passava semanas inteiras virando de um lado para outro na maior parte do tempo, dormindo apenas algumas horas de cada vez, tentando descobrir como lidar com as histórias que eu não entendia ou suportar as aulas que eu não tinha certeza se achava interessante. Ou manter uma fachada serena que não tinha a ver com a realidade.

Depois que percebi que algo estava errado, passei três anos intensos aprendendo muito sobre mim e sobre essa doença, e é exatamente isso que ela é — um distúrbio. Em termos práticos, seu impacto em meu comportamento variava de passar dias suando de exaustão a lutar para me concentrar no trabalho, fazendo escolhas sociais estúpidas e, mais do que isso, preparando o terreno para ansiedade e depressão severas. Deixando a adrenalina correr solta para me manter ativo mesmo sem um descanso apropriado. Quando assumi o projeto deste livro, olhei para trás e aprendi que o que me oprimia tinha muito a ver com o sistema imunológico e sua relação com o sono e o estresse, embora pareça uma questão de "mera" psicologia. Havia um pouco disso também.

No decorrer das pesquisas, descrevi minha situação daquela época para o dr. William Malarkey, professor emérito da Universidade Estadual de Ohio e especialista na relação do estresse do corpo e dos sistemas neurológicos com a função imunológica. Ele trabalhou em estreita colaboração com Janice Kiecolt-Glaser e Ron Glaser e é perito nas causas e nos impactos do estresse.

"Você estava buscando uma missão e um significado", disse ele. "Em algum momento, fez uma aposta muito alta" — referindo-se à inscrição em Columbia — "que não imaginava ganhar. Mas aí você conseguiu um *home run*. Então, de repente, pensa: 'Eu devo ser Babe Ruth. Estou entre os maiores jogadores da liga.'"

Depois, ele transpôs o argumento para termos biológicos. Disse que o mecanismo de luta ou fuga assumiu o controle, como se "eu tivesse sido jogado na toca de um leão ou no meio de um bando de ursos".

Isso, disse ele, obviamente não era verdade. Mas era assim que eu via, e eu e muitos outros costumamos cometer o mesmo erro. "O que ocorre hoje em dia é que muitas pessoas estão convivendo com ursos imaginários em todas as etapas da vida — algo no noticiário ou logo ali na esquina vai pegá-las." O que veio depois disso foi o que ele chamou de "onda de norepinefrina".

Era um mecanismo de sobrevivência, a curto prazo. Mas, a longo prazo, era perigoso, até mesmo fatal.

Como expliquei antes, a norepinefrina é um dos dois principais neurotransmissores, ou hormônios — um sinal secretado pelas terminações nervosas ou pelas glândulas suprarrenais —, liberados como parte de uma reação de lutar ou fugir. O outro hormônio é chamado de epinefrina, ou adrenalina. Quando percebemos uma situação perigosa ou qualquer tipo de ameaça, elas são secretadas e começam a afetar outras células do corpo. "Você é jogado na cova dos leões ou cercado por ursos e começa a ficar alerta para tudo o que está acontecendo ao seu redor."

As células imunológicas estão entre as que sofrem impacto. Na verdade, de acordo com o dr. Malarkey, a conexão entre o sistema imunológico e o sistema adrenal pode ser tão íntima que é difícil separar os dois.

Eu disse ao dr. Malarkey que a norepinefrina e a epinefrina se parecem muito com as interleucinas, pois enviam sinais que provocam impacto nas células imunológicas. Ele riu. "Exatamente! Tenho falado isso há anos. A diferença é que elas foram descobertas por pessoas de campos distintos. Se tivessem sido descobertas por imunologistas, teriam sido chamadas de IL-1, IL-6 ou algo assim."

Deixando a semântica de lado e retornando às substâncias, ele afirmou que a norepinefrina e a epinefrina podem começar a parecer perversamente excitantes. "Você fica viciado nelas. Precisa delas. De repente, começa a acontecer o tempo todo. O cérebro comanda. Aí você adquire todos os transtornos do excesso. Há uma desregulação do sistema imunológico."

O dr. Irwin, especialista em sono da UCLA, explicou que o que ocorreu em seguida foi "uma síndrome de doença, comportamentos de doença, impulsionados pela inflamação". Sentimentos de depressão, isolamento social, abstinência e fadiga.

Exatamente o que aconteceu comigo.

Naquele período, da metade para o final da década de 1990, eu estava lutando para me descobrir. Sei que essa é uma frase muito usada, até um pouco banal. Aqui, vou defender essa ideia como fundamental para a saúde. Eu não podia parar até compreender melhor o que era condizente comigo. Já havia muito que eu abandonara questionamentos sobre o que queria ser. Em pouco tempo, aquela ideia estúpida se dissolveu em perguntas bem mais básicas: o que era confortável para mim? Quais atividades e quais circunstâncias pareciam certas?

A necessidade de responder a essas perguntas era amplificada pela insônia. O nível de resposta simpática que eu estava experimentando todos os dias, ainda tendo problemas para dormir, claramente provocava impactos na minha saúde, no meu bem-estar, no meu grau de ansiedade. Posso dizer, com sinceridade, que eu experimentava uma espécie de vício naquela adrenalina. Parecia excitante. Mas era uma traição.

Resolvi o problema recorrendo à ciência. Comecei a meditar. Não me lembro como nem por quê, além do fato óbvio de que o conceito estava à mão.

Até hoje me lembro, perfeitamente, de uma noite em que estava deitado na cama, respirando fundo, e de como fiquei assim por bastante tempo. Por uma hora ou mais. Senti meu queixo relaxar. Senti meu corpo se acalmar. Adormeci. Acordei no dia seguinte descansado — descansado de verdade. Com uma sensação diferente da que sentia havia muito, muito tempo. Continuei a fazer aquilo. Em muitas noites, por uma hora ou mais, às vezes duas.

Agora que conheço o mecanismo científico, sei que estava desligando meu sistema imunológico simpático. Eu estava interrompendo o perigoso ciclo que o dr. Irwin descrevera, no qual meu sistema nervoso central tinha entorpecido meu corpo de adrenalina, intensificando ainda mais a reação de lutar ou fugir, provocando inchaços, estimulando o sistema imunológico e levando a mais respostas adrenais. Não sei que preço esse período cobrou à minha longevidade, mas eu não trocaria por nada o que aprendi com ele.

Ao mesmo tempo, pus para fora tudo que havia em meu reservatório psicológico. Eu me deitei no divã de um psiquiatra e solucei. Acumulei uma dívida impossível de quitar com meus pais, minha namorada e um amigo que conheci na faculdade de jornalismo em Columbia, Bob Tedeschi, que tinha se tornado um irmão. Cito essas pessoas não apenas porque lhes sou grato, mas porque a ciência defende que a capacidade de encontrar conexões durante períodos de doença, entre elas ansiedade e depressão, é fundamental para a cura. Ajuda o sistema imunológico a encontrar o equilíbrio, e isso faz sentido de uma perspectiva evolucionária; a ideia de que você faz parte de uma comunidade é um poderoso incentivo, uma motivação para que as engrenagens do seu corpo busquem harmonia. Sozinho, você pode retroceder ainda mais.

Durante aquele período, percorri todos os cantos do meu cérebro, e comecei a perceber a sabedoria daquele velho ditado que diz que não há nada a temer, exceto o próprio medo. Olhando para trás, posso ver uma estreita associação entre o fim da minha jornada psicológica e o início do meu período de meditação e relaxamento. Em termos simples, eu me dei permissão para relaxar. Passei a me sentir um pouco mais confortável e, ao final, não tinha nada a provar a ninguém. Aprendi, da maneira mais difícil, a escutar a mim mesmo, antes de qualquer coisa, e a suprimir as vozes alheias.

Não há palavras para descrever a importância disso, pois diz respeito à minha saúde e, imagino, à saúde de muitas pessoas. Emergi como alguém com um senso de confiança para acreditar em si mesmo, o que, por sua vez, permitiu-me perceber as partes da vida que me animavam e motivavam, os tipos de ambiente e amizade que me deixavam à vontade, e as coisas que eu precisava abandonar por não serem autênticas. Eu tinha encontrado meu "eu".

O melhor exemplo que posso dar sobre a importância que teve para minha saúde aprender a ouvir e seguir minha própria voz, em vez de buscar uma validação externa genérica, ocorreu no final dos anos 90. Eu trabalhava como *freelancer* para o *The New York Times*. Estava tudo indo bem. Eu amava os aspectos do jornalismo que sempre achei que fosse amar: escrever, explorar e ser curioso. Mas também estava empolgado por ser um profissional *freelancer*. Trabalhava mais do meu jeito. Não tinha mais a ver com notas nem com a aprovação do chefe. Eu trabalhava, gostava do que fazia, recebia para isso e parei de querer ascender em qualquer tipo de hierarquia.

Então, o periódico me ofereceu um emprego. Era uma oportunidade dos sonhos para um jornalista ainda jovem. O único problema era que eu teria que me mudar para a cidade em vez de permanecer em San Francisco, onde estava morando depois de me formar.

Aquela ideia me deixou completamente apavorado. Eu sabia, no fundo do meu coração, que não me sentia em casa naquela cidade, onde tinha padecido em Columbia, e que era um ambiente onde eu temia perder de vista minhas prioridades — e passar os dias em um mundo hipercompetitivo, com a sensação de que as pessoas estariam sempre no meu encalço. Eu me vi sendo tragado pela espiral de adrenalina, encarando longas jornadas em um escritório ao lado de pessoas com mais capacidade, ou mais disposição, para suportar aquilo do que eu. Recusei a vaga.

Notavelmente, o jornal cedeu. Eles me contratariam e eu poderia ficar em San Francisco. Dois anos depois, a direção mudou de ideia. Dessa vez me disseram que eu teria que ir para Nova York. "É o que todo mundo faz", disse-me um editor. Não era nada pessoal.

Voei para Nova York e expus meus argumentos para poder continuar em San Francisco. Disse a eles que pareciam felizes, que eu estava feliz, que estava tudo certo. Um editor me disse: "Não tem nada a ver com felicidade. Tem a ver com passar pelo teste que todo mundo passou".

Aquele conceito, descobri, era um anátema para mim.

Recebi um ultimato: 1º de outubro de 2001. Mudar para Nova York ou ser demitido. Àquela altura, eu tinha começado a namorar Meredith (não Merredith Branscombe, mas outra colega do Colorado chamada Meredith Barad), a mulher incrível que se tornaria minha esposa. Neste dia, acordei, fui até minha mesa e esperei o telefone tocar. Trabalhei e esperei. A próxima ligação, qualquer ligação, poderia ser aquela para dizer que eu estava demitido.

A ligação não aconteceu nem dali a uma semana, um mês ou meses. Continuei a escrever, a viver e a fazer minhas coisas, e, cada vez mais, eu confiava em minha voz, em minha inspiração. Eu me casei com Meredith e comecei a escrever livros. Eles eram a coisa mais importante para mim, histórias que eu contava a mim mesmo, que transbordavam, todos os tipos de música, usando uma voz tão diferente da que eu havia papagueado por tanto tempo. Um dia, o *The New York Times* cedeu. Eles estavam felizes e eu estava feliz.

Repito, isso não é um aparte. E, de novo, não há como expressar o valor dessa felicidade como lição para o sistema imunológico. Quanto mais condizente eu ficava com meu "eu", quanto mais eu descartava o que era "forasteiro", mais saudável eu ficava. Também estou contando essa história porque ela permitiu que Jason e eu nos tornássemos amigos de verdade, de uma forma muito mais honesta do que quando éramos crianças.

Jason, entretanto, vinha seguindo sua própria inspiração, o que o levou a inventar uma plano de negócio após o outro, vendendo, tagarelando, contando histórias sobre o poder das invenções e sobre ideias que ele acreditava sinceramente serem novas e diferentes — de minutos de celular a liquidificadores ultrapotentes e assim por diante, até aportar em seu mais recente empreendimento, bugigangas de cassino.

Naquela noite, no segundo trimestre de 2011, os contornos de um novo relacionamento tomaram forma. Falamos sobre a vida e sobre o câncer.

"Preciso vencer essa coisa. E aí eu posso pensar no que fazer depois."

"Então, como está indo?" O câncer.

"Não vou mentir para você, Rick, é uma merda."

Ele me contou sobre a quimioterapia, como ela destruiu seu corpo e como ele teve que tomar um esteroide para reduzir a inflamação, o que o deixava sem sono. "É o mais doente que já me senti, só que multiplicado por mil. Fico lá sentado, morrendo de vontade de dormir. Meu corpo todo dói, e eu continuo lá deitado, sem nem conseguir ler ou ver TV. É brutal. Eu não desejaria isso nem ao meu pior inimigo."

Acho que eu também ia querer faltar a algumas sessões de quimioterapia.

O primeiro tratamento de Jason não funcionou. Havia outras opções no reino da quimioterapia, e ele estava se encaminhando para elas.

Em segundo plano, porém, um novo campo da medicina estava tomando forma, amparado em todos os anos de trabalho imunológico duro. Era chamado de imunoterapia. A ciência por trás dele é de fundir a cuca.

38

O camundongo Lázaro

Uma parte substancial do sistema imunológico gira em torno do modo como as informações são transmitidas. As moléculas enviam e recebem sinais, incitando as células imunológicas a atacar, aumentar a vigilância, recuar, implodir, espreitar, ajudar novos tecidos a crescer. Em sentido mais amplo, essa informação é transmitida em dois diferentes formatos, ou mídias.

Algumas das transmissões são conhecidas como solúveis, ou fluidas, e envolvem as interleucinas. Essas moléculas são liberadas e podem circular e infundir instruções em outras células.

O segundo tipo, que descrevi antes e vou explicar melhor aqui, envolve moléculas ou proteínas que emergem na superfície das células e que se conectam a uma molécula ou proteína em outra célula. São como os anticorpos. Elas viajam pelo corpo não em forma fluida, mas ligadas a uma célula, e então se ligam a outra em um ponto extremamente específico. São como encaixes de um quebra-cabeça que exigem proximidade física.

O conceito é relevante porque ajudou a salvar a vida de Jason. Para mostrar como isso ocorreu, preciso me aprofundar um pouco mais no aspecto científico.

De modo geral, uma peça do quebra-cabeça é chamada de ligante e a outra, de receptor. Um ligante se liga a um receptor.

Durante as décadas de 1980 e 1990, os imunologistas procuraram muitas moléculas na superfície das células do sistema imunológico — arqueologia básica — e depois tentaram encontrar seus parceiros. Um dos motivos pelos quais eles caçavam esses pares era a esperança de identificar um par que ajudasse a explicar o que cada molécula estava fazendo na superfície da célula, em primeiro lugar. O que as peças individuais do quebra-cabeça fazem e o que acontece quando você as encaixa?

"Cada peça constrói uma história. É como fazer uma amizade. Acontece a mesma coisa por meio de uma série de encontros entre moléculas", explicou o imunologista Matthew "Max" Krummel, que estava presente em um dos principais momentos científicos do século XX — quando o CD80 e o CD86 encontraram seus pares.

A história é a seguinte.

No final dos anos 80, foi realizado um trabalho que identificou dois ligantes que se expressavam na superfície de duas das principais células do sistema imunológico, as células B e as dendríticas. Os cientistas descobriram que esses ligantes se unem a moléculas específicas na superfície das células T.

À medida que essas várias células do sistema imunológico circulam em nosso Festival da Vida, elas esbarram umas nas outras. Se a superfície de uma célula B tiver o ligante correto e a superfície da célula T tiver o receptor correto, as duas moléculas se conectam uma à outra, o que desencadeia uma reação.

Ok, tudo bem, mas e daí? Que reação é essa?

Bem, estamos tentando encontrar a cura do câncer. Você pode esperar um pouco? Continue comigo.

Em linguagem ainda mais clara: as células T podem atacar invasores e organizar ataques. Pesquisadores descobriram moléculas na superfície das células T que se conectam a moléculas de outras partes do sistema imunológico, ou seja, células B e células dendríticas. Em outras palavras, os cientistas encontraram peças de um quebra-cabeça que se encaixavam, mas sem saber qual a imagem do quebra-cabeça — nem propriamente o que ele significava. Eles descobriram que uma das moléculas-chave na superfície da célula T era chamada CTLA-4. A outra era chamada CD28.

Mais uma curiosidade: tanto a molécula CTLA-4 quanto a CD28 se conectam a ligantes chamados B7-1 e B7-2 — também conhecidos como CD80 e CD86.

Tudo bem, mas e daí?

Por volta de 1989, a CTLA-4 estava sendo explorada conjuntamente por dois luminares das ciências imunológicas, James Allison, em Berkeley na época, e Jeffrey Bluestone, na Universidade de Chicago e depois na Universidade da Califórnia em San Francisco. Houve um terceiro pesquisador que fez análises relacionadas — Peter Linsley, da Bristol-Myers Squibb, uma companhia farmacêutica.

Bluestone e Allison não estavam particularmente interessados em câncer, ou melhor, esse não era o foco deles. Eles estavam preocupados com o sistema imunológico.

Em Berkeley, um estudante de doutorado do laboratório de Allison realizou um experimento que envolvia coletar o tumor de um camundongo, colocá-lo em um tubo de ensaio e injetar nele genes forasteiros. O impacto da injeção desses genes fazia emergir nas células tumorais a molécula B7-1, o ligante que se conecta a receptores presentes nas células T chamados CTLA-4 e CD28. Os pesquisadores então injetaram células T no tubo de ensaio, e eis que elas atacaram o tumor em grande número, atraídas pelo B7-1, e eliminaram a malignidade.

Repito delicadamente, para não restar dúvida. Os pesquisadores descobriram como fazer emergir uma peça de quebra-cabeça que atraía outra peça, o que estimulou uma resposta do sistema imunológico a eliminar um tumor.

Uma boa notícia, certo?

Sim, um grande passo na direção certa. Mas ainda não era o Santo Graal. As etapas eram artificiais demais, um tumor fabricado sob medida ao se inserir nele genes estranhos, para que ele fosse alvejado. Além disso, tudo aconteceu dentro de um tubo de ensaio. Ainda não era uma solução para permitir a manipulação do sistema imunológico humano, mas dava uma indicação poderosa de que tal solução era possível.

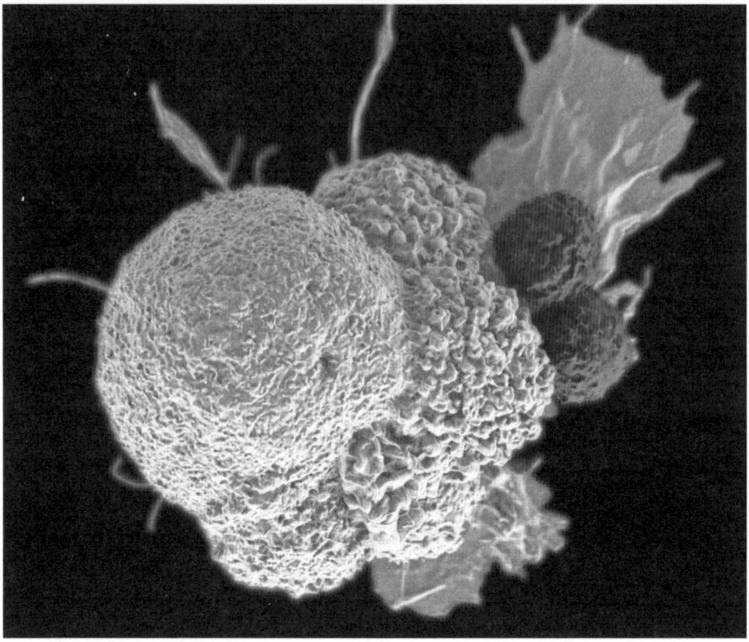

Duas células T (à direita) atacam uma célula cancerígena. (NCI/NIH)

Foi aí que Krummel deu início à sua colaboração com Allison, que ganhou o Prêmio Nobel de 2018 pelo que aconteceu em seguida.

Allison e Krummel decidiram fazer experimentos adicionais com a CTLA-4, a outra molécula que se ligou aos receptores B7-1 e B7-2. Eles logo notaram algo curioso. Quando a CTLA-4 foi atraída por um ligante e se uniu a ele, o sistema imunológico não apresentou aumento de atividade como no experimento do camundongo. Em vez disso, ele parecia estar suprimido ou não ter efeito algum.

"Pensei: 'Temos que descobrir o que a CTLA-4 faz'", relembrou Allison. Algo naquilo o perturbava.

Krummel e Allison se questionaram: se a CD28 faz com que as células T se multipliquem, mas a CTLA-4 parece não surtir efeito, o que pode acontecer se combinarmos esses agentes?

O que descobriram foi transformador. A estimulação da CD28 levou a um aumento das células T e a uma resposta imunológica mais intensa. Mas, quando se acrescentou a CTLA-4, o nível de resposta das células T diminuiu. Não só isso: quanto mais CTLA-4 foi adicionada, menos as T proliferaram. Isso sugeria que o receptor, em vez de provocar um aumento na resposta do sistema imunológico, fazia com que ela diminuísse ou até mesmo cessasse.

Eles sentiram que estavam diante de algo importante.

Krummel desenvolveu um processo químico que lhe permitiria criar níveis variados de CD28 e CTLA-4, de modo que pudesse começar a ajustar com precisão a quantidade de células T criadas. O ano era 1994.

"Podíamos aumentar ou diminuir o nível de linfócitos T da mesma forma que se faz com o volume de um aparelho de som", disse Krummel. Ou, se você preferir uma metáfora diferente: "Tínhamos uma torneira de água quente e uma de água fria. Imediatamente passamos a uma discussão colaborativa", disse ele. O que significava aquilo e para que poderia ser usado?

Eles começaram a fazer testes, experimentando todo tipo de combinação, uma após a outra. "Ao longo de nove meses, aplicamos o controle de volume — quente e frio — a todos os modelos animais a que tivemos acesso, estimulando as células T a crescer mais depressa ou vendo-as crescer mais devagar. Foi então que Jim apresentou o modelo do tumor."

Allison, então mergulhado na pesquisa como praticamente nenhum outro cientista, repassou uma hipótese atrás da outra em sua cabeça, tentando dar sentido a tudo aquilo. O que tais interações moleculares significavam? Ele brincou comigo sobre, enfim, ter juntado as peças numa noite em 1994, quando sua mente estava vagando depois de "vinho demais". Ele achou que tinha compreendido como o câncer aplicava um golpe no sistema imunológico, permitindo que a doença iludisse nossas defesas. E teve uma ideia de como reverter esse golpe.

* * *

Allison convidou um pós-doutorando chamado Dana Leach para o laboratório. Leach levou os roedores com os tumores, que naquele momento estavam fora do tubo de ensaio e dentro de criaturas de verdade. O veterinário injetou nos camundongos vários tipos de câncer de crescimento rápido. Os pesquisadores deixaram que os cânceres crescessem. Em seguida, injetaram uma molécula — um anticorpo — que visava interromper qualquer conexão que as células cancerígenas estivessem tentando estabelecer com a CTLA-4.

A ideia era ver se era possível impedir o câncer de puxar o freio do sistema imunológico ao interromper a comunicação entre os dois.

"Estávamos apenas testando coisas", disse Krummel.

Alguns dias depois, Allison foi verificar o progresso. "Pensei: 'Puta merda! Isso curou todos os ratos.'"

O experimento anterior consistia em isolar o tecido tumoral em um tubo de ensaio e depois modificar sua genética, de modo a estimular uma resposta das células T. Isso era essencialmente muito complexo.

Mas, neste novo, os pesquisadores não fizeram nada ao câncer. Era apenas um tumor, como um que pode estar crescendo dentro de qualquer um de nós, até mesmo dentro de Jason. O tumor estava em seu estado natural.

Em vez de modificá-lo, os pesquisadores adicionaram anticorpos para interromper o golpe aplicado pelo câncer e estimular uma resposta do sistema imunológico. Especificamente, eles inseriram um anticorpo que se ligou ao sistema para que ele pudesse soltar o freio de nossa elegante defesa.

"O surpreendente é que não tínhamos dado ao sistema imunológico nenhuma informação nova sobre o tumor", contou Krummel. "Havia um conjunto de células preexistentes" — as células T — "e elas estavam ansiosas para entrar em ação."

Quando Allison olha para trás, vê o sistema imunológico de uma forma bastante diferente da que vimos pela maior parte do tempo. Não o vê meramente como uma poderosa máquina assassina, de modo nenhum. Em vez disso, ele o vê como algo que conjuga o poder de matar a um extraordinário poder de contenção. Uma das principais tarefas do sistema imunológico é conter seus ataques, apertar o botão de desligar. Freios bruscos são aplicados às células T.

"Elas recebem um sinal e se suicidam. Se isso não funcionasse, as pessoas teriam diabetes, esclerose múltipla, lúpus", disse ele. "De longe, essa seleção negativa é o principal motivo para se livrar das células T; 90% de todas as produzidas são mortas."

Ele descobriu o que a CTLA-4 fazia. "A CTLA-4 está lá para nos proteger de sermos mortos por nosso próprio sistema imunológico."

Uau.

Mas o câncer não mata? Por que nosso corpo permitiria que os freios fossem puxados diante de um tumor fatal?

A resposta está relacionada a uma permuta com a cicatrização, uma das funções mais importantes do corpo e do sistema imunológico.

39

Cicatrização

Se você sofrer uma lesão aguda — digamos, pisar em um espinho ou cortar a mão na borda de uma lata —, o evento dispara um urgente efeito cascata de sobrevivência. Os glóbulos vermelhos correm para o local e começam a coagular. Eles estancam o sangramento. Células de outras áreas se deslocam para dentro da ferida e passam a se dividir. Esse grupo inclui células do sistema imunológico, neutrófilos e macrófagos.

"É como os bombeiros e a polícia chegando. Ocorrem eventos muito rápidos para que o fechamento seja feito por meio da coagulação do sangue", disse Sabine Werner, especialista em cicatrização. As células do sistema imunológico aparecem para lidar com "bactérias, fungos, vírus — todos eles podem estar lá".

Os neutrófilos produzem proteases, que os leitores atentos agora conhecem como enzimas. Essas se parecem um pouco com uma granada. Abrem buracos em certas bactérias, "matando-as ativamente. As bactérias também são devoradas pelos neutrófilos e pelos macrófagos", explicou Werner. Bacana.

Além dos neutrófilos, surge um segundo assassino cruel, que tem um daqueles nomes impossíveis de lembrar: espécies reativas de oxigênio (ROS, na sigla em inglês).

Guarde apenas isto: elas são desagradáveis. Uma dessas espécies reativas de oxigênio é o peróxido de hidrogênio. Os macrófagos e os neutrófilos podem sintetizar a substância química para matar na área da ferida. Os neutrófilos e outros assassinos não eliminam apenas bactérias ou outras possíveis infecções. Eles também matam alguns dos tecidos vizinhos. Essa é a razão pela qual, depois de ter sofrido um corte, mesmo que pequeno, muitas vezes a dor e a inflamação são piores nos dias seguintes ao acidente. Seu sistema imunológico fez faxina doméstica com produtos químicos de uso industrial.

A área está livre de "forasteiros", mas o que resta é terra arrasada. Então, na zona morta, os macrófagos comem.

Quase que na mesma velocidade, chegam os trabalhadores da construção civil. No início dos anos 90, Werner, pesquisando esses fenômenos, notou que, entre um e dois dias, o local de uma ferida exibia um aumento de dez vezes nos sinais promotores do crescimento. Ela começou a procurar vigorosamente a explicação para o que acontecia dentro do corpo que permitia uma cicatrização tão rápida. De onde vinham os sinais que permitiam às células se dividir depressa e repor o tecido?

Pense em quão dramática é essa transição. Num momento, seu dedo cortado na lata de atum está sendo varrido por uma equipe da SWAT e, poucas horas depois, todo um canteiro de obras chegou e substituiu a máquina de matar. Quais são as implicações disso para o sistema de saúde como um todo? "Fiquei verdadeiramente empolgada com a rapidez com que uma ferida pode reagir a isso", relembra Werner.

Ela ainda não conhecia o lado obscuro.

O processo de reconstrução tem, claro, seu próprio jargão. O termo para um dos principais tipos de célula que estimulam a regeneração do nosso tecido é *fibroblasto* — altamente versáteis e saudáveis, que proliferam e migram para o local. São atraídas por sinais enviados por macrófagos. Isso é importante porque mostra um lado diferente deles. Esses "grandes comedores" também desempenham um papel no estímulo do crescimento de novos tecidos.

À medida que as células dos fibroblastos se unem, elas formam tecido conjuntivo, uma ponte entre o tecido novo e o antigo. No local da ferida, o novo tecido apresenta um aspecto granuloso, daí o nome tecido de granulação. Essencialmente, esses tecidos são alimentados por vasos sanguíneos que emergem nas bordas da ferida, criando verdadeiros tubos de alimentação para o novo tecido. Uma espécie de rede firme se forma, uma matriz fibrosa que, como Werner e seus colegas descreveram em um artigo, protege contra patógenos invasores, "também é um reservatório de fatores de crescimento necessários nos estágios posteriores da cicatrização, e serve como uma espécie de andaime para os diferentes tipos de célula atraídos para o local da ferida".

No Festival da Vida, um cantinho específico da festa é implodido, depois os detritos são removidos. Em seguida vêm a instalação das fundações e a montagem dos andaimes, e então começa a reconstrução. Mas, como ocorre em muitas obras, é preciso obter as autorizações. O corpo precisa reconhecer que o que está sendo construído foi aprovado como parte do "eu". Qualquer coisa vista como forasteira a ponto de ser patogênica será destruída, e o local não vai ser reconstruído.

Aí reside um corolário perigoso. Uma vez que a permissão foi dada, uma vez que as novas células que estão sendo nutridas são consideradas parte do "eu", a obra pode seguir adiante com dedicação. O problema é que as novas células nem sempre são "eu". Às vezes elas são câncer.

Dessa forma, os fatores que contribuem para o crescimento de tecido saudável também parecem contribuir para o crescimento de tumores. Essa hipótese já pairava no ar desde 1863, quando Rudolf Ludwig Carl Virchow, um cientista alemão, observou: "A irritação crônica e as lesões prévias são uma pré-condição da tumorigênese".

Werner dá palestras nas quais menciona duas outras citações igualmente precavidas: "É provável que a produção de um tumor seja excesso de cicatrização", comentário do médico escocês Sir Alexander Haddow em 1972. Já a observação de Harold Dvorak, um patologista de Massachusetts, em 1986, foi: "Tumores são feridas que não cicatrizam".

A sabedoria dessas declarações foi confirmada por poderosos experimentos de laboratório.

Um experimento revelador realizado com pintinhos foi feito décadas atrás. Realizado em Berkeley, envolvia injetar neles um vírus conhecido por causar câncer. As injeções eram feitas sob a pele ou no músculo dos filhotes. Em ambos os casos, a agulha provocava uma pequena ferida.

Dentro de uma a duas semanas, um tumor aparecia, geralmente no local da injeção. Os filhotes morriam dentro de um mês.

Os pesquisadores supuseram que a ferida era relevante para o crescimento do tumor, e conceberam um segundo experimento para comprovar a tese. Dessa vez, eles infectaram um pintinho na asa direita, mas não na asa esquerda. No entanto, ao mesmo tempo fizeram uma perfuração na asa esquerda. E eis que tumores se formaram tanto no local da injeção quanto no local da ferida na outra asa. O tumor na asa que havia sido perfurada, mas não injetada, levou um tempo cerca de 20% maior para surgir.

Algo relacionado à ferida estava desempenhando um papel no surgimento do tumor.

Nos anos 90, Werner começou a juntar as peças. O que ela e os outros descobriram embasa a explicação do porquê coisas como fumar, minerar carvão ou tomar banho de sol são tão cancerígenas. Cada uma dessas atividades prejudica o tecido e danifica o DNA. Quando o tecido é danificado, o sistema imunológico entra em ação, limpa o local e ajuda a estimular o crescimento de novos tecidos. O problema é que, quando o DNA é danificado, as novas células que crescem podem ser malignas, como células feitas de "eu", mas diferentes o suficiente para se comportarem como um câncer. Essas não estão jogando conforme as regras normais do corpo e permanecendo dentro de seus limites. Misture tudo isso e você pode acabar com células cancerígenas que são protegidas e até mesmo nutridas pelo sistema imunológico.

Isso explica também o risco de desenvolver câncer experimentado por quem sofre de distúrbios autoimunes que provocam lesões crônicas nos tecidos.

Quando ocorre uma ferida — uma lesão, no jargão científico —, as células se dividem. É claro. É necessário um novo tecido. Mas, quando novas células se dividem, sempre há uma chance de algo dar errado. Cada divisão é uma oportunidade para um erro, uma mutação. Um trecho de DNA pode ser copiado de maneira incorreta, por exemplo. Isso acontece o tempo todo.

Felizmente, na maioria dos casos, essa mutação não tem consequências, porque a célula morre ou logo é devorada. A mutação é tão peculiar que a célula não consegue sobreviver, pois, no fundo, não possui o material genético para viver, e os macrófagos comem os dejetos. Fim de papo. Outras vezes, a mutação é identificada pelo sistema imunológico como estranha o bastante, de modo a ser potencialmente problemática. Ela é bombardeada ou explodida, destruída e devorada. Fim de papo.

Às vezes, porém, a mutação é sutilíssima. A célula possui material genético satisfatório para sobreviver, e é parecida com "eu" de forma a não ser reconhecida como problemática pelo sistema imunológico. Em alguns casos, ele analisa o material, mas conclui que é mais provável que ele seja "eu" do que "não eu", e o deixa em paz.

Isso não significa que tal célula seja necessariamente cancerígena. É muitíssimo improvável que uma célula com uma única mutação seja câncer. Werner me explicou que uma que se torna tão nociva precisa passar por pelo menos cinco a dez mudanças genéticas diferentes. Mas não apenas isso. Para ser uma "célula cancerígena perfeita", a ocorrência genética aleatória precisa de mudanças específicas em diferentes regiões do DNA. Por exemplo, uma célula mutante com chances de sobreviver e se tornar um câncer desenvolveu por acaso a capacidade de enviar sinais para as células do sistema imunológico com a instrução: *Não me ataque; me dê proteção e me alimente.*

"Elas secretam fatores que modificam as células do sistema imunológico", relatou-me Werner. "Os macrófagos deixam de provocar inflamação, e, em vez disso, protegem as células cancerígenas e estimulam a formação de vasos sanguíneos."

Essa é uma conjuntura em que o câncer tira proveito do sistema imunológico. O tumor cresce sem parar, silenciosamente protegido, alimentado pelos vasos sanguíneos, até protegido por redes fibrosas. O tumor "segue bem, indetectável e em crescimento", disse Allison, o pesquisador pioneiro do receptor CTLA-4.

Mas então, "em algum momento, [os tumores] atingem determinado tamanho e não conseguem oxigênio suficiente, comida suficiente", explicou Allison; eles se tornam grandes demais para seu ambiente. "Eles começam a morrer", os macrófagos entram em cena, ocorre a fagocitose, os detritos do tumor são limpos e o sistema imunológico começa a fornecer mais infraestrutura de crescimento, como ocorre na cicatrização de uma ferida, e, simultaneamente, o receptor suprime os ataques.

É um ciclo vicioso perpetuado pelo sistema imunológico. Ponto final. *O sistema imunológico começa a alimentar e nutrir o câncer*. Sua elegante defesa se voltou contra você.

Isso significa que a probabilidade de desenvolver um câncer depende, em grande parte, da frequência com que uma pessoa sofre lesões, ou determinados tipos de lesão. É uma questão de estatística. Mais significa mais divisão celular e mais oportunidades para que mutações perigosas ocorram.

Entra em cena um dos maiores assassinos do mundo.

Quando alguém fuma um cigarro, surgem pequenas feridas no frágil tecido rosado dos pulmões. Neles são despejadas milhares de substâncias químicas, incluindo algumas que não apenas danificam o DNA, mas interferem em seu reparo. Enquanto isso, a polícia e os bombeiros do sistema imunológico aparecem, e tem início o processo de cicatrização. Novas células são produzidas. Uma após a outra, cigarro após cigarro, ano após ano. (Fumar é uma atividade crônica, ao contrário de, digamos, inalar algumas substâncias químicas indiretamente de vez em quando diante de uma fogueira.) No caso do cigarro, as células malignas são alimentadas e protegidas pelo próprio sistema que limpou a ferida e se certificou de que não havia nenhum patógeno lá para provocar danos.

Algumas dessas novas células contêm erros e são identificadas como estranhas. Outras possuem a combinação certa de mutações aleatórias para sobreviver e se parecem bastante com o "eu", tanto que o próprio sistema imunológico fomenta e protege o tumor.

Mais uma vez, nos principais aspectos, o câncer é como uma loteria. Quanto mais lesões você sofre, quanto mais mutações e eventos inflamatórios, maior a probabilidade de surgir um tumor. Isso é o que torna coisas como fumar tão potentes. Os riscos crescem a cada tragada. Da mesma forma, a exposição ao sol sem uso de filtro solar fornece outra oportunidade para lesões e uma resposta inflamatória que, combinada com mutações induzidas diretamente pela irradiação UV, aumentam o risco de desenvolvimento de câncer de pele, incluindo o particularmente perigoso melanoma. Outras toxinas que entram no corpo, sejam elas alimentares ou químicas, também podem provocar lesões, ainda que diminutas, as quais requerem reparo, inflamação, reconstrução. Cada pequeno ataque é uma oportunidade para a divisão celular e para uma resposta do sistema imunológico que, embora destinada à limpeza, também pode levar ao câncer. É quase certo que os fumantes terão câncer em algum momento, devido à exatidão da matemática. Se você é fumante, pode ter um câncer agora. Na verdade, é *provável* que você tenha câncer agora. O mais plausível, porém, é que faltem os tipos exatos de mutações genéticas que permitirão a proliferação por meio, em particular, da cooptação do sistema imunológico. Só porque o câncer existe não significa que ele irá se consolidar.

Aqueles de nós que não adotam comportamentos de alto risco têm muito menos probabilidade de desenvolver um câncer, ou melhor, não têm a mesma probabilidade de desenvolvê-lo tão depressa. Mas, se vivermos tempo suficiente, a matemática também vai nos alcançar.

O fato de que você provavelmente terá câncer no futuro, e de que ele, *por fim*, se consolidará, diz muito sobre as permutas que estão sendo feitas por seu sistema imunológico. Ele evoluiu para permitir a possibilidade, e até uma alta probabilidade, de o câncer se instalar. A razão é simples: o sistema imunológico está disposto, no curto prazo, a correr o risco de que ocorram mutações em troca da recomposição imediata de tecidos. Afinal, qual seria a alternativa? Deixar buracos abertos? Permitir que seu corpo fosse sendo despedaçado, um corte depois do outro?

A divisão celular é imprescindível. Mutação e câncer são subprodutos dela. Essa é uma das razões pelas quais sua morte está predeterminada. Essa dinâmica, no entanto, também detém as chaves para combater o câncer. Foi isso que Allison começou a explorar com a CTLA-4. Uma segunda grande descoberta conceitual ajudou a manipular o sistema imunológico para reverter as probabilidades em favor da vida.

40

Morte programada

Lembre-se de que James Allison descobriu que poderíamos modular o sistema imunológico brincando com a CTLA-4, a molécula presente na superfície das células T que ajudou a arrefecer ou silenciar a resposta do sistema imunológico.

O que Allison, Krummel e outros pesquisadores descobriram foi que os tumores pareciam inibir o sistema imunológico ao tirar proveito dessa molécula crucial à sobrevivência. O tumor estimulou um sistema de freios que evita que nossa elegante defesa enlouqueça e se torne excessivamente agitada, provocando inflamação, febre, distúrbios autoimunes e assim por diante. Mas o câncer nos camundongos, constataram os cientistas de Berkeley, estava enviando um sinal para ativar a CTLA-4 e, assim, fazer com que o sistema imunológico entrasse num impasse. Dessa forma, o câncer podia crescer sem que o sistema imunológico interferisse.

Acontece que a CTLA-4 não é o único freio desse tipo. Outro deles é conhecido como PD-1. PD significa morte programada, na sigla em inglês, e já a descrevi brevemente. É uma molécula na superfície da célula T que faz com que o sistema imunológico se autodestrua — de fato, que cometa suicídio.

Essa ideia parece absurda a princípio. Mas é muito comum. A descoberta foi feita em 1992, no Japão, pelo dr. Tasuku Honjo, na faculdade de medicina da Universidade de Quioto. Ele não procurava uma revelação tão estarrecedora — impactante a ponto de o dr. Honjo ganhar o Nobel em 2018, compartilhado com Allison. O dr. Honjo e sua equipe buscavam compreender o que o Cancer Research Institute descrevia como uma "faxina celular normal". Os pesquisadores vasculharam o material genético até descobrir o que parecia ser um gene envolvido em estimular determinadas células a morrer quando não eram mais valiosas. Isso foi chamado de morte programada, uma espécie de suicídio das células que não eram mais úteis ao corpo. O dr. Honjo e sua equipe mergulharam fundo nas origens e no mecanismo da morte programada e descobriram que, quando interrompiam ou desligavam o gene PD-1 em camundongos, grande parte dos roedores desenvolvia distúrbios autoimunes semelhantes ao lúpus.

Em outras palavras, o gene da morte programada parecia estar envolvido na supressão da função imunológica.

Que sentido faz uma célula imunológica cometer suicídio? O motivo é o mesmo que faz com que haja tantos freios na rede de defesa do nosso corpo. É mais um mecanismo de segurança, outra forma de evitar que o sistema mais poderoso e de maior alcance de todo o nosso organismo se rebele.

No Vale do Silício, separado do laboratório do dr. Honjo pelo oceano Pacífico, a descoberta inicial da morte programada foi recebida com grande interesse por Nils Lonberg, um médico, cientista e empresário que achava que poderia usá-la para curar o câncer. Ele se preparava para esse momento havia anos, desde que começara a trabalhar com camundongos.

Lonberg, nascido em Berkeley em 1956, filho de pai químico e mãe psicóloga, iniciou seu trabalho pioneiro sobre o câncer de forma indireta, a partir do sonho de produzir camundongos transgênicos. O projeto envolvia aplicar a engenharia genética nesses roedores para que pudessem abrigar genes humanos. Isso parece fugir do assunto, mas está diretamente alinhado ao campo da imunologia — retrocedendo a uma época anterior até mesmo ao tempo em que Jacques Miller brincava com camundongos para descobrir o papel do timo — e, sem exageros, se estende até o momento em que a vida de Jason foi salva.

Em meados da década de 1980, a tecnologia já havia alcançado lugares muito distantes do galpão de Jacques Miller. Nessa época, o objetivo era usar sofisticadas técnicas genéticas para criar camundongos que fossem camundongos, mas que contivessem DNA humano essencial embutido. Dessa forma, seria possível ver os efeitos de uma molécula ou de uma droga particular sem matar uma cobaia humana.

Mas colocar DNA humano em um camundongo não é fácil, ou não era, na época — "era algo rudimentar e trabalhoso", descreveu Lonberg para mim. Ele trabalhava no Memorial Sloan Kettering de Nova York. Por volta da meia-noite, fazia dois camundongos acasalarem. Então, no início da manhã, pegava embriões da fêmea, injetava o DNA humano que queria incorporar e transferia os embriões para uma "camundonga pseudográvida", ou seja, que apresentava as condições certas para dar à luz. "Três semanas depois, você teria filhotes, pequenos bebês com DNA humano", disse Lonberg. Então, por meio de subsequentes reproduções, obtinha-se uma forma mais pura do camundongo-DNA.

Um parêntese: Lonberg estava no laboratório uma noite, trabalhando numa camundonga, quando sua esposa, também cientista, apareceu. "Ela entrou. Eu tinha uma camundonga ligada à ordenhadeira, estava tirando leite. Ela apenas olhou para mim", disse ele, rindo.

Se fosse possível gerar um camundongo com DNA totalmente humano, Lonberg se perguntou, seria então possível gerar um espécime com anticorpos humanos? Em caso positivo, o que fazer com esses anticorpos? Seria possível transformar o bicho em uma fábrica de moléculas específicas do sistema imunológico humano?

Nesse caso, então talvez fosse possível injetar esses anticorpos em um humano para auxiliar o sistema imunológico de uma pessoa, sem arriscar que a molécula fosse rejeitada como "forasteira".

Lonberg estava ajudando a gerar uma nova classe de remédios chamada anticorpo monoclonal terapêutico. É a mais importante categoria de medicamentos dos últimos 20 anos, e, se o ritmo se mantiver, é provável que tenha impacto na vida da maior parte de nós. Foi assim para Jason, Linda, Merredith e muitos outros. As vendas de medicamentos à base de anticorpos monoclonais atingiram 87 bilhões de dólares anuais em 2015, e a estimativa é que alcancem 246 bilhões de dólares por ano até 2024.

Recapitulando, os anticorpos monoclonais são cópias exatas de anticorpos, que, por sua vez, são peças essenciais do sistema imunológico. Eles farejam antígenos em outras células, incluindo as malignas, e se ligam a eles. Se você sabe o que um anticorpo faz e cria várias cópias dele, teoricamente você pode criar um medicamento que abastece um ser humano com o anticorpo correto e, em seguida, estimula uma resposta imunológica direcionada.

Isso pode soar óbvio depois de tudo que você leu até aqui, mas ainda é insanamente complicado e exige altos níveis de inovação e tecnologia. Talvez não surpreenda que Lonberg tenha se mudado para o Vale do Silício, onde o negócio da biotecnologia — que combina remédios e tecnologia de ponta — estava em plena expansão.

As contribuições de Lonberg se tornaram significativas porque ele ajudou a solucionar o desafio incômodo de fabricar anticorpos humanos em quantidade. Sua resposta levou anos para ser desenvolvida, até meados da década de 1990, e implicou a criação do que ele chamou de "*frankenmouse*" — meio camundongo, meio humano. A porção humana era o sistema imunológico. Lonberg e sua equipe poderiam injetar determinada molécula no tal *frankenmouse* e estimular uma reação e a produção de anticorpos. Em termos cinematográficos, uma molécula era injetada no camundongo e começava a circular em seu Festival da Vida. Isso levava o sistema imunológico a reagir. Como parte dessa reação, o roedor produzia anticorpos direcionados, especificamente, à molécula injetada. Assim, ele se transformava em uma fábrica de anticorpos monoclonais, um sistema imunológico robótico, uma elegante defesa protética, ou sintética, uma terapia direcionada a fazer dentro de um corpo humano o que ele parecia incapaz de executar sozinho. A partir disso, era possível desenvolver um medicamento com base no anticorpo monoclonal extraído.

Mas houve uma reviravolta, uma guinada essencial à salvação de Jason. O anticorpo que eles coletaram no fim das contas não visava ao câncer. Ele tinha como alvo o sistema imunológico.

* * *

Por séculos, a luta contra o câncer se baseou na ideia de atacá-lo. Lonberg e a empresa para a qual ele trabalhava (devido a aquisições, ele agora era funcionário da Bristol-Myers Squibb) desenvolviam um anticorpo que não dependia dessa ideia central, pelo menos, não diretamente. O anticorpo específico em que eles trabalhavam tinha como objetivo se fixar — se unir — a células do sistema imunológico de pessoas como Jason.

Por mais absurdo que soe, faz muito sentido. Afinal, uma das principais razões pelas quais o câncer de Jason estava fora de controle era que seu sistema imunológico se encontrava em repouso. Havia recebido do câncer um sinal para parar. As empresas farmacêuticas queriam interromper esse sinal de maneira sistemática, bloqueá-lo, criar um escudo que impedisse o receptor da célula T de receber o sinal para parar.

Lonberg oferece sua própria descrição cinematográfica desse processo. Ele imagina uma célula T vagando pelo corpo, com poderosos canhões em sua superfície. O trabalho dessa artilharia é abater organismos perigosos. Mas a superfície da célula T também possui muitas antenas. Essas recebem sinais de outras partes do sistema imunológico que dão permissão à célula T para atirar ou, muitas vezes, dizem a ela para não atirar. O câncer consegue se conectar a uma antena importante, ou talvez a várias, e aperta o botão de pausa do canhão.

Dessa forma, Lonberg e seus companheiros se perguntaram se seria possível usar um anticorpo para impedir que aquela antena recebesse um sinal.

A técnica utilizada por eles estava amparada no trabalho de outros pesquisadores, como as descobertas de Allison e Krummel em Berkeley. Lembre-se que esses cientistas descobriram que as células T poderiam ser ajustadas para modo de ataque ou de repouso, dependendo do sinal recebido. Eles também encontraram pontos específicos nas células T envolvidos no recebimento dessas mensagens, e as moléculas responsáveis pelo envio delas.

Uma forma de pensar sobre essa pesquisa é imaginar uma versão simplificada da interação do sistema imunológico com uma célula cancerígena.

Depois que a célula se desenvolve, talvez tenha contato com uma dendrítica, aquela do sistema imunológico que transporta pedaços de um organismo estranho até as células T para que elas o examinem. A dendrítica age como um intermediário entre um potencial patógeno e uma T.

Em muitos casos de malignidade, a célula dendrítica leva de volta um sinal que é interpretado pela T como um sinal de "avançar", "atacar". Ela então dá início ao ataque.

Mas alguns tipos de câncer, como o de Jason, conseguem fazer com que seja enviado à célula T um sinal que a instrui a parar. Além disso, parece que esses cânceres conseguem enviar um sinal tão poderoso que sobrecarregam o sistema de comunicações; a célula T não é capaz de captar nenhum sinal de "avançar".

Lonberg e outros pesquisadores analisaram se seria possível se sobrepor ao aviso de "parar" enviando um sinal de fato mais alto — inundando de tal maneira as antenas "avançar" da célula T que o sinal para atacar fosse recebido. Com a ajuda do camundongo, eles enviariam moléculas para recuperar as antenas da célula T, impedir que elas fossem assoberbadas pelo sinal insidioso do câncer e permitir que funcionassem normalmente.

Para os interessados nos detalhes, Lonberg e seus colegas, no final da década de 1990, queriam descobrir como fazer com que a célula T recebesse seu sinal na CD28, que é o local onde o sinal "avançar" é recebido, e não na CTLA-4, onde chega o sinal de "parar". Ambas recebem seus sinais da molécula B7; se esta se liga à CTLA-4, o sistema imunológico para, e se ela se liga à CD28, o ataque tem início. Em alguns cânceres, "a CTLA-4 monopoliza a B7", disse Lonberg. Portanto, o objetivo era "deslocar a B7" da CTLA-4 para que a CD28 pudesse se ligar a ela. Eles fizeram isso por meio da criação de um anticorpo específico que se ligava à CTLA-4. Quando essa ligação ocorreu, a CTLA-4 soltou a B7. Agora os freios estavam desativados. O sistema imunológico poderia atacar o tumor como se fosse estranho e perigoso, não inócuo e parte do "eu".)

Se funcionasse, isso permitiria ao sistema imunológico operar da forma como deveria. A teoria é maravilhosa. Em questão de dias, no máximo semanas, as próprias defesas do corpo poderiam destruir um tumor que a quimioterapia tóxica não conseguiria matar em meses ou anos. As amarradas seriam retiradas da artilharia das células T, os canhões estariam livres para atacar, o truque do câncer seria revelado.

* * *

Os testes clínicos realizados em 2007 foram relatados em um artigo da *The New England Journal of Medicine* publicado em setembro de 2010. O medicamento foi administrado a 676 pacientes com melanoma metastático em estágio 3 ou 4, um câncer que é relativamente fatal. A droga havia estendido a expectativa de vida média para dez meses, quando antes era de 6,4 meses. Pode não parecer muito, mas é um aumento de mais de 55% de vida!

Havia uma pegadinha.

O estudo divulgado na publicação aludia aos efeitos colaterais que apareceram em 10% a 15% dos pacientes. Efeitos sérios, muito sérios. Sete pacientes morreram. Metade dessas mortes estava "associada a efeitos adversos relacionados ao sistema imunológico".

A droga, chamada Yervoy (ipilimumabe), desativou os freios da célula T. Mas, lembre-se, há razões muito boas para eles existirem. Agora, com o sistema imunológico livre de restrições, ele poderia ficar fora de controle e atacar muito mais do que o câncer.

Não foi a primeira vez que os pesquisadores atacaram o sistema imunológico e pagaram um preço alto.

Na primavera de 2006, em um hospital de Londres, um grupo de pacientes "participou de um estudo que abalou o mundo acadêmico", observou uma reportagem da minha então colega Elisabeth Rosenthal publicada no *The New York Times*. O ensaio clínico de fase I era para um anticorpo monoclonal que também funcionou na CD28. O objetivo de um ensaio de fase I é testar a segurança. Os voluntários do Northwick Park Hospital eram todos saudáveis, mas foram selecionados porque tinham receptores CD28 semelhantes aos de pessoas com artrite reumatoide e câncer de células B.

Permita-me fazer uma pausa para enfatizar o fato de que essas drogas são projetadas para funcionar com duas categorias de doenças que, à primeira vista, não estão relacionadas — câncer e autoimunidade. Claro, agora é nítido que elas estão. E muito.. Uma engana e retarda, ou obstrui, o sistema imunológico, como em Jason. Outra provoca uma agitação excessiva no sistema imunológico, como em Linda ou Merredith. Poderia o mesmo tipo de droga mirar as células do sistema imunológico visando restaurar o equilíbrio?

Não no caso do TeGenero. Esse era o nome de uma droga envolvida em um teste clínico infame.

Seis indivíduos saudáveis entraram no ensaio clínico de fase I. Eles receberam uma infusão do medicamento em dose minúscula — quinhentas vezes menor do que havia sido demonstrado seguro em animais.

"Minutos após a primeira infusão", diz um estudo de caso, "todos os pacientes começaram a sofrer de reação adversa grave resultante da rápida liberação de citocinas pelas células T ativadas."

Hora de introduzir um termo legitimamente assustador: *tempestade de citocinas*.

Você se lembra das citocinas? São proteínas que enviam sinais ao sistema imunológico, criando uma rede de telecomunicações poderosa e quase instantânea, de causar inveja até ao mais rápido provedor de internet. Os comandos que elas enviam podem provocar uma série de reações, incluindo crescimento celular e inflamação. Elas convocam os interferons, fundamentais para o sistema imunológico inato, as interleucinas, que têm uma carga ainda mais ampla, e as quimiocinas, que podem recrutar macrófagos e neutrófilos. Uma *tempestade de citocinas* ocorre quando a rede começa a enviar uma enxurrada de mensagens, uma torrente descontrolada de sinais. O termo, na verdade, subestima quão perigosa ela é. Tufão ou furacão de citocinas talvez seja mais preciso. É uma coisa fatal.

Dentro de oito horas, todos os seis pacientes envolvidos no ensaio clínico do TeGenero estavam na unidade de terapia intensiva.

Cinco deles morreram.

Isso foi, para dizer o mínimo, um passo maior do que a perna, um teste mal concebido que mostrou o enorme perigo existente quando a inovação impulsiona nossas elegantes defesas. Se for mexer com o sistema imunológico, faça por sua conta e risco.

Quando Jason ficou doente, os desenvolvedores de drogas já haviam feito grandes progressos.

41

O grande passo

Anos atrás, quando o *The New York Times* começou a incluir fotos coloridas em suas edições, brinquei dizendo às pessoas para não se preocuparem: os textos do jornal continuariam secos e sem vida.

Eu falava isso de forma carinhosa, claro. Há um tempo e um lugar para hipérboles e adjetivos ousados, e a redação de um jornal voltado a assuntos sérios não é um deles. Então talvez seja compreensível a forma como o *NYT* lidou cautelosamente com o que poderia, ao longo do tempo, ser visto como a versão do câncer das missões Apollo. Ocorreu em 25 de março de 2011. Naquele dia, a Food and Drug Administration aprovou para uso em pessoas com melanoma, um tipo letal de câncer de pele, o medicamento chamado Yervoy que mencionei algumas páginas atrás, fabricado pela Bristol-Myers.

Havia um artigo na seção de negócios do jornal, escrita por um enciclopédico colega, já aposentado, chamado Andrew Pollack. O texto contava que o Yervoy tinha sido aprovado para uso em melanoma metastático, um grande passo. Explicava que 20% das pessoas que tomaram a droga tiveram dois anos ou mais de sobrevida. Sim, existiam efeitos colaterais, mas não tratar o problema trazia seu próprio efeito colateral, provavelmente, terminal.

Portanto, para pessoas que estão morrendo de melanoma, o artigo de Andrew poderia muito bem ser lido como: PODEMOS TRAZÊ-LO DE VOLTA DO MUNDO DOS MORTOS!

Além disso, olhando para trás, não há como menosprezar as palavras que Andrew usou para descrever o Yervoy: "um novo tipo de medicamento contra o câncer, que funciona liberando o sistema imunológico do corpo para combater tumores".

Era em direção a esse ponto que todos os estudos científicos vinham sendo conduzidos, de Metchnikoff e Ehrlich a Jacques Miller e Max Cooper, Peter Doherty, Tonegawa e assim por diante. Descoberta após descoberta, técnica atrás de técnica, fracassos retumbantes que proporcionavam minúsculos avanços, tudo graças a pacientes que, voluntariamente, se arriscaram, que se deixaram submeter a transplantes (que imploraram por eles!) ou que testaram novos medicamentos, para que o sistema imunológico não apenas fosse compreendido, mas "liberado".

A ciência e as forças do mercado haviam colaborado para levar uma cura aparentemente milagrosa às prateleiras. Na hora certa para Jason.

42

Correndo contra o relógio

Depois que a primeira rodada de quimioterapia de Jason não funcionou, ele passou para os cuidados do Colorado Blood Cancer Institute e começou a ser supervisionado pelo dr. Brunvand, oncologista. O segundo nível de tratamento é chamado de salvamento. É mais tóxico do que o primeiro. Jason apresentou resultados. Mas há outro passo nesse segundo nível, e é um violento.

O que ocorre é um transplante de medula óssea conhecido como transplante autólogo de células-tronco hematopoiéticas. Esse substitui as células-tronco da medula óssea do paciente que foram danificadas pela quimioterapia. Explicando de forma bastante clara, envolve retirar o sistema imunológico do paciente e reiniciá-lo.

Essa não é a pior parte. O que torna esse processo tão devastador é uma etapa intermediária conhecida como BEAM. Trata-se de outro nível de quimioterapia — uma terapia terrível e maligna como um inverno nuclear —, usado para acabar com as últimas células cancerígenas deixadas para trás pelo salvamento. Normalmente, após a terapia de salvamento, costuma restar cerca de 1 milhão de células nocivas. O BEAM é tóxico o bastante para atingir essas células persistentes, mas é tão perigoso que varre as células-tronco do próprio paciente.

"Todas as células-tronco de Jason são sacrificadas em troca de matar as últimas células cancerígenas", explicou o dr. Brunvand.

O BEAM, somado ao desafio emocional do transplante em si, é tão intenso que os procedimentos não avançam até que o paciente seja avaliado

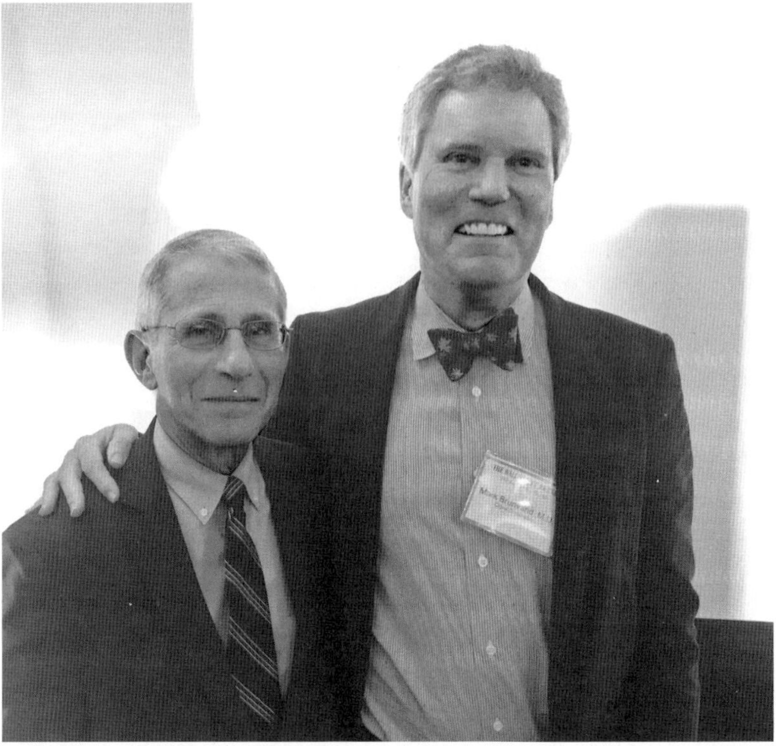

O dr. Anthony Fauci, chefe do Instituto Nacional de Alergia e Doenças Infecciosas do NIH, e o dr. Mark Brunvand, oncologista de Jason Greenstein. (Cortesia do autor)

sob três aspectos: se ele está respondendo à quimioterapia, e se é capaz de sobreviver física e emocionalmente à experiência.

Era hora de Jason ser avaliado por um psicólogo.

Em 16 de novembro de 2011, Jason adentrou em uma pequena sala ambulatorial de 2,5 por 2,5 metros, com uma mesa redonda no centro. Foi recebido por Andrea Maikovich-Fong, uma psicóloga especializada em aconselhar pessoas com câncer. Ao entrar, Jason não parecia um cara que estava doente nem agia como um. Usava óculos de sol e, não muito depois de ser apresentado à psicóloga, começou a tocar uma guitarra imaginária e a cantar um rock.

"Ele estava muito vivo", recorda-se a psicóloga. "Acho que eu não diria que ele tinha câncer."

Jason estava pronto para enfrentar a fera.

Nos preparativos para o transplante, ele tomou medicamentos que estimulavam o crescimento de células-tronco e faziam com que elas deixassem a medula óssea e fluíssem para a corrente sanguínea. Dessa forma, poderiam ser colhidas. E então era chegada a hora do BEAM.

Jason começou a quimioterapia de alta dose para eliminar o que ainda restava do câncer e das funções imunológicas em 21 de novembro de 2011. Oito dias mais tarde, depois de um "dia de descanso", ele recebeu células-tronco novas.

Nesse momento, seu sistema imunológico estava devastado, assim como praticamente todas as suas células de divisão rápida: o intestino apresentava enormes buracos, a pele não era capaz de cicatrizar, o espesso cabelo caía em tufos e o sorriso havia desaparecido. Ele tinha perdido o otimismo.

"Ele usava um casaco de zíper com capuz. Ficava lá parado, completamente encolhido", disse Maikovich-Fong. "O quarto estava numa escuridão completa, e ele parecia uma sombra. Olhou para mim sem nem levantar a cabeça e disse: 'Isso é horrível.'"

"Ele era uma pessoa totalmente diferente de quando o conheci. Entrar naquele quarto era uma coisa bem chocante."

Jason saiu do hospital um mês depois. Em janeiro de 2012, foi informado de que o BEAM e o transplante pareciam ter surtido efeito. Ele agora estava em posse de um sistema imunológico digno de um recém-nascido. O dr. Brunvand diz que os pacientes com células-tronco novas são "como quando seus filhos estavam na creche e chegavam em casa com todo tipo de vírus". O sistema imunológico de Jason precisava de tempo para reaprender. Ele recebeu medicação antiviral para que, como explicou o médico, "uma afta não virasse uma pneumonia". Seu microbioma foi reforçado com uma dieta à base de iogurte. "Estávamos tentando proteger e regenerar as bactérias benéficas em seu intestino."

Em condições normais, o plano é deixar que o paciente se recupere para, em seguida, imunizá-lo outra vez, como um pediatra faria com uma criança. Mas Jason não era um paciente típico, pelo fato de ter tido uma rápida recaída no princípio, e na mesma região onde o tumor se encontrava inicialmente. "Jason apresentava o maior risco de recaída que se pode imaginar", lembrou o dr. Brunvand.

Então, o oncologista conversou com ele sobre tentar consolidar a vitória inscrevendo-o em um ensaio clínico do brentuximabe vedotina. É um remédio notável pela forma como se vale de várias descobertas fundamentais feitas pelos pioneiros do sistema imunológico.

O brentuximabe é uma terapia de anticorpos monoclonais, cuja existência se deve à poderosa descoberta dos anos 70 de isolar e replicar proteínas individuais. Nesse caso, os pesquisadores descobriram que as células B com linfoma de Hodgkin expressavam um antígeno chamado CD30. O brentuximabe era dotado de um anticorpo que caçava e destruía esse antígeno. Uma terapia direcionada.

Isso traz à tona uma pequena curiosidade sobre a indústria médica. Daqui por diante, quando você vir um medicamento cujo nome termina em *mabe*, saberá que deriva de *mab*, sigla em inglês para *monoclonal antibody*, anticorpo monoclonal.

No entanto, só porque uma droga é direcionada e mais precisa do que a quimioterapia, isso não significa que ela não tenha seus efeitos colaterais. Os do brentuximabe incluem fadiga extrema, diarreia, sangue na urina, feridas na boca — a lista não para.

Jason se aconselhou com Beth e decidiu topar o ensaio clínico. Haviam lhe garantido que aquilo erradicaria qualquer chance de o Hodgkin mostrar as caras de novo.

Um dos motivos para Jason tomar a decisão que tomou era sua enorme confiança no dr. Brunvand. Além disso, ele sentia uma conexão verdadeira com seu oncologista, alguém que, como ele, tinha um grande senso de humor e uma sede por aventura e risco. Sem medo de encarar uma briga.

43

A extrema-unção

O dia 8 de junho de 1990 estava ensolarado, com uma nuvem lenticular sobre o Denali, no Alasca, outrora conhecido como monte McKinley. O dr. Brunvand estava em um acampamento a 4.300 metros de altitude, preparando-se para alcançar o topo da montanha mais alta da América do Norte.

O cume do Denali fica 6.200 metros acima do nível do mar, com um clima mercurial e desafios ímpares. Alguns meses antes daquela incursão, as temperaturas haviam atingido um recorde de –49,5°C, reforçando a reputação do monte como o mais frio do mundo. A subida a partir do acampamento-base, de 5.500 metros, é maior que a projeção vertical de 3.650 metros do Everest.

Logo à frente do grupo de oito alpinistas do qual o dr. Brunvand fazia parte, havia uma equipe de sete alpinistas japoneses. Eles estavam na face oeste da montanha e enfrentavam problemas. Um deles estava sofrendo edema pulmonar e cerebral. A morte espreitava. Em 10 de junho, uma mensagem do Serviço Nacional de Parques chegou ao grupo do dr. Brunvand, pedindo a eles que ajudassem os alpinistas japoneses, agora presos a quase 6 mil metros de altitude.

O dr. Brunvand e outros três subiram em condições de reduzida visibilidade em meio a uma tempestade de neve e interceptaram três dos japoneses desorientados, alcançando-os logo abaixo do Denali Pass, a 5.500 metros de altitude. Os quatro alpinistas avançaram e encontraram outros dois alpinistas japoneses a quase 5.800 metros, a pouco mais de 300 metros do cume. Um deles era médico. O outro era o que apresentara edema cerebral.

Naquele momento, já estava morto. O dr. Brunvand e dois de seus colegas alpinistas colocaram o corpo em uma lona transformada em um tobogã e o arrastaram até o Denali Pass, onde o corpo ficaria protegido até que um grupo maior pudesse movê-lo mais para baixo.

No fim das contas, o dr. Brunvand se viu tentando resgatar alguém cuja saúde estivera em sério risco, mas chegara tarde demais e foi como apenas dar a extrema-unção. Aquilo lembrava bastante a descrição do trabalho de um oncologista.

O dr. Brunvand cresceu em Denver, filho de um empresário de olhar gentil que tinha dentro de si um pouco de Jason. Por exemplo, ele foi dono de um lava-jato em 1968; metade da equipe era de veteranos do Vietnã, e a outra metade, de veteranos do Verão do Amor. O pequeno Mark Brunvand também trabalhava lá, às vezes operando o lava-jato ele mesmo. Mas sua vocação não era aquela. Viria a ser a medicina.

Em 1985, ele concluiu a residência médica e conseguiu uma bolsa de estudos em imunologia com o dr. Anthony Fauci, no NIH, e acabou passando três anos no laboratório de regulação imunológica do mentor (que mundo pequeno!). Depois foi para Seattle, onde começou a trabalhar com pacientes com câncer. Ele se viu diante da encruzilhada de escolher entre se aprofundar nas pesquisas ou continuar clinicando. Essa talvez seja uma escolha difícil para muitos médicos que se iniciam em pesquisa, que pode ser vista como uma ocupação particularmente nobre e, portanto, gratificante para o ego. Os maiores pensadores da medicina, alguns dizem, fazem pesquisa *e* tratam de pacientes. Mas isso é o que as pessoas falam, e é uma baita mentira; médicos, assim como advogados, escritores ou empresários, são atraídos por ocupações específicas nas quais se saem bem.

Quando o dr. Brunvand pensou no porquê de preferir lidar com pacientes, apesar do intenso sofrimento que aquilo acarretava, encontrou uma resposta simples. "Eu podia estabelecer uma conexão com eles."

Ele percebeu que sabia como lidar com circunstâncias difíceis e perdas. O dr. Brunvand tinha se encontrado — tinha achado sua voz nesse mundo.

Essa era fiel a ele, uma pessoa que gostava de se conectar e de se sentir conectada, e era genuinamente heroica. Ele amava o desafio de lutar em nome dos pacientes, mas, mais do que isso, ele adorava "ensinar" os pacientes a lidar em seus próprios termos com malignidades hediondas. Na parede da casa dele há uma foto e uma carta escrita por uma garotinha (eu a transcrevi aqui, com os erros de ortografia e tudo).

> Querido Papai Noel,
>
> Eu tenho sido uma boua menina esse ano. Tem muitas coisas que eu quero esse ano.
>
> Aqui vão augumas: 1. Poo-chi. 2. Wove love. 3. boneca Super Soft Kelly. 4. Super Poo-chi. 5. CD do Bah Hah men. 6. Tekno.
>
> Com amor, Katie

Katie escreveu uma segunda carta, que também está na parede do dr. Brunvand:

> Querido Papai Noel,
>
> Deixa pra lá o que eu quero de Natal é que a mamãe melhore e só isso.
>
> Com amor, Katie

A mamãe de Katie não ficou bem.

"Ela morreu", disse o dr. Brunvand.

O dr. Brunvand é um oncologista altamente cerebral, mas ciente das próprias inseguranças. Desenvolveu mecanismos de enfrentamento, entre eles, o humor e outro traço essencial a seu autêntico eu: a determinação. Em sua equipe de esqui do ensino médio, ele se obrigava a correr até vomitar ou desmaiar, provando a si mesmo que havia treinado duro. O dr. Brunvand assumiu para si a luta contra o câncer. "Uma vez tomada a decisão de lutar", escreveu, ele "tentaria cada método ético e medicamente correto para vencer."

"Se algum dia eu fosse pego 'trapaceando' contra o câncer, iria não para a cadeia, mas para Estocolmo."

Mas era parte da essência de ser um oncologista: o dr. Brunvand muitas vezes se desiludia. Ele às vezes se perguntava se seu trabalho era apenas aquele, lutar, lutar e lutar, servir de mártir. Quanto mais desesperada a causa, mais fundo ele mergulhava.

Ele estava determinado a salvar Jason, enxergando-o, em parte, como um irmão, em parte, como um filho, um verdadeiro companheiro de viagem.

44

Ensaios clínicos e particulares

Em maio de 2012, Jason acrescentou um novo medicamento ao seu regime, um antidepressivo chamado citalopram, ou Celexa. O dr. Brunvand disse: "Se você tem linfoma de Hodgkin recorrente e não está deprimido, então não está prestando atenção".

Por ora, Jason tinha conseguido se livrar das células B malignas. Mas o processo de luta, mesmo para um lutador nato, acaba cobrando um preço. A lista de remédios que ele precisava tomar para compensar ou contrabalançar algum outro tratamento parecia aumentar a cada mês. Ele me disse que via esse regime como uma espécie de cabresto à sua liberdade. Mas a verdade é que provavelmente estava ansioso e deprimido, por todas as razões que sabemos: ele buscava o equilíbrio mesmo enquanto lutava contra a insônia, a insegurança e o medo, e estava desesperado para voltar a ser seu antigo eu da adolescência, confiante, atlético, antes que a constante ameaça de morte mudasse sua noção do possível.

Naquele ano de 2012, a ciência da imunoterapia continuou a evoluir a passos curtos e, às vezes, aos saltos. Esses desenvolvimentos coroaram um século de aprendizado sobre o sistema imunológico e foram as sementes do milagre de Jason. Mas o progresso feito era em grande parte desconhecido ou pouco respeitado, exceto por um punhado de cientistas e oncologistas e, talvez, alguns investidores.

Por exemplo, em 26 de setembro de 2012 teve início um estudo para determinar a eficácia do Yervoy, ou ipilimumabe, em combinação com um novo medicamento de imunoterapia chamado nivolumabe, em pacientes com câncer de fígado em estágio avançado. Analisava os aspectos da segurança e da eficácia, comparando o impacto do medicamento em pacientes com câncer que tinham hepatite B e hepatite C.

Um ensaio clínico de fase II havia começado em abril no MD Anderson no Texas, para explorar a eficácia e a segurança da combinação dessas drogas no combate ao melanoma uveal, um câncer na região ocular.

Em maio, a Bristol-Myers Squibb lançou um ensaio clínico de fase I destinado a estudar o impacto do nivolumabe em pacientes com câncer no sangue, linfoma não Hodgkin e linfoma de Hodgkin. Na fase I, a principal questão é descobrir se a droga é segura. A conclusão do ensaio não estava prevista para antes de 2020. Pelos padrões de Jason, era tempo demais.

Entretanto, isso era apenas uma amostra do crescente número de ensaios para um crescente número de medicamentos de imunoterapia.

Algumas histórias impressionam, como a escrita no final daquele ano por minha colega Denise Grady, uma escritora extremamente perspicaz e hábil, à qual eu e Andrew Pollack nos juntaríamos mais adiante para escrever sobre imunoterapia para o *The New York Times*. A história de Denise era sobre uma garota de 6 anos chamada Emma Whitehead, que sofria de leucemia em estágio avançado. Depois de duas quimioterapias fracassadas, estava, como narrou Denise, "sem nenhuma perspectiva". Ela ia morrer.

É compreensível que, diante da morte, Emma e seus pais tenham aceitado um tratamento altamente experimental, que se apoiava não apenas em pesquisas sobre câncer, mas também sobre HIV. Milhões de células T da menina foram removidas de seu corpo. Então, um novo gene foi inserido nessas células. O gene vinha do HIV desativado. Por quê? Porque o HIV é muito bom em atacar as células B; é isso que o faz tão perigoso.

Mas, no caso de Emma, as células B haviam se tornado malignas. Aquela parte crítica de seu sistema imunológico, então uma força mortal consumindo seu corpo por dentro, precisava ser eliminada pela parte que permanecia saudável.

As novas células T, já alteradas, foram injetadas de volta na menina. E partiram para o trabalho. Especificamente, escreveu Denise, as células T usaram o outrora mortal mecanismo de direcionamento do HIV para procurar uma proteína chamada CD19 na superfície das células B. Imagine essas células T como mísseis teleguiados programados para encontrar e destruir um local muito específico nas células B. O problema é que as T não estavam diferenciando as células B saudáveis das malignas. Todas estavam sendo mortas.

Com suas células B sob ataque maciço, o sistema de defesa teve, para usar um termo não clínico, um ataque de fúria.

O que estava acontecendo, escreveu Denise, era uma tempestade de citocinas. Em seu emocionante relato, ela explicou que a garota chegou aos 40,5°C de febre e "acabou sendo colocada no respirador, inconsciente, inchada e quase irreconhecível, cercada de amigos e parentes que tinham ido se despedir".

Os esteroides, que, como você sabe agora, são usados para conter uma resposta do sistema imunológico, não surtiram efeito. O médico que supervisionava aquele esforço pioneiro, ele próprio uma lenda da imunoterapia que compartilha o mesmo status de inovadores como Jim Allison, teve uma última ideia. A menina recebeu uma droga normalmente usada para tratamento de artrite reumatoide.

"Em poucas horas", escreveu Denise, "Emma começou a se estabilizar. Ela acordou uma semana depois, em 2 de maio, o dia em que completou sete anos; a equipe da UTI cantou 'Parabéns pra você'."

O novo tratamento funcionou. A menina sobreviveu aos efeitos colaterais e passou a fazer parte da crescente mitologia da imunoterapia.

Mas o ponto é este: se você tomar distância, notará que não se trata apenas de um relato sobre o câncer. O personagem principal da história é o sistema imunológico, seu poder de salvar e de destruir. Embora na superfície esta narrativa pareça ser sobre o câncer, ela na verdade entrelaça as relações entre o câncer, a autoimunidade e os momentos em que as funções mais básicas do sistema imunológico, como a febre e a inflamação, estão fora de controle.

Em julho de 2012, Jason estava no meio do ensaio com o brentuximabe. Ele se sentia no inferno. "É pior do que você imagina", ele me dizia. "Você jamais iria querer passar por algo assim."

A cada 21 dias, ele retornava a Denver para mais uma sessão, recuperava-se o mais rápido que conseguia e voltava para Vegas ou para a estrada, e para os seus sonhos. O negócio de bugigangas de cassino estava indo razoavelmente bem. Os pequenos ornamentos ou animais de cristal, como um porco, traziam consigo um cartão que poderia ser trocado por dinheiro em determinado cassino. O estabelecimento oferecia essas promoções para atrair novos clientes. Jason adorava aparecer com opções adicionais de bugigangas, como um vagão de trem para um cassino no Colorado, e adorava também dirigir até os cassinos para convencer a administração a fechar negócio. Ele nunca conseguiu convencer um cassino em Las Vegas, apesar de morar lá, e em vez disso trabalhava com cassinos menores em lugares como Mississippi e Colorado.

No mesmo ano, Jason teve uma nova ideia de negócio que veio de uma observação feita por Beth. Ela estava recebendo inúmeras encomendas da Amazon em sua porta, e se perguntou se não haveria uma maneira de manter os pacotes guardados ou protegidos quando ela não estava em casa para recebê-los. Jason ficou encantado. Era isso! A próxima grande ideia, um cofre funcional e estético na varanda para se ajustar aos novos tempos!

Que se dane a quimioterapia. Ele saiu à procura de protótipos em todos os lugares — Home Depot, lojas de ferragens da região. Instalou um protótipo, uma caixa com um cadeado, na porta da casa de sua mãe em Denver. E entrou em remissão. Estava mancando, mas estava de volta.

Em 3 de outubro, funcionários da Food and Drug Administration se reuniram com funcionários da Bristol-Myers Squibb. Essa havia sido a gigante farmacêutica que, por meio de uma e outra manobra de negócios, acabou adquirindo a empresa e a propriedade intelectual pioneira de Nils Lonberg. O tema do encontro era como colocar a aprovação do novo medicamento de imunoterapia contra o câncer, o nivolumabe, na categoria "Fast Track".

Essa categoria tem sido cada vez mais utilizada como uma forma de empurrar medicamentos para o mercado quando existem poucas, ou nenhuma, alternativas, se houver alguma, para pacientes com doenças fatais. Nesse caso, o nivolumabe estava em fase final de ensaios para tratar melanoma, o câncer de pele, uma das mais perigosas malignidades quando não é detectado logo no início e removido cirurgicamente. Na época, a taxa de sobrevivência da pequena parcela que descobria o câncer após ele ter se espalhado — ter se tornado metastático — era de 16%.

O sistema imunológico era o ponto crucial do problema. Ele era paralisado pelo câncer. Isso poderia envolver dois sistemas principais de frenagem que descrevi: CTLA-4 e PD-1. O primeiro, quando ativado, arrefecia a resposta do sistema imunológico. O outro, a morte programada, provocava a implosão de células imunológicas, consequentemente suavizando a resposta.

Pesquisas clínicas iniciais mostraram que o nivolumabe estava ajudando a desativar os freios, desligando a resposta de morte programada. Fazia apenas 70 anos desde que Jacques Miller havia descoberto que o timo, longe de ser vestigial, era o epicentro do desenvolvimento das células T, e neste momento os cientistas estavam manipulando células T em um nível molecular. E com êxito significativo. Um ensaio, com início em 21 de dezembro de 2012 e que se estendeu pela maior parte de 2013, envolveu 631 pacientes com melanoma em 14 países, e alcançou uma taxa de resposta de 32%.

A decisão da FDA, no entanto, não era clara. Era preciso avaliar uma questão central, os efeitos colaterais que surgem quando os freios do sistema imunológico estão pouco responsivos — erupções cutâneas; tosse; infecção pulmonar; danos no cólon, no fígado e nos rins; e edema cerebral, que é um inchaço no cérebro. "O perfil de toxicidade do nivolumabe inclui sérios riscos de toxicidade de órgãos mediada por doenças autoimunes, que podem ser fatais e requerem tratamento com altas doses de corticosteroides", escreveu a FDA em um artigo que sintetizava algumas das questões.

Como vimos, desativar os freios podia levar o sistema imunológico a rugir ferozmente, o que tem chance de ser amortecido pelos esteroides, que, por sua vez, arrefecem o sistema imunológico, tornando-o suscetível a infecções.

Mais uma vez: se for mexer com o sistema imunológico, faça por sua conta e risco.

Com certeza, é melhor que morrer. Além disso, tudo ainda era incipiente demais. Havia muito trabalho a ser feito.

Nada disso passava nem perto do radar de Jason, nem, no caso, do radar da maioria das pessoas. A imunoterapia estava sendo acompanhada principalmente pelos investidores. Eles conseguiam enxergar o potencial de uma série de medicamentos que, por ora, estavam direcionados a alguns tipos de câncer, mas que poderiam ser muito mais abrangentes, incluindo aqueles 10% dos pacientes com linfoma de Hodgkin, como Jason, que haviam deslizado pelas brechas da quimioterapia e radiação tradicionais.

Jason e a imunoterapia tinham um encontro marcado.

45

Jogando a toalha

Em 11 de dezembro de 2013, Jason chegou ao escritório do dr. Brunvand no Colorado Blood Cancer Institute, para uma reunião de 80 minutos que prometia ser só alegria. Jason tinha sobrevivido por mais de 22 meses sem recidiva depois de tomar o brentuximabe ao longo de 2012, e passou todo o ano de 2013 em remissão; se completasse 24 meses, teria atingido um estado de remissão considerado significativo e preditivo de uma recuperação total.

"Como você está se sentindo, Jason?"

"Tudo certo. Há dias bons e dias ruins. Alguns são incríveis. Faço um monte de coisas, e então fico exausto."

"É compreensível", disse o dr. Brunvand. Seu corpo passara por três anos de inferno. Mas, naquele momento, Jason estava apenas tomando aciclovir, um remédio para prevenir o herpes e coisas piores.

"Você está quase lá, Jason."

Ele só precisava aguentar por mais seis semanas e a provação estaria terminada.

Uma semana mais tarde, em Las Vegas, Jason fez uma sessão de massagem. Acordou no dia seguinte com um inchaço na axila esquerda. Durou um mês. Ele voltou a Denver para fazer um exame. Faltavam poucas semanas para ele estar a salvo. Foi feita uma varredura da área inflamada.

* * *

Em 2 de fevereiro, Jason estava animado. Ele se sentia bem e iria encontrar seu amigo de mais longa data (e parte da gangue do ensino médio), Bob Nesbit, para assistir ao nosso amado Denver Broncos enfrentar o Seattle Seahawks no Super Bowl. A má notícia: fomos massacrados, 43 a 8. A boa notícia: tudo se resolveu muito rápido, praticamente, no final do primeiro quarto. Jason se divertiu bastante com Bob e se sentia muito bem, apesar do resultado do jogo.

No dia seguinte, fazia compras em Boulder com a mãe quando o celular tocou. Era Poppy Beethe, a enfermeira de Jason do centro de câncer.

"E aí, Poppy? O que você conta?"

"Jason, tenho más notícias."

"O quê? Me fala."

"Os exames chegaram. Por que você não vem até aqui pessoalmente?"

No dia 11 de fevereiro, às 16h30, Jason entrou no consultório do dr. Brunvand para descobrir seu destino.

"Voltou, não foi?"

"Olha, Jason, as opções não se esgotaram."

Fazia bastante tempo que eles não pisavam naquele terreno.

"Temos opções", repetiu o dr. Brunvand, "mas não há terapia-padrão neste momento".

"Tá, o que isso quer dizer?"

"Você ficou um ano livre da doença depois de tomar o brentuximabe. Então, podemos tentar esse de novo."

Jason escutou e se sentiu totalmente derrotado. Ele não conseguia processar a ideia de se submeter toda hora ao inferno da quimioterapia quando o câncer começasse a voltar.

O dr. Brunvand explicou que havia outras duas drogas que podiam ajudar. Uma delas visava fazer com que o câncer expressasse em excesso uma molécula chamada CD30, para que pudesse se tornar mais facilmente alvo do brentuximabe.

"Elas apresentam riscos, Jason. Podem de fato provocar outras malignidades. Mas esses riscos não são piores do que as malignidades que você já tem."

"E se eu não fizer nada? Se eu não for capaz de me submeter a isso de novo?"

"A sobrevida média é inferior a seis meses."

O dr. Brunvand propôs que eles começassem em seis dias. Ele teve a impressão de que Jason estava dentro.

"Rick, eu não consigo."

Ele me ligou e disse que estava cansado. Que bastava. O cara que eu conhecia como o maior lutador de todos estava pronto para redefinir a batalha. Não tinha mais a ver com lutar, mas com não sofrer. Tinha a ver com estar em paz.

"Não vou passar os últimos meses da minha vida me sentindo uma merda."

"Eu te entendo, Greenie. Faz todo o sentido."

"Isso é tão errado. Eu estava tão perto. Eu me sinto bem. Eu me sinto ótimo."

Ele disse que queria falar mais sobre aquilo.

Dois dos melhores amigos de Jason, Noel e Tom, e eu, começamos uma conversa por mensagens de texto. Decidimos que era hora de juntar a gangue de novo, os membros da Liga dos Companheiros Preocupados. Marcamos uma reunião. Tom sairia de Minnesota e eu de San Francisco, e Noel nos receberia em Boulder, juntamente com alguns dos amigos mais antigos e mais próximos de Jason. Contamos a ele que estávamos organizando um encontro, sem explicar os detalhes: uma reunião para nos despedir dele.

Bob Nesbit me pegou no aeroporto e chegamos à casa de Noel em Boulder no começo da noite. Tom já estava lá, e Ariel Solomon, um ser humano incrível que estava um ano atrás de nós no ensino médio, mas logo entrou para a gangue. Ariel jogara no Pittsburgh Steelers, tinha um anel do Super Bowl, havia se tornado triatleta e mantinha a aparência de um gigante em boa forma. Na verdade, todos exibiam ótima aparência, versões mais velhas de si mesmos.

Algumas coisas estavam diferentes. A bebedeira que às vezes acompanhava nossa adolescência praticamente desapareceu. Dois de nosso grupo haviam lidado com problemas de alcoolismo e se mantiveram firmes na água com gás. Essas coisas deixaram de ser segredo, o que ficou óbvio logo de cara naquela noite. Boa notícia. Cada um de nós parecia muito mais à vontade com seu eu mais maduro do que com as versões alcoolizadas do ensino médio e da faculdade. Tivemos uma boa conversa sobre família e sobre a vida, e ficamos esperando o convidado de honra.

E esperando.

Em algum momento, Jason ligou ou mandou uma mensagem para dizer que estava chegando. Vinha dirigindo de Las Vegas desde a madrugada.

Jason chegou às 9 horas e, como era de se esperar, usava chinelos, jeans e camisa de flanela. Tinha um cheiro rançoso, um sorriso enorme e uma risada estridente, e, imediatamente, começou a contar uma história.

"Vocês têm que ouvir isso", disse ele. "Eu estava na terapia de luto ontem à noite com Beth, e tentava usar aquilo para terminar com ela."

"Fala sério."

"Mas é sério. Eu fico dizendo a ela que não tem que passar por essa merda. E ela não vai passar. Eu fiquei pensando que talvez pudesse conseguir trazer o terapeuta para o meu lado."

"Você é um gênio, Greenstein. Ninguém mais poderia usar a terapia de luto para tentar terminar um relacionamento."

"Eu sei. Mas não está funcionando."

Era bonito de ver. Não aquelas táticas, mas Jason sendo Jason, sorrindo, gritando, não se levando muito a sério, atrasado para a própria festa, vivendo à sua maneira. Ele parecia bem pra caramba.

Ele tinha outra história para contar. Havia sido preso pela polícia de Las Vegas. Ao longo dos anos, ele acumulara uma série de multas de estacionamento não pagas porque... bem, por que se importar com aquilo? Então, uma noite já bem tarde, com insônia, ele foi dar uma caminhada. Estava quente, e ele suava feito o capeta. Acabou chegando a um pedaço esquisito da cidade, e estava vagando sem rumo quando percebeu que um policial o havia notado. Jason pingava de suor. Uma coisa levou a outra, e o policial acabou checando as informações dele e descobrindo que tinha uma dívida enorme de multas de estacionamento. O policial levou Jason para o xilindró, onde, exausto e derrubado pela sudorese do câncer, ele se sentou em uma cela de espera enquanto seu caso era analisado, para, depois, ser levado aos cubículos apertados cheios de jovens de vinte e poucos anos prontos para sair na porrada.

"Eu estava o tempo todo com vontade de cagar, mas havia só uma pequena bacia de metal no meio de tudo!" Jason sendo Jason, ele uivava, apreciando a própria desgraça, e não tínhamos certeza se estávamos rindo dele ou com ele. Mas, falando por mim mesmo, ele parecia tão vivo quanto qualquer outro no recinto — certamente, não como um cara que tinha seis meses ou menos de vida.

Pouco a pouco, a conversa foi ficando séria. Jason repassou a história para todo mundo e repetiu o que havia dito a alguns de nós: ele não conseguia encarar mais quimioterapia.

"Eu queria jogar uma última partida", disse ele. "O que vocês acham que eu deveria fazer?"

A pergunta era retórica, já que não tenho certeza de que nosso conselho importava, ou mesmo que deveria importar. Foi Ariel quem esboçou a primeira tentativa de resposta. "Se fosse comigo, eu faria tudo o que pudesse para lutar", disse ele. "Se você tem uma chance, precisa agarrá-la."

Ariel não tinha acompanhado a saga dos anos anteriores e não havia testemunhado a apreensão mais recente de Jason quanto ao tratamento, portanto, sua opinião era totalmente compreensível. Outros disseram que apreciavam a posição de Jason. A conversa não durou muito. O comentário de Ariel parecia ter pesado sobre Jason. Ele não gostava de pensar em si mesmo como um covarde.

Ficamos acordados até tarde, jogando sinuca, e combinamos de tomar café da manhã no dia seguinte. Tínhamos reavivado nosso grupo, nossa conexão amadurecera graças ao tempo, e não estávamos prontos para dizer adeus ao nosso fundador.

* * *

Em um restaurante dolorosamente chamado Eggscetera, tomamos um *brunch*. Antes disso, Bob, Noel e eu falamos sobre reservar um momento para contar a Jason que concordávamos com ele quanto a suspender o tratamento. Não que aquilo de fato fizesse sentido para nós; isso era irrelevante. Em vez disso, fazia sentido para nós que aquilo fizesse sentido para ele.

Jason assentiu e embarcou em nosso conselho. "O que Ariel disse mexeu um pouco comigo", disse ele. Mas ele ainda estava se afastando do tratamento.

No estacionamento, ele pediu um presente de despedida. Queria tirar uma foto comigo, lado a lado, de perfil, para ver, como ele gostava de dizer, "qual de nós tem o maior nariz".

Para mim, pareceu empate, definitivamente.

Nós nos abraçamos e fui para o aeroporto. Achei que jamais veria Jason outra vez.

Parte VI

VOLTANDO PARA CASA

46

Bob

Bob Hoff, um dos mais antigos portadores assintomáticos do HIV, apaixonou-se perdidamente por um dos mais longevos portadores sintomáticos. Seu nome era Brian Baker, o DJ e funcionário da loja de discos que mencionei antes. Ele recebeu o diagnóstico, e, por pouco, sobreviveu à pandemia, graças à descoberta do coquetel. Em 2014, eles estavam morando juntos e falando em casamento.

Tinha sido amor à primeira vista, pelo menos para Bob.

Essa primeira vista aconteceu em 2001, na parada do orgulho gay em Washington, D.C. Bob viu Brian andando pela rua e pensou: "Que homem maravilhoso!". Tirou uma foto dele. Parecia ter sido o fim da história. No ano seguinte, ele estava em um evento em Chicago chamado International Leather Contest e viu Brian novamente. Os amigos de Bob insistiram para que ele deixasse a timidez de lado e fosse até lá se apresentar.

Bob se aproximou, disse que tinha tirado uma foto dele e depois lhe explicou que gostava de pintar retratos. "No ano passado, na parada gay, tirei uma foto sua. Você se importaria se eu pintasse aquela foto?"

"Foi a abordagem mais brega que já ouvi", disse Brian. Mas foi o suficiente para ele se apaixonar.

Os dois estão juntos desde então. Em 2010, Bob pediu Brian em casamento, e ambos concordaram em fazer isso mais adiante, quando fosse mais prático. Em 23 de novembro de 2015, eles se casaram no cartório de Washington.

Pouco tempo depois, Bob foi ao NIH para sua avaliação de rotina. Estava na sala de espera quando o dr. Migueles passou. Bob pulou da cadeira e foi todo animado falar com o médico. Levantou a mão para mostrar a aliança. "Finalmente convenci Brian de que era o momento certo para nos casarmos de papel passado!"

Eles se abraçaram. Então, Bob lhe contou a história do casamento, com lágrimas nos olhos.

"Fiquei tão, tão feliz por ele", contou o dr. Migueles.

Bob Hoff estava contente por sossegar, e continuar vivo.

De pouco em pouco, de exame em exame, o dr. Migueles e sua equipe no NIH haviam passado cerca de 20 anos em um meticuloso processo para identificar a particularidade do sistema imunológico que mantinha vivos Bob e outros controladores. Na verdade, quando deu início a esse trabalho, o dr. Migueles fez um inventário dos mecanismos que poderiam lhes fornecer uma explicação — cepa do vírus, contagem de células T, perfil genético etc. —, e a equipe se manteve fiel a essa lista, riscando dela os fatores que não pareciam suficientemente determinantes para explicar a questão.

Uma pista que parecia ser crucial tinha a ver com a forte associação entre o grupo de controladores de elite e o gene HLA-B57, que está presente em 10% da população da América do Norte, mas em cerca de 70% dos controladores de elite. Existem numerosos genes HLA e variantes, por isso a predominância de um em particular nesse grupo chama a atenção. Os antígenos leucocitários humanos, ou HLA na sigla em inglês, são codificados pelos genes HLA, e desempenham um papel fundamental no modo como a rede de vigilância do corpo distingue o que faz parte de si daquilo que é estranho. O HLA está relacionado à forma como as moléculas do sistema imunológico apresentam o HIV às células T CD8 (ou seja, os soldados, os combatentes, os assassinos). O HLA-B57, em comparação com outras variantes do HLA, possui maior probabilidade de apresentar o vírus de maneira a provocar uma resposta mais efetiva, garantidora da vida. Mas o B57 não era a resposta definitiva, uma vez que até 30% dos controladores de elite não o possuem e que 10% dos pacientes com a manifestação típica do HIV o carregam.

"A genética funciona, mas não é tudo", disse o dr. Migueles. O desfecho com que ele sonhava era muito mais ambicioso: ele, sua equipe no NIH e outros cientistas do mundo todo queriam criar uma vacina contra o HIV. Para isso, precisavam saber como o HLA-B57 estava implicado na luta contra o vírus. Caso contrário, não conseguiriam reproduzir os resultados. Se fossem capazes de entender o mecanismo, "não seria necessário possuir o B57", explicou ele.

Um a um, eles excluíram da lista de mecanismos proposta 20 anos antes os itens que poderiam explicar o controle viral *e* ser reprodutíveis de alguma forma na criação de uma vacina.

Para explicar melhor a lição que Bob nos ensina, o dr. Migueles o contrapôs ao que sabemos agora sobre o modo como a maioria das pessoas reage ao HIV. Tal qual Bob, elas também reconhecem e enfrentam o vírus. Podem até mesmo reconhecer e organizar uma resposta contra as mesmas partes dele. A principal diferença entre as respostas imunológicas de pacientes como Bob e a maneira tradicional de atacar o HIV parece envolver a qualidade e a força da reação. As células T CD8 de Bob proliferam, ou se reproduzem, em grande quantidade quando reencontram o HIV. Ao fazê-lo, elas aumentam sua artilharia e carregam as armas para se tornarem assassinas ainda melhores. Essas criminosas destroem com eficiência todas as células infectadas em seu entorno de modo direcionado. As células T CD8 da maioria dos outros indivíduos com HIV apresentam uma resposta muito mais fraca e possuem menor capacidade de matar. O HLA-B57 e alguns outros HLAs "protetores", provavelmente, predispõem o sistema imunológico de uma pessoa a ter essa resposta extraordinária ao vírus de uma forma que ainda não compreendemos, mas o HLA-B57 não é indispensável para que seja desenvolvida essa notável ofensiva do sistema imunológico.

Então, nesse ponto, o sistema faz um cálculo que agora sabemos ser fundamental para a essência da nossa rede de defesas. Ele decide se uma ofensiva tão poderosa valerá a pena. Faz sentido criar um ataque com força total que possa destruir o HIV, mas correndo o risco de provocar tantos danos a si mesmo? Deve o sistema imunológico apelar para uma guerra nuclear?

Não, não deve. Pelo menos esse é o cálculo que ele faz, explicou o dr. Migueles. O sistema imunológico conclui que as consequências de uma tal guerra nuclear seriam "radioativas": inflamação, autoimunidade, enormes batalhas internas, talvez, até a morte.

Então, ele puxa o freio.

"O sistema imunológico se abranda", explicou o dr. Migueles. "Esse impressionante mecanismo de tolerância é uma maneira de o organismo decidir: 'Essa luta é grande demais. Vai matar essa pessoa'. Então, ele se prepara para uma resposta menos robusta. Decide conviver com o vírus, pensando: 'Ele, pelo menos, vai me matar mais devagar'. O que essa pesquisa me ensinou foi que, "quando você estuda doenças autoimunes ou câncer, existem muitas semelhanças."

O sistema imunológico está fazendo concessões para manter a paz, para manter a homeostase, para permitir que o indivíduo sobreviva enquanto for o mais prático. É matemática pura.

Levando em conta o que foi aprendido, os doutores Migueles e Connors começaram a procurar a melhor abordagem para uma vacina. Uma delas era fazer a célula CD8 "ignorar o sinal inibitório". Poderiam eles desativar os freios do sistema imunológico da mesma forma que os pioneiros nas pesquisas envolvendo câncer, para que o sistema atacasse o tumor?

Em teoria, sim. Mas, pelo menos, até o momento, eles não conseguiram descobrir qual molécula ou mecanismo molecular controla o sistema de freios que retarda o sistema imunológico na luta contra o HIV.

Havia outro modo de abordar o problema, ainda que as chances fossem pequenas.

Em 2014, a equipe do NIH colaborou com um grupo de pesquisadores para retirar os linfócitos de um controlador de elite e injetá-los em pacientes com HIV em estágio avançado. Essa abordagem era perigosa. O sistema imunológico do receptor poderia rejeitar as células como estranhas, do mesmo modo que um transplante malsucedido. Tentar esse experimento não foi uma decisão fácil. Por outro lado, o indivíduo escolhido para receber as células apresentava uma forma do vírus resistente a diversas drogas e tinha poucas opções, o tipo de pessoa que, ao longo da história, abraçava com um misto de relutância e rancor um experimento envolvendo o sistema imunológico, porque a alternativa — morrer, de qualquer maneira — também não era lá muito boa.

Eles extraíram as células de um controlador de elite (que não foi Bob) e as injetaram no paciente.

O dr. Migueles teve uma agradável surpresa. As células CD8 combinadas com o B27 permaneceram ativas por cerca de oito dias. Além disso, a concentração do vírus HIV no sujeito do estudo caiu pela metade antes de retornar à linha de base. "Era seguro, mas parecia ter um efeito imune transitório sobre o vírus", avaliou o dr. Migueles.

Ainda estava muito longe de ser uma cura, e as células transplantadas, por fim, desapareceram. Também havia seus próprios efeitos colaterais pesados, ou potenciais efeitos colaterais. No mínimo, a ideia de que era possível desenvolver uma ratoeira melhor do que o coquetel anti-AIDS continuou a avançar.

Bob Hoff nos oferece mais uma lição, e ela tem a ver com a saúde de toda a sociedade.

Se não fosse por pessoas como Bob Hoff, a espécie humana teria sido varrida da Terra eras atrás, pela simples razão de que nenhuma pode sobreviver sem diversidade. Afinal de contas, foi a pluralidade do sistema imunológico de Bob que permitiu que ele sobrevivesse.

Imagine antigas pandemias — há séculos, antes da medicina moderna. Naqueles tempos, naqueles períodos, a diversidade do sistema imunológico humano garantiu nossa sobrevivência. Algumas pessoas *não* morreram de gripe espanhola ou de peste negra. Algumas pessoas tinham uma predisposição genética, combinada a um conjunto de circunstâncias, que lhes permitiu sobreviver.

* * *

Do ponto de vista puramente científico, o legado de Bob não se mostrou o Santo Graal, tampouco o caminho que o dr. Fauci e o dr. Migueles sonhavam que pudesse ser. Se os glóbulos brancos de Bob detinham a chave para uma forma mais natural de combater o HIV, os pesquisadores não haviam sido capazes de identificá-la.

No entanto, não há nada que represente de maneira mais poderosa o sistema imunológico e a sobrevivência humana do que o legado deixado por Bob.

Isso é particularmente tocante porque o próprio status diverso de Bob — um homossexual — o fez, durante a maior parte de sua vida, ser evitado, visto como um pária, da mesma forma que muitas outras almas miseráveis, amaldiçoadas por uma sociedade ignorante pelo simples fato de serem quem são. Hoje, no entanto, podemos ver que ele não é apenas uma parte do mosaico humano; ele é essencial à nossa sobrevivência. Quanto maior a pluralidade — em termos físicos, espirituais e intelectuais —, melhor nosso equilíbrio. Assim como no sistema imunológico e no microbioma. Mais variedade, mais recursos.

Bob enfatiza esse argumento com mais força ainda pelo fato de ter sido marginalizado. "Essa ironia, esse completo paradoxo, isso é poderoso demais", resumiu o dr. Migueles. "O sistema imunológico de Bob é tão singular, tão benéfico para a humanidade, e assim tem sido, embora ele tenha contraído essa doença fazendo parte de uma subcultura social que é tratada injustamente, que é marginalizada."

A diversidade, neste contexto, possui dois significados — um fisiológico e um cultural —, e ambos desempenham papéis essenciais à sobrevivência.

Do ponto de vista fisiológico, quanto mais amplo o *pool* genético, maiores as chances de alguém como Bob sobreviver a uma pandemia e salvar uma espécie. Essa é também uma maneira de ter um microbioma mais vasto, com todos os benefícios envolvidos. Se você duvida, pergunte a si mesmo por que o incesto é um tabu. Esse comportamento leva a um *pool* genético restrito, de modo que as taxas de sobrevivência despencam.

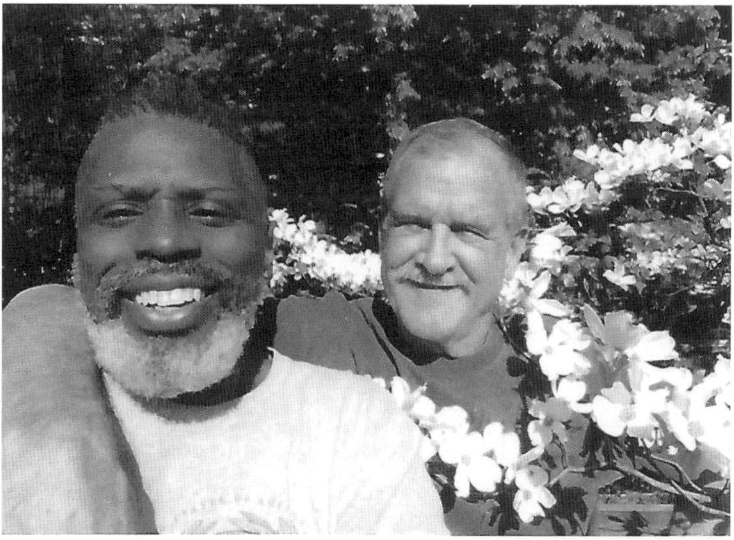

Bob Hoff e seu marido, Brian. (Cortesia de Robert Hoff)

Mas também é verdade que precisamos de diversidade de pontos de vista, de ideias. Como prova, basta lembrar dos medicamentos capazes de salvar vidas sobre os quais escrevi neste livro. Eles surgiram pelos esforços de cientistas do mundo todo, que possuíam diferentes perspectivas e teorias. Sem eles e tantos outros, a expectativa de vida humana nos últimos séculos poderia muito bem não ter sido duplicada, como aconteceu. Tudo graças à diversidade.

A xenofobia, o nacionalismo cego e o racismo são distúrbios autoimunes. Como uma cultura que, incapaz de escutar suas próprias necessidades, ataca de forma tão agressiva que coloca a si própria em sério risco. As lições da biologia, aperfeiçoadas como pedras polidas pela água, nos ensinam que a cooperação com a diversidade de nossa espécie é indiscutivelmente fundamental para a harmonia e a sobrevivência.

47

Linda

Em 19 de janeiro de 2018, uma sexta-feira, Linda foi até o primeiro *tee* do Olympic Club, um campo de golfe de alto nível no extremo sul de San Francisco. A previsão do tempo tinha indicado um frio de inverno, mas o sol brilhava e Linda se sentia aquecida com sua calça capri de lã e uma blusa preta de gola rolê. Ela pegou seu taco.

Fizera uma promessa de Ano-novo. Naquele ano iria apenas se divertir no campo de golfe.

Passaram-se 36 anos e meio desde que Linda ganhou o Ulster Open. Ela exibia a mesma graça e a mesma elegância outra vez, depois de um horrível interlúdio provocado por uma incapacitante doença nas articulações. Externamente, não havia sinal da artrite reumatoide, mas suas mãos mostravam a cruel angularidade da osteoartrite, uma condição articular degenerativa diferente, que não é autoimune, mas provocada pelo desgaste. O inchaço e o severo encurvamento na ponta dos dedos médio e indicador da mão direita coincidiam em grande parte com a artrite reumatoide.

Linda é destra, e o fato de a doença ter afetado sua mão direita foi ironicamente bom para o golfe. Um golfista destro agarra o taco de maneira mais firme com a mão esquerda, de modo que a mão direita passe por cima. Linda pegou o taco. O terreno molhado apresentava um dilema: a bola atolaria com mais facilidade no *green*, mas não iria tão longe no *drive*, fazendo, antes de qualquer coisa, que o *green* se tornasse mais difícil de alcançar.

Linda estava praticando mais desde que se aposentara, em março de 2016. Chegar até ali tinha sido uma longa jornada.

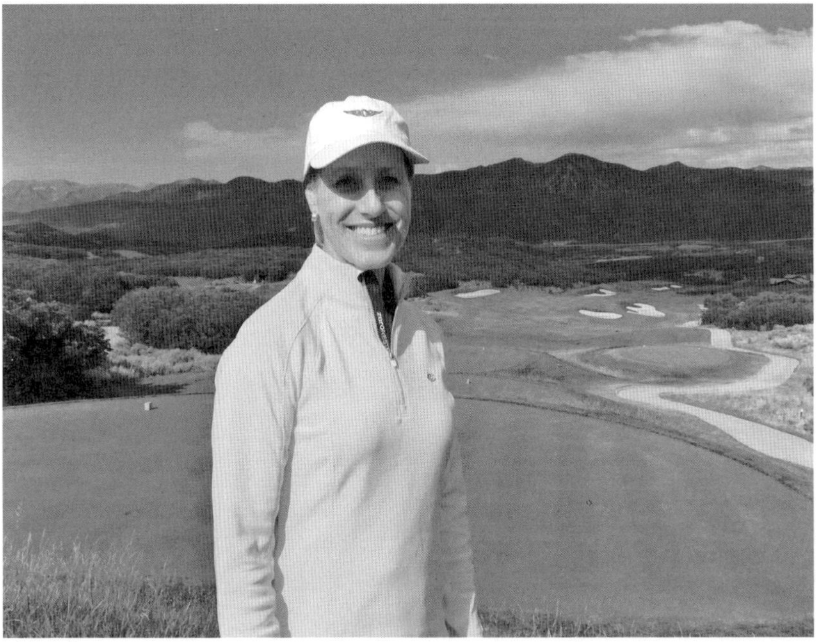

Linda Segre, de volta aos campos de golfe. (Cortesia de Linda Segre)

Ela e o marido haviam se divorciado há muitos anos, depois de o casamento sofrer todo tipo de turbulência, incluindo a doença de Linda, o ritmo de vida do casal e o suicídio da mãe de seu ex-marido.

Em 2009, Linda assumiu o cargo de vice-presidente executiva e estrategista-chefe da Diamond Foods. Ela achou que seria menos estressante do que prestar consultorias. Estava errada. Em 2011, por exemplo, quando a empresa anunciou planos para adquirir a marca de batatas fritas Pringles, ela e a equipe executiva, numa empreitada para auditar o negócio, deram a volta ao mundo em nove dias, passando pelas fábricas da Pringles e fazendo paradas relacionadas ao trabalho no Tennessee, em Bruxelas, em Genebra, em Cingapura e na Malásia.

Ela não achava que aquele estilo de vida pudesse lançá-la de volta à desordem. "Eu estava me sentindo bem de novo. Pensei: 'Está tudo sob controle.'"

De certo modo, ela estava brincando com fogo. Mas Linda queria construir seu próprio caminho. Ela trabalhara duro e tinha ambições financeiras.

Queria "bater sua meta" para poder se aposentar com conforto e sem medo. Como muitas mulheres que haviam voltado a ser solteiras — apesar de ter um namorado —, ela queria ganhar dinheiro suficiente para ficar completamente segura em termos financeiros.

Sua perseverança parecia ser a personificação do sonho de cientistas e fabricantes de remédios que tinham desenvolvido drogas específicas, como o Enbrel, para retardar o sistema imunológico. "Ela é um caso notável", disse sua reumatologista, a dra. Lambert.

A dra. Lambert fez esse comentário justamente na semana em que Linda foi ao Olympic Club, quando haviam se encontrado para o *check-up* anual da golfista. Era seu 19º *check-up* anual. O fato de ela ter tido apenas uma consulta por ano com a dra. Lambert era extraordinário. Muitas pessoas com artrite reumatoide visitam seus médicos com mais frequência, para lidar com a dor regular e os sintomas debilitantes.

Na consulta, Linda recebeu os resultados de seus exames. A única coisa de interessante neles era não terem nada de interessante. Nada de estranho chamava a atenção. Médica e paciente conversaram sobre as três drogas que Linda estava tomando: o Enbrel, um segundo anti-inflamatório e um remédio para impedir que os dois primeiros perturbassem seu estômago. Linda pediu uma nova receita de Ambien, para ajudá-la a dormir quando viajava. Esse conjunto representava um quarto das drogas que Linda tomava no auge de seus sintomas.

A dra. Lambert estava maravilhada com sua paciente. "Aquilo era o que eu havia imaginado", disse. Ela se lembrou de quando viu Linda pela primeira vez, com 36 anos, sentada em uma cadeira de rodas porque não conseguia andar. "Ela precisava de um milagre."

A reumatologista contou que Linda estava entre os cinco primeiros de seus pacientes a utilizar o Enbrel. "Ela é a única que ainda faz uso dele." Todos os outros precisaram parar de tomar o remédio porque sua eficácia havia cessado. Aquilo era novidade para a paciente, que nunca ouvira falar sobre a possível redução da eficácia do medicamento.

A dra. Lambert explicou que havia duas teorias para explicar os motivos de aquela droga maravilhosa parar de funcionar. O sistema imunológico encontrava uma maneira de contornar a droga ou desenvolvia anticorpos que a atacavam.

O sistema imunológico, assim como um patógeno invisível, também evolui.

Durante a consulta, Linda listou todos os incômodos que sentia naquele momento, e eram modestos. Os dedos encurvados por causa da osteoartrite. Uma leve dor no pulso provocada pela artrite reumatoide. Às vezes, episódios de dor no dedão dos pés. Aqueles dedões onde tudo havia começado.

"Estou andando sem problemas e, de repente, a articulação trava e a dor é excruciante".

"Quanto tempo dura?", perguntou a dra. Lambert.

"Dez minutos, e então, de repente, vai embora."

"Não dura por horas?"

"Não."

A dra. Lambert não achava que aquilo fosse um problema, no quadro geral das coisas.

Linda perguntou se estava indo bem o bastante a ponto de até mesmo parar de tomar o Enbrel.

"Não sabemos se você está em remissão completa", respondeu a dra. Lambert. Ela comentou que o American College of Rheumatology recomendava manter o tratamento.

Aquela simples pergunta mostrou quão longe Linda tinha chegado.

"O maior problema dela", brincou a dra. Lambert, "é que seu *placar* está alto."

Linda deu sua tacada de abertura naquela manhã de janeiro. O terreno molhado fez a bola parar em 210 jardas, bastante respeitável, e em linha reta. Ela pegou um ferro 4 para a tacada seguinte, evitando as armadilhas de areia que protegem o *green*. Mas a tacada não acertou em cheio, e ela ainda precisava de um ferro 7 para chegar à área do buraco.

Linda não poderia nem sonhar em pegar num taco de golfe 22 anos antes muito menos em andar até a bola ou até o consultório de sua médica, tamanho era o domínio de seu corpo pela missão suicida do sistema imunológico. Nesse momento, ela caminhava com tranquilidade em direção à bola, como fez em sua tacada de aproximação em 1982, no Ulster Open.

Graciosamente, ela balançou o taco para trás e depois o acertou em cheio. A bola, uma Callaway Chrome Soft, voou pelos ares rumo ao *green*. Caiu a pouco mais de meio metro do buraco e parou. Depois, bastou um empurrãozinho.

"Um *birdie*", disse ela. "Nada mal para começar."

48

Jan e Ron

Quão longe chegamos! Quando Jacques Miller começou sua jornada para desvendar a função do timo, as principais causas de morte eram pneumonia e gripe, seguidas pela tuberculose. Bem mais abaixo na lista estavam as doenças cardíacas e o câncer. Graças à ciência, fomos enfraquecendo essas doenças que um dia dizimaram gerações, até que elas se tornassem peixe pequeno.

A chave foi compreender e reforçar o sistema imunológico usando antibióticos, vacinas ou outros medicamentos e procedimentos cirúrgicos que o próprio sistema não poderia realizar inteiramente por conta própria.

Mas, assim como a morte e os impostos, certas coisas não podem ser adiadas indefinidamente. Uma delas é o desgaste neurológico.

Conforme a ciência nos ajudou a evitar a iminência das ameaças mais mortíferas do passado, um novo e potente perigo despontou na lista das causas de morte: a neurodegeneração. Alzheimer, Parkinson, às vezes esclerose lateral amiotrófica, na qual a função motora do cérebro se desintegra.

Em todo o mundo, 47 milhões de pessoas tiveram doença de Alzheimer em 2017, segundo a Alzheimer's Association, número que deverá crescer para 74 milhões até 2030. Nos Estados Unidos são mais de 5 milhões, o que indica uma parcela desproporcional de vítimas, quase o dobro da média mundial. Isso provavelmente se dá porque o país tem uma vida útil mais longa. A expectativa cresceu para quase 79 anos, em comparação com cerca de 75 anos no final dos anos 80 (a crise de opioides teve um poderoso impacto negativo no país, e a obesidade também agravava o quadro).

O Alzheimer era a sexta maior causa de morte nos Estados Unidos. Isso é parte da história do sistema imunológico.

É isso que acontece quando você vive mais tempo. Chega uma hora em que seu cérebro falha, mesmo que o corpo siga firme.

É assustador observar tão de perto, conforme cada vez mais pessoas enfrentam o problema. Nossa visão privilegiada não vem de Jason ou de Bob, nem de Linda ou de Merredith, mas de dois dos cientistas que apresentei anteriormente, Janice Kiecolt-Glaser e Ron Glaser, os pesquisadores da Universidade Estadual de Ohio que passaram a vida estudando a relação entre saúde e estresse. A própria relação deles com o estresse se tornou bastante pessoal em junho de 2011.

Nos meses anteriores, Ron estava ficando cada vez mais nervoso ao dar palestras. Ele se certificou de que todos os conceitos sobre os quais queria falar estivessem em um de seus *slides* de PowerPoint. Dessa forma, não esqueceria sobre o que estava falando.

Por muitos anos "ele achou que sua memória estava piorando", contou Jan.

Ron nasceu em 1939. Estava com 72 anos. Parecia bem fisicamente, com 1,80 metro, cabelos grisalhos e uma leve barriguinha. Os colegas e amigos não notaram nada de errado. Sua mãe tivera Alzheimer, então ele sabia que podia apresentar uma predisposição genética para a doença.

Ele e Jan marcaram consulta com um neurologista.

"Quando ele quis marcar a consulta", disse Jan, "fiquei morrendo de medo."

Jan e Ron se sentaram em frente ao neurologista, chefe do setor de distúrbios da memória da Universidade Estadual de Ohio. Antes da consulta, Ron realizara um punhado de exames, incluindo um teste no qual ele tinha que desenhar figuras que lhe iam sendo mostradas. Deveria ter sido simples, sobretudo porque Ron estudara artes na faculdade.

Quando o casal se encontrou com o neurologista, ele lhes mostrou os desenhos de Ron. "Estavam incrivelmente ruins", disse Jan. Uma das imagens era uma tentativa de fazer uma caixa em três dimensões. "Estava bastante claro que ele não conseguia desenhar a figura."

O neurologista listou para o casal "todas as coisas que haviam sido descartadas", como tumor no cérebro. "Você está bem, no geral", o neurologista disse, "mas há alguns problemas." Ele deu um diagnóstico de comprometimento cognitivo leve.

Mas Jan conseguiu ler de cabeça para baixo, do outro lado da mesa, o que o neurologista havia escrito: provavelmente, princípio de Alzheimer.

Jan foi para casa e leu pesquisas sobre comprometimento cognitivo leve. Ela era a paciente agora, ou a esposa do paciente, não a leitora distante do próprio trabalho. Não gostou do que descobriu. Entre as pessoas como Ron, em média 12% progrediam para a doença de Alzheimer.

Ron parecia estar desafiando aquele cenário. Ao longo de cada um dos anos seguintes, ele se manteve funcional. "Todo mundo o via como a mesma pessoa de sempre", disse Jan.

"Então, em 2014, ele despencou."

Ia ao neurologista regularmente e fazia testes de cognição que mostravam que perdia cerca de três pontos por ano na escala utilizada. Por volta de 2014, caiu de 24 para cinco pontos num intervalo de cerca de um ano. O mais provável é que ele tenha tido uma performance tão alta durante toda a vida que foi capaz de se manter em modo automático, e dessa forma camuflar a decadência cognitiva.

Quando a máscara caiu, caiu feio. Ele não conseguia atender o telefone direito, usar o micro-ondas, escovar os dentes. Um dia, colocou pasta dental em um pente. "Foi muito rápido", disse Jan, "e verdadeiramente terrível."

Essa é uma experiência cada vez mais comum. Mas o que ela tem a ver com o sistema imunológico?

Até aqui, ao usar a metáfora do Festival da Vida sendo protegido por nosso sistema imunológico, agrupei o corpo humano numa coisa só.

Na realidade, quando se trata do sistema imunológico, uma porção do corpo fica em grande medida apartada: o cérebro. Desvendá-lo se mostrou mais desafiador do que desvendar qualquer outra parte de nossa elegante defesa. Uma razão simples para isso é que não é fácil obter uma fatia dele ou visualizá-lo, pelo menos, não em tempo real.

O sistema imunológico e o cérebro, isoladamente, estão entre os sistemas orgânicos mais complexos do mundo; portanto, dissecar o relacionamento entre eles significa entender cada um em separado, bem como seus esforços coordenados.

Houve um tempo em que nem mesmo estava claro se havia um sistema imunológico no cérebro, pelo menos, um como o do corpo. Parte da questão era um gargalo conhecido como barreira hematoencefálica. Trata-se de uma rede de vasos sanguíneos que mantém estreito controle sobre o que flui entre o cérebro e o corpo, e que evita que muitas das reações químicas e outras funções do corpo escoem para o cérebro. Essa rede desempenha a impenetrável e crucial tarefa de manter as infecções longe dele. As moléculas têm dificuldade de entrar e sair. Em vez disso, o cérebro se corresponde com o corpo por meio dos nervos, que transportam os sinais elétricos responsáveis por controlar as funções motoras.

Mas as células do sistema imunológico, tão livres para circular pelo corpo, *geralmente* não perfazem esse vaivém até o cérebro.

"O cérebro foi pensado para ser um privilegiado em termos imunológicos", disse o dr. Ben Barres, um pesquisador pioneiro no campo da doença de Alzheimer e, em última instância, na sua relação com as próprias funções imunológicas do cérebro. "O cérebro tem essa barreira especial. O sistema imunológico não o alcança."

Ele tem um lance próprio.

Cérebro para principiantes: existem células, chamadas neurônios, que se comunicam por meio de sinapses. Essas conexões têm um poder quase mágico de criar redes que permitem que a mente e o corpo trabalhem em conjunto. O resultado é uma verdadeira sinfonia neural de reações químicas executadas em perfeito uníssono. Pense, por exemplo, em tudo que precisa dar certo quando alguém anda ou fala, que dirá realizar uma tarefa mais complexa, como sacar a bola numa partida de tênis, tocar piano ou resolver um problema de matemática enquanto usa um lápis para escrever a resposta.

Neurociência de nível superior: esses neurônios não representam a maior parte do cérebro. Muito dele é ocupado por um conjunto de células chamado glia — que compreende 80% de seu volume, segundo me disse o dr. Barres. Em termos gerais, as glias são células não neuronais. Elas são fundamentais para a função imunológica do cérebro. Estão disponíveis em três "sabores": astrócitos, oligodendrócitos e micróglia.

À medida que vivemos mais, essas células serão cruciais à forma como entendemos a demência e lidamos com ela. A seguir, uma cartilha sobre elas, seus papéis na função imunológica do cérebro e sua relação com o envelhecimento.

Os astrócitos parecem grandes estrelas. Desempenham um papel crítico, ajudando na comunicação das sinapses ao envolvê-las — um único astrócito pode abraçar milhões delas. "Os astrócitos são orquestradores", contou a dra. Vivianne Tawfik, uma pesquisadora de Stanford. Coordenadores e organizadores, empacotadores e aglutinadores. Essencialmente, os astrócitos também revestem os vasos sanguíneos, influenciando o fluxo de sangue. Isso ajuda a ditar onde o líquido, e quanto dele, concentra-se no cérebro, com regiões mais ativas recebendo mais sangue num determinado momento, assim como um músculo ativo recebe um fluxo sanguíneo adicional.

Os oligodendrócitos auxiliam os neurônios a conduzir sinais mais rápidos. Eu os vejo como amplificadores de velocidade para a rede de comunicação interna do seu cérebro, como um replicador de wi-fi, que leva o sinal mais longe e mais depressa.

Por fim, existe a micróglia. "Trata-se das células imunológicas do sistema nervoso central", explicou a dra. Tawfik.

Assim como o sistema do corpo, que se originou, em grande parte, no timo, o do cérebro também tem suas origens em um órgão há muito considerado vestigial.

* * *

Quando uma criança é concebida, um dos primeiros órgãos a se formar é o saco vitelino. No devido tempo, ele toma um formato arredondado e cresce até atingir seis milímetros, em média. É uma espécie de filtro de alimentação. A nutrição proveniente da mãe passa através do saco vitelino e chega à minúscula vida em formação.

Mas ele desempenha outra função essencial. É ali, descobriram os cientistas, que os precursores da micróglia se originam, e dali partem para povoar o cérebro. Uma vez em desenvolvimento, a micróglia desempenha um papel fundamental. À medida que o cérebro se desenvolve e os neurônios amadurecem e morrem, a micróglia consome os dejetos. Parece familiar? Deveria. É como o trabalho dos monócitos. É fagocitose. A micróglia come os neurônios que precisam ser podados, e, possivelmente, também as sinapses.

A compreensão dos cientistas sobre o papel da micróglia e dos astrócitos era embrionária em meados da década de 1990, quando o dr. Barres se comprometeu a tentar desvendar como aquele sistema ainda mal compreendido poderia estar relacionado à neurodegeneração. Poderia a defesa do nosso cérebro estar de alguma forma provocando o Alzheimer?

Ben Barres nasceu em 13 de setembro de 1954. Seu nome verdadeiro era Barbara. Ele nasceu menina e, desde o princípio, aquilo parecia errado. "Percebi desde poucos anos de idade que me sentia como um menino", disse ele. Não havia muito a ser feito. Não na época. Não existia sequer uma linguagem para aquilo, então Barbara Barres sufocou a sensação, oscilou com pensamentos suicidas — "as típicas coisas de que se ouve falar sobre transgêneros" — e se lançou em uma carreira médica e científica que se tornou estratosférica. Ela foi do MIT para Dartmouth, depois para Harvard, e, em seguida, para Stanford. Tornou-se especialista em cérebro.

Em meados da década de 1990, ela leu um artigo no *San Francisco Chronicle* sobre um ativista transgênero da região. Ela começou a sentir que não estava sozinha, como se pudesse haver uma resposta.

Então Barbara encontrou um caroço no seio esquerdo. Era câncer. Precisava de uma mastectomia. Ela visitou um cirurgião em Stanford e, quando ele lhe explicou o que ia fazer, ela disse: "Já que você está tirando a esquerda, tire a direita também".

Barbara se transformou em Ben, abençoado com um ótimo senso de humor, e histórias como essa o fazem desatar a rir. O cirurgião, lembrou o dr. Barres, "foi a primeira pessoa a quem contei".

O cirurgião disse à sua então paciente que não havia motivos de saúde para tirar o seio direito.

"De jeito nenhum você vai colocar esse troço de volta em mim!", o dr. Barres contou ter dito, rindo. Ele acabou por fazer a transição para se tornar homem e, mais tarde, se converteria numa espécie de ícone do movimento, aparecendo até no *talk-show Charlie Rose* para debater o assunto. Com uma nova vida, tendo vencido o câncer e feito as pazes com sua identidade, ele se comprometeu a desvendar o sistema imunológico do cérebro. Tornou-se uma autoridade internacional.

Com o tempo, o dr. Barres delineou uma rede imunológica dentro do cérebro que era análoga àquela que funcionava no restante do corpo, mas, em grande parte, distinta dela. Assim como as defesas do corpo, as do cérebro podiam causar problemas. Um artigo em particular explorou essa relação se debruçando sobre a forma como os camundongos desenvolvem glaucoma, uma condição que em humanos de idade avançada provoca dor nos olhos e pode levar à cegueira.

O artigo se concentrava em uma molécula chamada C1q, implicada no sistema imunológico do cérebro. Dentro do cérebro, a C1q se liga a coisas que não parecem ser parte do "eu". Se a C1q se liga a um organismo estranho, pode desencadear uma resposta imunológica e levar à destruição da presença estranha.

No caso de camundongos com glaucoma, o dr. Barres e os coautores do artigo encontraram um vínculo extraordinário entre essas funções imunológicas e a doença. Quando os roedores desenvolvem glaucoma, a micróglia é acionada para começar a comer sinapses, inclusive as saudáveis. É como se o sistema imunológico do cérebro estivesse se virando contra si mesmo.

Fiz ao dr. Barres a pergunta óbvia: *Por quê?*

“Se eu soubesse”, ele disse, rindo, “ganharia o Nobel.”

Com o tempo, porém, ele desenvolveu várias teorias bem fundamentadas que buscavam responder à questão de por que o cérebro, à medida que envelhece, parece tão vulnerável à degeneração, não apenas ao glaucoma, ao Alzheimer e a outras doenças. Segundo uma das teorias, ao longo dos anos, o cérebro acaba cheio de detritos, lixo que precisa ser consumido. Esse acúmulo estimula a micróglia a comer sinapses. O encarregado da limpeza começa a fazer seu trabalho, mas surta e passa a comer tudo o que está à vista. No Festival da Vida, ele não está apenas limpando, mas também arrancando copos e pratos das mãos dos convidados — expulsando as células enquanto as luzes da festa ainda estão acesas.

O dr. Barres afirmou que a evolução permitiu a perpetuação de tal processo porque seres humanos mais velhos eram menos valiosos para a espécie. “Não há nada na evolução que selecione uma boa saúde neurológica quando você estiver envelhecendo. Você já atravessou a época de reprodução.”

Você já passou seus genes adiante. De que serve, então, ter um cérebro saudável?

Isso é especulação. Por ora, a ciência do sistema imunológico do cérebro ainda é embrionária, muito menos desenvolvida do que a nossa compreensão da elegante defesa de nosso corpo.

Então, por ora, falar sobre Alzheimer significa muito mais falar sobre como lidar com a doença do que sobre a solução propriamente dita.

Por quase dois anos, desde o final de 2015, Ron morou em uma unidade de cuidados da memória. Emagreceu, indo de 81 quilos para 63. Jan o visitava a cada poucos dias, levando doces, em geral balas de goma, e se sentava abraçada a ele. Ron não a reconhecia. Normalmente nem olhava para ela. Às vezes, falava com coisas que não existiam. Estava tendo alucinações. Passou a tomar antipsicóticos.

“Ele é muito pacato e fácil em comparação à maioria”, disse Jan. Um pequeno alívio. “É como se a maior parte de Ron tivesse desaparecido. Há uma casca que se parece um pouco com ele, e só.”

As circunstâncias forçaram Jan a levar para o lado pessoal uma vida inteira de trabalho sobre estresse e saúde, notadamente a sua própria. "Tenho fases", ela me disse. "Fico bem, mas então ele cai mais um degrau e eu fico triste e deprimida de novo."

O que Jan sabe graças às próprias pesquisas, e às que acompanha de perto, é conservar o nível de estresse baixo e a vida social em alta, uma vez que tudo isso tem impacto em seu humor e sua saúde. Ela mantém uma prática diária de meditação, em média 20 minutos em seu escritório. Procura comer bem, o que significa verduras e feijões, porque acredita que a *junk food* perturba o microbioma, que, por sua vez, interage com o nível de estresse.

"O eixo cérebro-intestino e o sistema imunológico possuem uma relação muito estreita", afirmou ela, soando tanto como uma paciente à procura de respostas quanto como uma eminente acadêmica. Ela citou um relatório recente da Academia Nacional de Medicina dos Estados Unidos que associa a saúde física a relacionamentos sólidos, boa alimentação, fatores que podem ser controlados: "Coisas que sua avó ou sua mãe lhe diziam que eram importantes. Você precisa se alimentar melhor, precisa se mexer, mas que são as mais difíceis de fazer quando se está estressado.

"Quando estamos agitados, não queremos saber de verduras nem de feijões. O que nos atrai mesmo é um *donut* de chocolate. Ele pode ser reconfortante na hora, mas é ruim para o processo de longo prazo."

Chorar também ajuda, segundo Jan. O que ela quer dizer com isso é que precisamos liberar o estresse. Caso contrário, ele provoca inflamação, mau humor e fadiga, depois mais inflamação, e isso pode ter muitas consequências. Pode afetar o humor.

"Chorar faz bem", disse ela. É reconhecer quem você é e onde está, é acolher seu "eu" daquele determinado momento, o que desafoga o sistema imunológico ao poupá-lo de lidar com a ansiedade reprimida. Chorar "não é divertido. É doloroso. Mas em muitos casos você se sente melhor depois, o inverso do que ocorre quando come o *donut* de chocolate".

Essas ideias são, como você vai ver em breve, lições de vida.

49

Jason vê a luz

Meu telefone tocou às 7 horas da noite do dia 17 de março de 2014. Era uma quinta-feira, e eu estava no Yancy's, um *pub* de esportes em Inner Sunset, San Francisco, assistindo ao torneio de basquete da NCAA com meu colega de quarto dos tempos de faculdade. A tela do aparelho dizia: *Jason Greenstein*. "Já volto", disse a Erik.

"E aí, J?"

"Quem você acha que vai ganhar o jogo de Syracuse?"

"Não faço ideia. Por cinco pratas, fico com quem você não quiser."

"Feito."

Apostamos.

"Como você está?"

"Ótimo. Sentado em um bar de esportes, cercado por TVs. Se eu não soubesse que tenho câncer, jamais imaginaria."

Essa era a rotina. A cada duas semanas Jason me ligava ou eu ligava para ele, e era sempre o mesmo: *Estou me sentindo bem e não quero voltar para a quimio e ficar sofrendo.*

"Como você está, Rick?"

"Tudo funcionando." Eu não queria me estender.

"Como está o Prodígio 2?"

Prodígio 2 era o apelido que Jason dera ao meu filho, Milo. Naquela época, Milo estava com 7 anos, e ele o apelidara assim porque Milo se mostrava um ótimo atleta. Especialmente no beisebol. Eu testemunhara ocasiões em que as pessoas paravam para vê-lo agarrar, arremessar e rebater quando estávamos brincando no parque. Ele costumava jogar em equipes de garotos um ano mais velhos, e, muitas vezes, era escolhido para as posições mais prestigiosas — *shortstop*, *pitcher* e *catcher*. Uma vez uma garota mais velha o observou rebater uma bola e gritou: "Um dia você vai estar no *hall* da fama!", e Milo ficou vermelho. Era muito cedo para saber se meu filho tinha os mesmos dons de Jason, mas, independentemente disso, ele adorava ver vídeos de Milo e ouvir suas histórias. Nessa fase, conversar com Jason era um pouco como falar com um avô envelhecido que queria saber das crianças, mas sobretudo queria alguém que o escutasse.

"O que o doutor disse, J?"

O dr. Brunvand tinha deixado claro para Jason que, quanto mais ele esperasse, piores seriam suas chances de agarrar o tumor em crescimento. Mas Jason seguia sua intuição e seus medidores internos. Caso não se sentisse mal, não se sujeitaria a mais sofrimento. Ele já tinha padecido o bastante.

Além disso, mantinha o senso de invencibilidade de sempre. "Nunca achei de verdade que fosse morrer", diria ele mais tarde.

Não havia dúvidas de que ele estava colocando essa teoria à prova.

Jason decidiu que estava pronto para retomar o tratamento no auge do verão de 2014. Ele arrastou seu corpo exausto, inchado e tomado pelo câncer até o dr. Brunvand. "Tinha havido uma explosão de Hodgkin." Foi isso que o dr. Brunvand anotou em suas observações sobre a consulta naquele dia, constatando que Jason apresentava uma massa de dez centímetros no pescoço, um tumor de dez a 15 centímetros em torno da axila, o linfoma começando a se entrelaçar como uma colcha por dentro e por fora da porção esquerda do peito.

O dr. Brunvand disse a Jason que ele não poderia pisar na bola dessa vez. Explicou que a melhor alternativa era tentar um regime de três drogas, incluindo o brentuximabe, para colocar o câncer em remissão, e depois se submeter a um tipo diferente de tratamento com células-tronco chamado transplante alogênico de células-tronco. Estas viriam de sua irmã. O uso das células da irmã, em tese, permitiria que o sistema imunológico reiniciado reconhecesse as sutis diferenças de seu câncer e o atacasse. Seu próprio sistema, claramente, não estava à altura da tarefa. Eles precisariam de outro mais forte, intransigente com a virulenta variedade do Hodgkin, e, mesmo assim, Jason não poderia receber o transplante a menos que estivesse em remissão.

Durante esse período, Jason levava seu cunhado, Paul, para as reuniões e os tratamentos. Paul era Ph.D. em biologia molecular, advogado de patentes e ótimo ouvinte, graças à sua formação científica. Um dia eles estavam sentados na sala de espera e Jason perguntou: "Você quer saber como é ser um paciente com câncer?"

"Sou todo ouvidos."

"É como se todas as pessoas do mundo vivessem em uma bela praia em uma aldeia no Taiti. Eu moro numa canoa, e a canoa está presa ao píer por uma corda. Posso ver a aldeia e, às vezes, tenho permissão para me juntar aos aldeões. Mas sempre preciso voltar para a canoa. Um dia não estou me sentindo muito bem, e então percebo que a corda está mais comprida e que estou mais longe do píer. Então os médicos da aldeia puxam a corda e me trazem de volta.

"Com o tempo, fui me afastando cada vez mais da aldeia. Depois de um período, acho que a corda não existe mais. Há pessoas ao meu redor, mas elas não estão em canoas, estão em caixões. E me dou conta de que minha canoa se transformou em um caixão."

Ao final da história, ele havia passado 20 minutos falando.

Paul estava chorando. "Foi a história de isolamento mais reveladora que já ouvi."

No entanto, a coisa mais estranha ocorria nas consultas com o dr. Brunvand: Paul podia ver Jason se apegando à corda com enorme otimismo. Depois que o dr. Brunvand proferia sua avaliação, Paul pensava: "Ah, meu Deus, isso é tenebroso".

"Mas Jason sempre encontrava 1%, 10%, 20% de coisas positivas no que o dr. Brunvand havia dito e transformava em 90%. Eu dizia: 'Jason, você está certíssimo.'"

Uma parte de Paul queria acreditar naquilo, até conseguiu em algumas ocasiões. "O câncer é algo muito resiliente, que me faz lembrar um jogo de basquete da NCAA — e às vezes alguém como Jason acerta uma cesta no último segundo."

Em agosto, Jason concluiu seu terceiro ciclo de quimioterapia. O câncer, apesar de ter encolhido em algumas áreas, aumentou em outras. Para seguir na analogia com o basquete, ele estava perdendo por mais de dez pontos nos minutos finais da partida.

Em 4 de setembro, ele foi a Las Vegas para tratar de seus negócios, o melhor que podia fazer. Voltou no dia 20 para dar início a mais quimioterapia.

Jason se encontrou com o dr. Brunvand no dia 10 de dezembro, um ano depois de ter pensado que estava finalmente livre de todos os medicamentos. Agora tomava 15 deles, uma sopa de letrinhas composta de aciclovir e brentuximabe, dos analgésicos fentanil e oxicodona, de Zofran para náusea e outros.

Naquele momento, o equilíbrio do sistema imunológico de Jason preocupava mais do que o câncer. Para apoiar sua rede de defesa no ineficaz ataque contra o câncer, ele fez quimioterapia e terapias direcionadas que ecoavam por todo o corpo. Com o ecossistema em desequilíbrio, tomou medicamentos para atenuar os efeitos da inflamação, da dor, do estresse e da depressão, que eram em si um reflexo do sistema imunológico fora de prumo. A repetitiva quimioterapia citotóxica de Jason prejudicou sua capacidade de produzir células sanguíneas normais. Ele estava neutropênico, com um nível severamente baixo de neutrófilos, os glóbulos brancos que compõem a primeira linha de defesa imunológica. Sem neutrófilos, Jason poderia morrer de qualquer infecção, porque as bactérias se duplicariam a cada 20 minutos. Imagine só, vencer o câncer para então morrer de uma infecção banal.

A metáfora da aldeia taitiana criada por Jason faz muito sentido para mim. Outra analogia precisa sobre o que estava acontecendo ao organismo de Jason e ao seu sistema imunológico era a Guerra do Vietnã. A quimioterapia era como o napalm provocando um efeito de terra arrasada. Mas esse não era o verdadeiro problema. A questão crucial era que o plano de usar napalm no Vietnã, em primeiro lugar, devia-se a um conjunto de circunstâncias desesperadoras e complexas que pareciam impossíveis de solucionar de outro modo. Mas é claro que havia uma solução simples: parar de avançar com a guerra.

Jason se sentia cada vez mais tentado a tomar esse caminho. Estava tendo pensamentos suicidas.

"Quando você diz isso, Jason, você quer dizer que tem um plano?", perguntou o dr. Brunvand.

"Não. Eu só... às vezes isso passa pela minha cabeça. Só não quero morrer com tanta dor. Isso eu não posso aceitar."

Eles conversaram sobre a possibilidade de interromper o tratamento. Jason disse que queria continuar. Eles precisariam de uma nova tática. O brentuximabe e as outras drogas administradas em combinação não estavam funcionando. Mas, qualquer que fosse a nova terapia, não poderia ser fundamentalmente citotóxica, de modo a matar em pouco tempo células em divisão, porque isso reduziria ainda mais seus glóbulos brancos. O dr. Brunvand encontrou uma que tinha um perfil ligeiramente menos tóxico.

"Receio que sua medula esteja estressada demais, e que talvez não seja capaz de se recuperar da... quimioterapia-padrão."

Jason insistia, apesar de tudo, que iria "derrotar aquela coisa".

Um assunto que ele resolvera era seu relacionamento com Beth. Uma anotação do dr. Brunvand, por fim, refletiu o que havia sido verdade por anos: "Ele de fato tem uma parceira monogâmica de longo prazo".

Ele também manteve o senso de humor, de alguma forma, mesmo nos momentos mais sombrios de quase morte.

* * *

No dia 17 de janeiro de 2015, Jason, em Las Vegas, estava se sentindo uma merda. Tudo doía. A exaustão tomou conta dele. Sua visão turvou. Percebeu que deveria procurar um médico. Então, o que você acha que Jason fez? Dirigiu a noite toda até o Colorado Blood Cancer Institute. Ele se manteve acordado mastigando tabaco e cultivando uma certeza furiosa de que poderia chegar vivo a Denver — o tipo de impulso que uma vez lhe valeu grande respeito entre os treinadores e os adversários no basquete. Atravessou dois trechos de montanha de mais de 3.500 metros de altitude tendo um quarto da quantidade de hemoglobina necessária para transportar oxigênio.

De alguma forma ele conseguiu levar a van até o estacionamento do instituto, onde desmaiou.

Com a consciência indo e voltando, ele pegou o celular e ligou para a clínica. A equipe correu para o estacionamento com uma cadeira de rodas, o levou para dentro às pressas e descobriu que sua pressão arterial e seu pulso estavam baixos demais para que as máquinas conseguissem aferir. Eles tiveram que tomar seu pulso manualmente. Quando chegaram ao elevador, Jason conseguiu proferir algumas palavras. Foi quando o dr. Brunvand chegou.

"E aí, doutor."

"Jason, o que está acontecendo?"

"Eu tenho gastado todo o meu dinheiro com prostitutas em Las Vegas." Jason sorriu, dando a gargalhada estridente que era sua marca registrada. Ele estava brincando, claro.

O dr. Brunvand riu e comentou: "Temos coisas mais importantes com que nos preocupar agora. Você será internado assim que conseguirmos um leito".

"É difícil não amar um cara que vê Deus com um olho e o lado triste da vida com o outro", disse-me o dr. Brunvand.

A contagem de glóbulos vermelhos de Jason estava tão baixa — 20% do normal — que ele bem poderia ter morrido no caminho. O Touro de Aço, como o dr. Brunvand o chamava, foi internado no hospital e tratado.

Poucos dias depois, ele recebeu a visita da assistente social da equipe médica, Melissa Sommers. Jason ainda estava na UTI quando Melissa entrou, tentando parecer séria e compassiva, e perguntou como ele estava. Ele começou a reclamar. Depois de algumas frases, arrancou as cobertas e começou a rir. "Você achou que eu estava pelado aqui embaixo, né?"

Ela não pôde deixar de rir.

"Desculpe", disse ele. "Eu precisava quebrar o gelo."

"Eu gostaria de conseguir acreditar em Deus", disse.

"Não faz seu tipo?"

"Invejo muito as pessoas que conseguem acreditar. Eu não consigo. Já tentei. Não é para mim. Acho que seria reconfortante. Vejo que isso conforta as pessoas. Mas simplesmente não encontro nenhuma evidência."

"Sou agnóstico, J. Não faço ideia do que existe do outro lado."

"Às vezes penso que meu pai pode estar lá em cima, em algum lugar. Vejo algo estranho, como uma luz numa estrada, e acho que é um sinal dele."

"Que tipo de sinal?"

"De que talvez eu devesse apostar no Broncos." Risada estridente. "Eu te amo, cara."

Ele começou a dizer aos amigos que os amava. Aquela era uma linguagem desconhecida para um grupo de garotos do Colorado mergulhados na cultura esportiva.

O fim estava próximo.

Em 4 de março, Jason foi à sua consulta de rotina. O dr. Brunvand o examinou, observado por Poppy Beethe, copilota e sua enfermeira de longa data. A empatia jorrava de seu rosto, pontuada por um olhar que ficava embaçado quando ela assistia a comerciais melosos. Aos poucos ela passou a adorar Jason.

Ele estava se queixando de um novo sintoma, dor e inchaço no lado esquerdo do peito e nas costas.

O dr. Brunvand tinha uma boa ideia do que aquilo significava, e começou a sentir o peso de suas próprias emoções. Submeteu Jason a um amplo exame clínico e descobriu que ele não conseguia mover a mão esquerda, inflamada, os músculos impingidos devido ao crescimento do tumor no nervo que os alimentava. Ele parecia amarelado. Era difícil ouvir a respiração em seu pulmão esquerdo, e suas inspirações ressoavam. A pele estava esfolada e pálida daquele mesmo lado, desde a pélvis até o ombro.

"Jason, você me dá licença por um momento?"

O dr. Brunvand abriu a porta do consultório, saiu e ficou parado por um momento no corredor, de braços cruzados. Aquilo ia ser bastante difícil. Ele respirou fundo várias vezes. Voltou ao consultório e puxou um banquinho até a lateral de Jason, que estava sentado na enorme cadeira de quimioterapia e exame.

"Jason, você vai morrer."

Jason começou a chorar. Poppy começou a chorar.

"Como seu amigo, é meu trabalho tornar isso o mais confortável possível."

Uma coisa Jason sabia bem. O dr. Brunvand não era de desistir fácil.

O dr. Brunvand era a pessoa certa para ser o oncologista de Jason. Os dois formavam uma dupla que transpiraria, correria, escalaria e lutaria lado a lado, sem desistir nem ceder. Aquele médico jamais diria as palavras "Você vai morrer", a menos que Jason tivesse chegado ao fim.

"Não há mais tratamento. A quimioterapia está fazendo mais mal do que bem."

Jason chorou.

"Você entende o que estou dizendo?"

Ele fez que sim.

"Eu gostaria que sua família viesse aqui o mais rápido possível para falar sobre os próximos passos."

"E aquele tal medicamento?"

O tal medicamento se chamava nivolumabe. Era imunoterapia de ponta. Havia sido aprovado pela FDA em 2014 para o tratamento de melanoma em estágio avançado. A droga desativa os freios do sistema imunológico. É um tratamento de anticorpos monoclonais projetado com base em todos os anos de pesquisa em imunologia, e funciona desfazendo o detestável golpe aplicado pelo câncer de levar nossas elegantes defesas à paralisia. Na época, o fármaco não era aprovado para uso no linfoma de Hodgkin, o câncer de Jason.

Mas, também em 2014, um artigo publicado na *The New England Journal of Medicine* apresentava fortes evidências de que o nivolumabe poderia prolongar a vida de pacientes com Hodgkin. O artigo destacava apenas 23 casos de aumento de sobrevida em um ensaio clínico com pacientes em estágio avançado de Hodgkin, mas o achado levou um pouco de esperança aonde não havia nenhuma.

O cunhado de Jason, Paul, e o dr. Brunvand haviam conversado sobre esse tratamento, conhecido como inibidor de PD-1. O médico disse a Jason que levaria informações sobre o "tratamento experimental" para a reunião com a família, agendada para a sexta-feira seguinte. Em essência, seria uma reunião para dizer à família de Jason para se preparar para o adeus.

Jason arrastou seu delicado corpo de volta à sua van.

Em suas anotações clínicas, o dr. Brunvand havia planejado o que diria à família. "A abordagem mais razoável neste momento, por mais difícil que seja, é encaminhar o sr. Greenstein para um espaço de assistência a pacientes terminais", escreveu ele. "Outra opção seriam os cuidados paliativos, que permitiriam a Jason receber transfusões, mas não ser ressuscitado nem submetido a mais quimioterapia."

Nos dias seguintes, o dr. Brunvand se preparou para uma conversa sobre o "fim da vida". Ele também pediu ao administrador da clínica que encontrasse quaisquer brechas que pudessem possibilitar a Jason tomar o nivolumabe. A Merck concordou em enquadrar Jason no que era chamado de substituição de medicamentos, autorizando uma única exceção sob circunstâncias extraordinárias. O hospital não "registraria" o medicamento, e a empresa lhes forneceria gratuitamente uma dose de reposição para cada dose subsequente que Jason tomasse.

Ainda assim, alguém teria que pagar pela primeira dose. O paciente estava com a saúde tão fraca que nem sequer era um candidato ideal, como o dr. Brunvand se preparava para explicar à família.

Todo o clã Greenstein se reuniu na clínica, em uma sala de conferências cujas paredes tinham cor creme. O clima era sombrio. O médico explicou a condição de Jason. Eles conversaram sobre o provável desfecho. A questão na cabeça de todo mundo: quanto tempo ele tem? Ninguém perguntou isso de forma clara, mas a resposta era que ele tinha semanas de vida, talvez alguns meses.

Na reunião, o dr. Brunvand explicou que o nivolumabe era a última ficha que eles tinham para apostar. Contou que a evidência apresentada na *The New England Journal of Medicine* não continha dados suficientes para a aprovação da FDA, e que o consentimento informado seria necessário para que fosse dado início ao tratamento. Era "experimental", na melhor das hipóteses, mas tinha baixa toxicidade em comparação com o dilúvio da terapia pela qual Jason havia passado. Antes que ele pudesse receber um tratamento daquele tipo, precisava estar completamente ciente das incertezas.

"Jason, você não tem plaquetas suficientes para passar por um tratamento, e o medicamento não está aprovado." As plaquetas ajudam o sangue a coagular e contribuem para a inflamação. Para começar o tratamento, ele precisaria de uma contagem de 75 mil plaquetas, de preferência, mas talvez conseguisse com 50 mil. Sua contagem era de 8 mil, indicando que a medula havia sido prejudicada pelos anos de quimioterapia implacável. Se conseguissem aumentar a contagem de plaquetas, poderiam tentar. Cathy disse ser óbvio que ela pagaria pela primeira dose. Jason não precisava de muito para ser convencido, mas o dr. Brunvand teve uma conversa estimulante com ele, lembrando de um caso anedótico sobre o Denver Broncos. Os Broncos estavam em Cleveland enfrentando os Browns na final da Conferência Americana de 1987. A equipe do Colorado precisava avançar 98 jardas em dois minutos. Um dos Broncos teria dito: "Rapazes, eles estão exatamente onde a gente queria". Os Broncos venceram.

Alguém aí a fim de um milagre?

50

A ressurreição de Jason

Era 13 de março, uma sexta-feira, quando Beth levou o que sobrara de Jason para o primeiro tratamento com o nivolumabe.

Ele se sentou na mesma cadeira de quimioterapia que havia estado dezenas de vezes. Desta vez, o líquido claro que gotejava em seu equipo não era napalm, e sim, um produto de décadas de pesquisas aleatórias e de profundo aprendizado sobre o sistema imunológico.

Naquela noite, Jason foi ao jogo de basquete do sobrinho com um ex-colega de equipe, que ficou se perguntando se o Touro de Aço sobreviveria até o dia seguinte. Ele sobreviveu. E a mais um dia. Beth ficou ao seu lado, companheira até o fim. Com uma droga que ainda não estava aprovada para tratamento do linfoma de Hodgkin, aquilo era, na verdade, assistência a um paciente terminal. Todo mundo sabia. Jason aguentou mais uma noite, e mais outra.

Cerca de dez dias depois, Beth acordou e olhou para as costas de Jason, onde outrora um caroço se projetava de tal forma que ela o chamava carinhosamente de Quasimodo.

"Jason, acorda!"

"O quê?"

"Jason, você não vai acreditar!"

Ele fez um esforço para conseguir abrir os olhos.

Seu tumor estava desaparecendo.

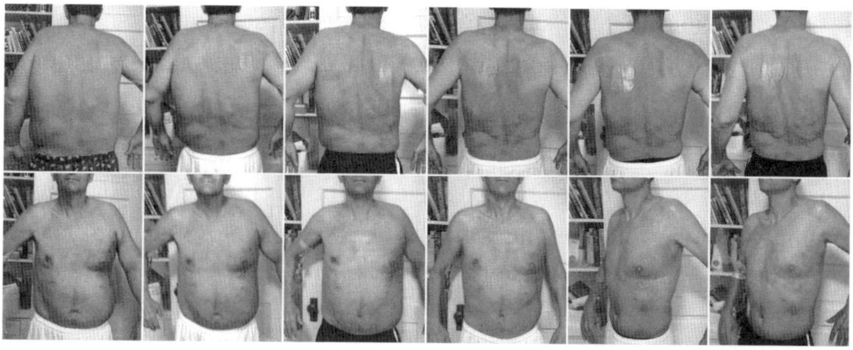

*Beth, namorada de Jason, usou a câmera do celular para registrar o desaparecimento do tumor de Jason após o tratamento de imunoterapia. (Beth Schwartz/*The New York Times*)*

A anotação do dr. Brunvand diz: "Jason recebeu três doses de nivolumabe"; exames subsequentes de PET-Scan e de tomografia computadorizada realizados em 27 de abril "revelaram uma remissão completa".

Esse é o jargão médico. Eis como soou em termos humanos quando Jason estava na consulta de revisão. Todos tinham uma exclamação diferente, muitos com expletivos.

"Que p***a aconteceu com meu câncer? Ele sumiu!", disse Jason ao dr. Brunvand.

Beth perguntou à enfermeira por que ele havia perdido tanto peso. "Porque o tumor desapareceu", respondeu ela. "Ah, é verdade", concordou Beth, "eram quase sete quilos."

"Havia uma minúscula, não científica parte de mim que achava que, se essa história maluca tivesse que acontecer com alguém, que aconteceria com Jason", disse Maikovich-Fong, sua terapeuta. Ele "simplesmente tem esse espírito".

"Em todos os meus anos", refletiu Poppy Beethe, "nunca vi nada assim."

O dr. Brunvand ofereceu uma resposta. "Eu assisti à chegada à Lua em 1969, e a sensação de estupefação foi parecida", disse ele. "Foi com o mesmo sentimento que cruzamos uma barreira. Eu tinha acabado de testemunhar o poder do sistema imunológico."

Foi nesse momento que peguei minha caneta. Aquilo era mesmo verdade? Poderia alguém ressuscitar dos mortos? Não apenas alguém, mas um amigo íntimo, de quem eu me aproximara, com quem me conectara, uma pessoa que eu vira lutar e murchar, e depois decolar em direção ao reino dos milagres. Senti como se tivesse visto o equivalente ao Neil Armstrong do câncer dar um salto gigantesco para a humanidade.

51

Apollo 11

Mesmo que você consiga pousar na Lua, ainda precisa voltar para casa.

52

Casa

Não havia muito tempo para comemorações. Naquele momento, vinham os pormenores para reforçar a recuperação de Jason e restabelecer sua saúde.

Logo após entrar em remissão, Jason recebeu um transplante de células-tronco de sua irmã Jackie. A ideia era dar a ele um novo sistema imunológico, que, em tese, teria uma capacidade maior de combater algum câncer que porventura retornasse. Afinal de contas, o próprio sistema imunológico de Jason tinha se provado medíocre no combate à cepa do linfoma de Hodgkin que ele desenvolvera, então talvez ele ficasse mais seguro com uma elegante defesa ligeiramente diferente.

Esse é um tratamento de alto risco. Pense nisto: as células imunológicas do próprio Jason eram removidas. Em seu lugar eram implantadas as de outra pessoa, uma presença estranha agora se espalhando pelo organismo dele e desempenhando o papel de sua elegante defesa. Seu Festival da Vida fora invadido por um sistema imunológico forasteiro.

Portanto, não é de admirar que em seu relatório médico subsequente constasse: "Apresentou complicações".

O que ocorreu em seguida foi um grave ataque da chamada doença do enxerto contra hospedeiro. Seu corpo tentou se reconciliar com aquela nova presença potencialmente salvadora antes que sua reação a ela o matasse.

Em julho, ele teve uma recaída localizada do câncer, um caroço de cerca de 1 centímetro de largura sobre a pele no lado direito do peito. Foi feita irradiação e, de novo, o linfoma respondeu e nenhum outro vestígio da doença surgiu. Isso não significava que a imunoterapia tinha falhado. Em vez disso, os médicos passaram a ajudar Jason a lidar com uma situação quase impossível. Eles tiveram que suprimir sua resposta imunológica o suficiente para evitar que a doença do enxerto contra hospedeiro o matasse, ao mesmo tempo em que mantinham seu sistema imunológico forte o bastante para combater o surgimento de um câncer. Jason se sentia com a corda no pescoço.

Nós nos falávamos em intervalos de poucos dias. Tive a ideia de contar a história de Jason no *The New York Times* com um olhar íntimo sobre o novo fenômeno da imunoterapia. Falei daquilo com Jason, e ele ficou entusiasmado. Seria mais uma aventura para ele, uma forma de fazer do limão uma limonada. "Talvez saber da minha história possa ser útil para alguém", avaliou ele. Jason se sentia culpado por sua experiência com o câncer ter custado o tempo, as emoções e os recursos de sua mãe e sua família, e por Beth ter se doado tanto. Ele me deu acesso irrestrito a seu prontuário e a seus médicos. Verdade nua e crua. "Quero retribuir de algum modo."

Em 13 de agosto de 2015, quando eu estava em Denver com minha família visitando meus sogros, Jason apareceu em seu Ford Windstar. Ele usava bermudão laranja, camiseta, óculos de sol Ray-Ban. Meu sogro me perguntou mais tarde se ele tinha AIDS.

"Desculpe o atraso", disse Jason. "Minha mãe e eu tivemos uma briga enorme — com gritaria e tudo mais."

Nós nos sentamos no quintal e Jason começou a soluçar. "Eu não choro há algum tempo, e nas últimas três manhãs eu só chorei. Desde que descobri que o câncer voltou. É tipo a quinta vez. Não importa quantas vezes você já tenha ouvido que tem câncer, é sempre um dia de merda."

Meredith, minha esposa, que é médica, perguntou quais medicamentos ele estava tomando, e ele respondeu que eram... ele ficou procurando a palavra certa. Por fim encontrou: *esteroides*.

"Eles podem mexer com suas emoções", disse ela, com delicadeza.

Jason esfregou o músculo esquerdo do peito e nos contou como era difícil ter alguém cuidando dele, em alusão à mãe. "Odeio ter que admitir, mas ainda preciso de ajuda. Todo dia é difícil. Eu ODEIO minha vida."

Ele falou sobre como era frustrante não ser capaz de pensar no futuro. Uma de suas grandes alegrias, explicou Jason, era ter ideias e criar coisas. "Mas não posso mais fazer isso. Apenas fico sentado no sofá o dia todo, assistindo TV, dou um passeio de vez em quando. Imagina o que é ter tudo tirado de você?"

Mudamos de assunto e relembramos outro dia em que nos sentamos no quintal de sua casa em Boulder, pouco antes do campeonato estadual do ensino médio. Jason estava com dores naquele dia também, por causa do tornozelo que torceu ao pular para interceptar um arremesso. "Eu podia pular", disse ele.

Ele ficou melancólico de novo. "Eu me pego imaginando como seria mais fácil para todo mundo se eu estivesse morto. Mas não quero morrer! Quero ficar vivo por mais 30 anos. Além disso, aquela coisa, aquele tratamento, podia funcionar. Vamos saber em duas semanas. Talvez tenhamos um vencedor."

O tratamento funcionou.

Em 5 de outubro, ele estava de volta. Isso mesmo: DE VOLTA.

"Cara, estou tão empolgado", disse ao telefone.

Seu nível de glicose no sangue estava na faixa normal, ele se sentia bem, o câncer estava em remissão. Jason Greenstein, um homem que poucos meses antes tinha um pé na cova, estava a mil por hora.

"Estou pensando em vários negócios diferentes. Tive um monte de ideias ótimas", afirmou. "O negócio das bugigangas é muito bom, mas não me ocupa o suficiente."

Ele começou a se concentrar em uma ideia em particular: começar um negócio de imunoterapia com um dos médicos que prestavam consultoria ao dr. Brunvand. Quem sabe ele não entrava para o ramo farmacêutico.

"Cara", gabou-se Jason, "o dr. Brunvand havia me dito que eu tinha uma chance em 12 milhões de estar vivo. Não estou lutando contra as probabilidades. Eu já venci!"

* * *

No Dia de Ação de Graças, Cathy fez um banquete — peru recheado, molho de carne, molho de *cranberry*, suflê de batata-doce, vagem, cenoura, cogumelos e tortas de abóbora, de nozes e de maçã. Guy, irmão de Jason, fez peru também. Cathy disse a todos para chegarem cedo. Seria uma celebração pra valer.

"Estou tão agradecida. Ele está vivo e bem. É um milagre!" Sua voz alcançou um tom agudo. "Eu só queria que Joel estivesse aqui para ver."

Foi como nos velhos tempos, incluindo as brigas. Os Greenstein eram uma família de verdade, juntos, no Dia de Ação de Graças.

Cathy e Jason, por exemplo, estavam brigando porque ele não tinha levado o celular a uma loja para imprimir as fotos de sua jornada médica. "Essa é a documentação do que aconteceu. Se você perder esse telefone, vai perder tudo."

"Relaxa, mãe. Eu disse que vou levar!"

"Eu só queria que ele conseguisse se concentrar em uma coisa", disse-me ela, e então, de repente, cedeu. "Bem, ele ainda se sente mal alguns dias."

As férias chegaram e se foram, e Jason tinha dias bons e dias ruins. O câncer desaparecera, mas os anos ingerindo montes de remédios, incluindo os que ele ainda tomava para lidar com os efeitos colaterais, exauriram seu corpo. Em fevereiro, ele teve uma pneumonia leve e precisou de antibióticos. Ainda tomava anticoagulantes, e seu nariz começou a sangrar. Uma noite, ele estava em um restaurante chamado Chop House e foi ao banheiro para estancar o sangramento. Sem querer, deixou cair no chão um papel sujo de sangue e, quando se abaixou para pegar, suas costas desabaram. As omoplatas e a parte superior das costas ficaram penduradas, e ele pôde sentir aquilo na musculatura do estômago e também nas costelas.

É só um revés, Jason disse. Ele já tinha um plano de negócios pronto para divulgação e venda de um empreendimento relacionado a imunoterapia com um médico de quem havia se tornado sócio. "Escrevi e estruturei o negócio", disse ele. "Criei a marca."

A neve atingiu Denver em meados de março. Jason foi retirá-la para ir a uma consulta na clínica. Mas ele havia quebrado a pá de neve durante um frustrante episódio de dor alguns dias antes, então usou uma cadeira dobrável para abrir caminho garagem afora. Ele chegou à clínica com duas horas de atraso, molhado e com frio. Suas costas o estavam matando. Jason fez uma radiografia para investigar um possível agravamento da pneumonia ou uma lesão óssea que explicasse a dor nas costas. Não apareceu nada, de modo que a dor intensa era provavelmente devido à remoção da neve com uma cadeira dobrável, talvez tensão muscular. Ao final da visita à clínica, o dr. Brunvand o levou para casa. "Eu tinha certeza de que os pneus da van estavam carecas e ela só tinha tração traseira." Ao chegar em casa, Jason deu ao médico uma de suas caixinhas em formato de rosa. "Garotas amam essa caixa; leve de presente para sua esposa para que ela o perdoe por ter se atrasado", disse ele ao oncologista.

Nas semanas seguintes, a dor nas costas piorou. Ele continuou cavando o caminho da entrada da casa da mãe em Denver, onde ele e Beth costumavam ficar, e não parou de usar a cadeira dobrável no lugar da pá. Suas costas, enfim, arrebentaram-se por completo, provocando uma dor excruciante e paralisante. Jason estava gripado, e um pouco da pneumonia persistia. Ele foi ao médico e o examinaram. A causa da dor não estava clara. O dr. Brunvand suspeitou que fosse uma recaída do câncer. Na base da coluna de Jason, encontraram o que parecia ser uma lesão. Não tinham certeza. Talvez o Hodgkin estivesse tentando se esgueirar outra vez.

Eu soube disso quando liguei para o dr. Brunvand no dia 7 de abril, só para ter notícias. "O câncer voltou", contou.

Ele era a favor de usar novamente o nivolumabe. O medicamento salvara o presidente Jimmy Carter de uma recaída do melanoma que havia penetrado no fluido cerebrospinal. Aquilo mostrou que a droga era capaz de atravessar a barreira hematoencefálica, logo, poderia ajudar a coluna de Jason. Mais nivolumabe para Jason também significava acelerar o sistema imunológico, e isso poderia provocar um novo episódio da doença do enxerto contra hospedeiro. O tabuleiro de xadrez continha minas terrestres em quase todas as casas.

"Estamos em território desconhecido", disse o dr. Brunvand. "Pode parecer que sou um filho da mãe insensível, mas pânico e autopiedade são perda de tempo."

Ele descreveu a luta contra o câncer como uma briga de faca na qual a doença sempre se levanta e ataca de novo. "Se você perder a atenção, o desejo, a intensidade, você está ferrado."

Jason, disse, tinha que revidar. Nem todos concordariam, é claro. Algumas pessoas rejeitam esse pensamento justamente por sugerir que a sobrevivência de Jason dependia de obstinação e tenacidade, quando, na verdade, o câncer, assim como uma luta de faca, é também um jogo de azar. Às vezes você sobrevive, às vezes não, e seu comprometimento com a vitória não é o fator determinante entre vida e morte.

Entendi o argumento do dr. Brunvand. Ele era um lutador e, nesse caso, exortava o guerreiro dentro de Jason, que estava de volta ao tatame, com a faca na cintura.

Depois que encerrei a ligação com o dr. Brunvand, aconteceu comigo algo inédito ao longo de toda aquela provação. Eu chorei.

Em 19 de abril, desembarquei em Denver para passar alguns dias com Jason. Ele estava hospedado na modesta casa da mãe, típica da região, com tijolos cor de areia e telhado verde. Jason encontrava-se na sala, sentado em uma cadeira reclinável, coberto por uma toalha e um lençol. O quarto cheirava aos cigarros sem filtro que a mãe fumava. Seus pés estavam aquecidos pelas meias cinzentas do hospital. Ele parecia um velho marinheiro, de cueca samba-canção, a cabeleira vasta.

"Ei, Rick." Não havia muita vida em sua voz.

"Greenie. Sua cara está uma merda."

"Nem me fale. Acho que fraturei as costas."

Ele não sabia o que estava acontecendo, e percebi que naquele momento os médicos também não tinham certeza. Como poderiam ter? Jason havia encarado tantos inimigos diferentes — câncer, infecção, medicação, doença do enxerto contra hospedeiro. Ela não conseguia andar até o banheiro. A mãe fazia tudo para ele. Os dois estavam em boa forma, mordendo e assoprando um ao outro, como na conversa que tiveram depois que ela saiu para fumar e retornou.

"Você deu uma boa tragada, mãe? Está na hora da minha insulina."

"Isso começa no minuto em que eu acordo. Faz isso, faz aquilo."

"Tenho que tomar insulina, mãe, senão vou morrer."

Ele ergueu a camiseta, deixando à vista uma leve barriga coberta de pequenos machucados. Foram causados pelas injeções de insulina e de afinador de sangue, usados para amenizar os efeitos colaterais das dezenas de pílulas que ele ingeria. "Tantas complicações", disse Jason. Ele estava tomando dois tipos diferentes de comprimidos, para os efeitos colaterais e a dor, e para os efeitos colaterais dos remédios contra a dor, e assim por diante.

"Nunca senti tanta dor."

"Eles o estão matando com todos esses tratamentos." Cathy se virou para mim, sua voz foi ficando aguda. "É mais difícil para ele do que para a maioria", disse ela, "porque a última coisa que ele quer é que alguém lhe diga o que fazer, ainda que seja apenas para ele tomar determinado remédio em determinada hora."

"Tenho a tendência de improvisar, de dar um jeitinho", resumiu Jason. Ele admitiu que deveria ter sido mais cuidadoso com seu tratamento no passado. "Fui um pouco estúpido."

No dia seguinte, deveríamos levá-lo ao hospital para que tomasse uma dose de nivolumabe e tivesse a lesão nas costas avaliada, para ver se estava respondendo às medicações. Enquanto nos aprontávamos, a conversa entre mãe e filho foi impagável.

"Jason", disse Cathy, "tem algumas coisas que quero perguntar ao médico."

O rosto e o corpo dele estavam contraídos de tensão. Era como se ele estivesse se contendo, tentando não explodir, mas finalmente explodiu. "Mãe, você não é médica. Isso não tem nada a ver com você."

"Sei disso, Jason. Não vou confrontar os médicos. Só quero fazer algumas perguntas."

"Você não vai confrontar os médicos, mãe!"

"Foda-se, você está certo, eu vou confrontar os médicos, sim!"

Tão rápido quanto irrompeu, a tensão se dissipou.

"Vou lá fora para fumar."

"Boa ideia, mãe, bom cigarro."

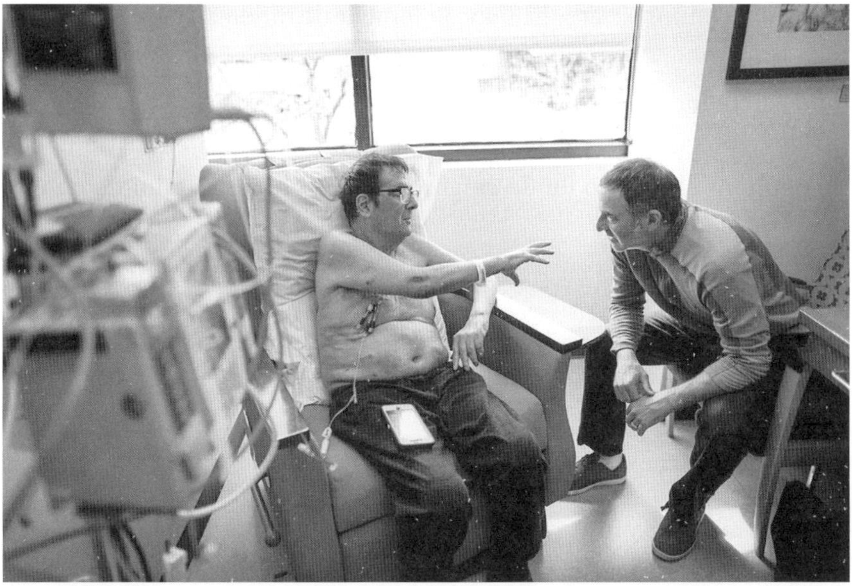

*O dia em que o autor levou Jason ao hospital, na primavera de 2016. Não seria a típica visita de rotina que eles esperavam. (Nick Cote/*The New York Times*)*

Uma hora depois, levantamos Jason da cadeira. Ele me deu a mão, descemos as escadas e o coloquei no carro que eu havia alugado.

No hospital, Cathy tentou manter a calma, mas tudo era muito confuso. O dr. Brunvand disse a eles que as imagens das costas de Jason mostraram que a lesão "provavelmente representava um tumor". Ele achava que aquilo poderia explicar uma fratura por compressão nas costas de Jason, causada pelo tratamento.

No entanto, não era de todo impossível que as costas de Jason tivessem se despedaçado, como madeira podre, devido a anos de esteroides e quimioterapia enfraquecendo a estrutura óssea. O médico achou melhor prevenir do que remediar, e, portanto, dar continuidade ao tratamento contra o câncer. Os olhos de Jason se encheram d'água.

"Você é um animal", disse o dr. Brunvand. "Não uma preguiça, mas um tigre."

Jason estava com tanta dor que eles o internaram para fazer uma ressonância magnética de alta resolução do tumor e dos ossos envolvidos, bem como para administrar uma punção lombar de modo a aplicar a quimioterapia na coluna vertebral e diagnosticar se o câncer estava crescendo no fluido ao redor da coluna e do cérebro.

No dia seguinte, o paciente mostrou-se otimista. "Parece haver pouco ou nenhum câncer no fluido cerebrospinal. O tumor é mínimo ou está desaparecendo."

Em seguida viria a cirurgia nas costas, para reparar a fratura por compressão.

"A notícia é boa demais. É uma notícia incrível", disse ele. "Cara, eu tenho mais uma chance."

Algumas dúvidas começaram a me incomodar. Jason tinha mesmo tido câncer ou suas costas haviam se arrebentado como um efeito colateral de outra coisa? O dr. Brunvand me disse que todos os sinais apontavam para uma alta probabilidade de recaída, mas que era mínima e tratável. Havia sido a malignidade, intuía fortemente o oncologista, o motivo da fratura das costas.

De qualquer maneira, o corpo de Jason — o Festival da Vida que acontecia dentro de sua tenda já meio murcha — estava em desequilíbrio. Hoje, tendo aprendido muito sobre o sistema imunológico, consigo entender como seu corpo, mantido vivo à base de tantos medicamentos, estava tentando compensar de todas as formas, às vezes em excesso. Eu não conseguia imaginar como Jason poderia reencontrar o equilíbrio. Mas ele estava certo de que mais uma cirurgia nas costas bastaria, e ele ficaria de pé outra vez. Ele iria lutar. O plano era mantê-lo no hospital até a cirurgia e durante a reabilitação.

Nas semanas seguintes, nos falamos algumas vezes e trocamos mensagens de voz.

28/5/2016: "Ei, Matt, aqui é o J. Desculpe não ter retornado nem atendido suas ligações. Essa coisa de hospital é foda, violenta demais... Mas minha coluna sarou muito bem. Realmente preciso recuperar as forças a ponto de conseguir andar, e é isso, vou sair daqui, então é essa a situação. Não consigo acreditar que minhas pernas estejam tão fracas como estão, mas estou me fortalecendo dia após dia. É isso que estou fazendo. Espero que você esteja bem."

1/6/2016: "Ei, Matt, é o Greenie. Eu só queria te dizer que tenho ótimas notícias hoje. Recebi os resultados do PET-Scan. Estão totalmente limpos! Nada de Hodgkin no meu corpo. Isso é incrível, é uma ótima notícia, sem dúvida. Agora preciso sair daqui — espero que em duas ou três semanas, é o que imagino."

No final de junho, crise. Jason estava com dificuldades para respirar. Não queria comer. A enfermeira lhe deu mais um comprimido, para ataques de pânico, mas, mesmo assim, ele não queria comer. Colocaram um tubo de alimentação em Jason. Ele ficou não responsivo. Não fazia muito sentido para o dr. Brunvand, que a princípio anotou: "Suas contagens parecem perfeitas, e a tomografia computadorizada é completamente normal".

Antes de ficar não responsivo, Jason comentou com Beth que estava desistindo e queria morrer. Ele não aguentava mais a dor e as intermináveis estadias no hospital. "Ele tem todos os motivos para estar deprimido. Mas eu gostaria que superasse isso. Não vejo motivo para ele morrer. Eu não gostaria de jogar a toalha ainda", disse-me o dr. Brunvand.

Ele achava que Jason estava dando sinais de sofrimento emocional. Assim que chegaram mais resultados de exames, o dr. Brunvand acreditou ter entendido o problema. Os exames mostravam que o paciente estava vivendo um pico de inflamação, uma espécie de tempestade de citocinas. "Uma condição típica", explicou o dr. Brunvand, "da toxicidade provocada pelo nivolumabe."

A inflamação, ele supôs, estava prejudicando as funções neurológicas de Jason. Era uma espécie de coma, o dr. Brunvand disse à família. Eles lhe deram esteroides para retardar a tempestade. "Vamos ver se isso reverte as coisas e ele acorda com um sorriso."

Ele acordou três dias depois. Abriu os olhos e pediu para jantar. Quando fiquei sabendo, pulei da mesa e chorei de alegria. "Ele está vivo, Meredith. Ele está vivo!"

* * *

Ele ainda estava lá em julho, lidando com uma ou outra complicação. Eu estive no Colorado e passei no hospital no dia 27. Jason estava fraco e cansado. Ele me deixou uma mensagem no dia seguinte: "Ei, Rick, como você está? É o Greenie. Escuta só, cara, eu queria dizer obrigado pela visita, e espero que você tenha uma boa estadia aqui. Desculpe, eu estava meio fora do ar naquele dia, é estranho, isso vai e vem, mas, no geral, estou ótimo. Tenho uma biópsia hepática hoje e depois diálise, então é meio que um dia assustador, mas vou voltar, cara. Então vamos ver, cara, se vou poder sair. De qualquer forma, eu te amo, e obrigado por ter vindo."

Sua biópsia deu negativo para o câncer, mas sugeria que ele pudesse estar com insuficiência hepática. Depois da biópsia, Jason perdeu muito sangue pelo ponto onde fora feito o procedimento; ele voltou à sala de cirurgia para que o sangramento fosse estancado. As ameaças vinham de todos os lados.

A falência de órgãos é outro sinal de que o sistema imunológico está atacando o corpo, embora isso não seja, necessariamente, um efeito colateral do tratamento do câncer. Pode acontecer por diversos motivos. Jason foi informado de que precisaria passar o resto da vida fazendo diálise, na melhor das hipóteses, ou morreria de falência de órgãos antes mesmo de sair do hospital.

Essa notícia era coisa demais para ele. Já desesperado de dor, preso a uma cama de hospital, Jason — o maior de todos os sonhadores, a alma desbravadora — foi informado de que seria um paciente para o resto da vida. Ou, pelo menos, era assim que ele enxergava.

"Chega", Jason disse ao psicólogo que lhe deu o prognóstico. "Eu tentei da melhor forma que pude."

53

Do jeito de Jason

Em 10 de agosto, um dia depois dele declarar que havia desistido, Meredith e eu fomos ao hospital, sem saber em que estado encontraríamos Jason. Nós nos deparamos com um homem que, sem dúvida, já tinha passado pelo suficiente. Ele estava quase não responsivo, a cabeça para trás, a boca aberta. Sua mãe estava sentada ao pé da cama e Beth ao lado dele, alisando sua testa.

Contei novamente a ele algumas de nossas histórias dos dias de glória, como se ele pudesse ouvir, e todos nós tentamos rir.

A enfermeira aplicou morfina. Ele se acalmou. Havia rumores de que ele poderia durar só mais alguns dias. Cathy foi fazer um lanche rápido.

"Chegou a hora", minha esposa falou de repente. A respiração de Jason tornou-se ofegante, um padrão que Meredith, sendo médica, conhecia bem.

Beth afastou o cabelo da testa dele e o beijou ali.

"Adeus, meu querido amor", disse ela.

Jason deu um último suspiro.

Determinado como havia sido por toda a vida, ele tomou sua decisão e partiu. Era óbvio que escolhera aquele momento para que sua mãe, sua fiel torcedora, não tivesse que testemunhar.

Poucos minutos depois, em meio ao vácuo emocional e médico, me vi sozinho na cama de Jason, olhando para alguém que em cinquenta anos jamais estivera inerte.

"Eu te amo, Greenie", disse a ele. "Quero agradecer por jamais ter desprezado o cara baixinho. Espero que meu filho possa se comportar com essa mesma dignidade e essa mesma classe."

O funeral de Jason, alguns dias depois, foi poderoso, triste e engraçado. Em meu discurso, contei uma história dos tempos de faculdade, de como ele e Tom haviam ido de Boulder até Berkeley no Fusca que Jason herdara do pai. Os dois já tinham torrado a maior parte do dinheiro na altura de Wyoming, quando uma biela do motor quebrou e eles tiveram que pagar um mecânico para salvar o carro. Ao chegar a Reno eles tinham apenas cinquenta dólares e estavam com pouco combustível. Jason decidiu que a melhor coisa a fazer era... tentar dobrar aquele dinheiro em um cassino. Eles perderam quase tudo que restou no *blackjack*, dormiram no carro e gastaram os últimos cinco dólares num pacote de Doritos. Conseguiram chegar a Berkeley com o pouco de combustível, a tempo do pontapé inicial de um jogo de futebol. Jason era aquele que, com um único tanque de gasolina, ia mais longe do que qualquer outro cara que eu conheci. Contei que imaginava que ele estivesse no céu, naquele momento, dentro daquele Fusca, dirigindo para longe, talvez em direção a seu pai, Joel, que o esperava no paraíso, usando sua luva marrom de beisebol.

Escrevi um obituário para o *The New York Times* para atualizar o texto que eu publicara anteriormente — sobre a saga de Jason — falando da esperança em potencial na imunoterapia. Afinal de contas, ela havia dado a Jason mais um ano de vida.

Mas qual era o significado daquilo tudo, agora que Jason estava morto?

54

Os sentidos da vida

Quem eu penso que sou, batizando um capítulo de "Os sentidos da vida"?

Tampouco é um erro de digitação. Eu queria ressaltar *sentidos,* no plural.

Não sou arrogante a ponto de pensar que posso resumir tudo em um único sentido da vida.

Mas posso dizer, sem conversa fiada, que tenho uma boa noção de vários atributos essenciais da vida, vistos através das lentes do sistema imunológico. Essa rede é tão central à nossa existência, à nossa sobrevivência, que seu funcionamento intrínseco oferece elegantes lições para se ter uma vida melhor, até mesmo para se viver mais.

Cada uma delas vem da compreensão daquilo que torna o sistema imunológico tão eficaz. Ele existe há eras, foi afiado e polido pela evolução e, portanto, por definição, é muito bom naquilo que faz.

Primeiro, tudo está conectado. Câncer, autoimunidade, HIV, resfriado, alergia. O sistema imunológico, nossa elegante defesa, é o rio que atravessa todos os aspectos da saúde e do bem-estar. Ele corre em direção ao festival de nossas vidas, e o faz buscando equilíbrio e harmonia.

Ele busca a paz com o ambiente que o circunda. Essa é uma concepção muito diferente da que eu tinha quando comecei a aprender sobre o sistema imunológico e presumi — como suspeito que muitas pessoas também presumam — que suas principais atribuições são defender e atacar. Defender, sim; atacar, não necessariamente. Na verdade, o sistema imunológico procura o tempo todo manter a harmonia, não apenas restringindo seus ataques apenas aos mais indispensáveis, como cooperando com os organismos que o circundam e o invadem. Em essência, ele tenta discernir o que faz parte de si daquilo que é estranho, mas, ao fazer isso, não sai de antemão destruindo tudo o que é desconhecido.

Ele transformou em aliadas as bactérias que se desenvolviam dentro dele, e as bactérias transformaram o hospedeiro em aliado. Na realidade, se nosso sistema imunológico tivesse entrado em guerra com cada organismo classificado como diferente, a espécie não teria sobrevivido. Para que tenhamos um sistema totalmente eficaz, dependemos de uma cooperação contínua com as bactérias presentes no ambiente e em nosso intestino.

Essa constatação empresta uma sutileza profunda ao conceito do que é o *eu* e do que é o *outro*. O que é *forasteiro*, o que é *inimigo*, o que é *aliado*, o que é *parceiro*?

Isso mostra que nossa sobrevivência, como indivíduos e como espécie, estará garantida se houver cooperação. Pode parecer óbvio, mas a civilização, mesmo em tempos recentes, tem sido dominada pelo vaivém dos nossos competitivos instintos de cooperar e de se indispor, de ver o que as pessoas têm em comum ou explorar o que as separa. A lição que o sistema imunológico nos dá é que, quanto melhor for nossa capacidade de chegar a um consenso, mais aliados e armas teremos para enfrentar um inimigo comum maior.

Esse é um poderoso argumento em defesa da diversidade. Quanto mais variada for nossa "caixa de ferramentas" genética, mais opções e ideias teremos para possibilitar nossa sobrevivência como um todo. Bob Hoff era um marginalizado por excelência, um homossexual no Meio-Oeste dos Estados Unidos. Contudo, ele não tem que ser punido por ser diferente, mas sim, abraçado como um aliado em termos genéticos e culturais, um irmão, uma parte essencial de nossa sobrevivência geral.

Cientistas de vários países criaram a base do aprendizado que originou os medicamentos que impediram a morte de Jason e ajudaram Linda, e que ainda podem surgir das contribuições de Bob. Se aprendermos juntos e cooperarmos, podemos combater a autoimunidade, o câncer e o Alzheimer, e quem sabe quais outros inimigos aparentemente invencíveis.

O conflito é de certa forma inevitável. Sociedades e pessoas vão bater de frente, assim como, às vezes, nosso sistema imunológico precisa empregar uma defesa vigorosa. Mas ele nos adverte para tomar o caminho menos destrutivo possível para manter um equilíbrio sustentável. Quando não cooperamos, quando pendemos muito facilmente para o lado da guerra, literal e proverbial, física e verbal, armada e política, emulamos uma de nossas características mais autodestrutivas: um sistema de defesa em efervescência. Na verdade, entre os maiores equívocos que listei neste livro está a crença de que é melhor ter um sistema imunológico superpoderoso. Os comerciais estão por toda parte dizendo "Aumente sua imunidade!".

Errado.

O dr. Fauci, uma das referências mundiais no campo científico, diz que, quando vê comerciais de produtos prometendo fortalecer seu sistema imunológico, "tem vontade de gargalhar. Primeiro, existe a presunção de que seu sistema imunológico precisa ser estimulado, o que é muito provável que não seja verdade. Se você *realmente* for bem-sucedido em fortalecer seu sistema imunológico, poderá levá-lo a fazer algo ruim. Mesmo com os resultados extremamente positivos que estamos obtendo na aplicação da terapia imunológica contra o câncer, temos visto ensaios clínicos com efeitos colaterais muito, muito tóxicos. Ela não apenas suprime o câncer, mas coloca dentro de você um monte de coisas que deixam o sistema fora de controle".

Algumas das doenças mortais mais devastadoras desse festival que é a nossa vida surgem quando o sistema fica fora de controle, ainda que só um pouco. Fadiga, febre, problemas estomacais, erupções cutâneas, falência de órgãos, edema pulmonar, etc. Esses efeitos são tão devastadores que, em determinados momentos, é difícil distinguir os que são provocados pelo patógeno daqueles provocados pela inflamação. Às vezes, esses efeitos são de fato distúrbios autoimunes. Em outros casos, são episódios de agitação demasiada, fadiga, acne, feridas e problemas estomacais que entram em ação quando nossa elegante defesa se transforma em um estado policial.

O sistema imunológico nos ensina a pender para o lado da cooperação e da tolerância.

Isso é verdade também do outro lado da equação. Se você suprime deliberadamente seu sistema imunológico por meio de medicação, isso pode significar problemas. O dr. Fauci nunca tratou Merredith Branscombe — a mulher cuja autoimunidade continua sendo um mistério —, mas falei com ele sobre a situação dela e ele se solidarizou com seu dilema. Os mecanismos por trás da autoimunidade, por maior que tenha sido nosso aprendizado, permanecem obscuros, ainda que os tratamentos com anticorpos monoclonais tenham se tornado mais precisos.

"Em geral, você tem que receitar imunossupressores largamente inespecíficos", disse o dr. Fauci. "Isso, de um jeito ou de outro, implica toxicidades."

Há uma importante lição para a sociedade aqui. Em nossa busca por construir um mundo perfeito e eficiente, nós o corrigimos em excesso.

Como observei antes, é difícil citar uma única grande inovação que não tenha tido efeitos colaterais extraordinários. Quando os carros entraram em cena, passamos a ter uma liberdade de movimento muito maior e uma incrível eficiência, mas, ao mesmo tempo, as mortes relacionadas a acidentes dispararam; dirigir é, hoje, a coisa mais perigosa que a maioria das pessoas faz.

Com a industrialização dos alimentos, embalamos, processamos e transportamos comida e levamos mais calorias até um número maior de pessoas, ajudando a reduzir drasticamente a desnutrição. Nossos processos industriais permitiram a invenção da *junk food*, e a obesidade disparou em todo o mundo, dobrando em 73 países desde 1980, e aumentando na maioria dos outros. O diabetes é galopante. Dietas pobres estão matando aos milhões.

Uma bomba atômica pôs fim a uma guerra terrível. Essa mesma tecnologia nos mantém em constante perigo.

Com a televisão, os computadores e os telefones, as comunicações concretizaram aquilo que no século XIX era ficção científica, como mensagens de texto enviadas do Everest! Mas somos cada vez mais atraídos por penduricalhos, por qualquer novidade, pela descarga de dopamina quando narcisicamente tiramos uma *selfie* enquanto estamos dirigindo.

Processos industriais transformaram todas as facetas da vida, desde vestimentas e habitação até transportes e comunicações. Mas as chaminés das fábricas provocaram mudanças climáticas com riscos apocalípticos.

Indiscutivelmente, não existem medicamentos mais poderosos do que os antibióticos. Eles são vitais para nossa sobrevivência. Ponto final. Mas seu uso generalizado também ameaça impulsionar a evolução de bactérias que farão com que as pragas do passado pareçam um simples resfriado.

Esses exemplos não são argumentos contra o progresso. Isto não é papo de luditas. Mas é um argumento em prol da conscientização. Às vezes não podemos controlar nosso mundo e segurá-lo com tanta força sem acabar espremendo um pouco da vida que ele contém.

No caso do sistema imunológico, usamos engenharia demais. Isso cobrou um preço. Devemos aprender a, às vezes, deixar a natureza nos guiar.

É o que Merredith nos ensina. Ela aprendeu da maneira mais difícil.

Em dezembro de 2017, ela estava passeando com seus cachorros, apenas seis meses depois de termos feito a caminhada que contei no início do livro, quando ela me mostrou como sua pele inflamava ao sol. Um dos cachorros, Bam-Bam, parou de repente. Merredith tropeçou no cachorro e caiu em uma pedra. Sentiu uma dor intensa no braço.

Andando até o carro para ir ao pronto-socorro, ela podia ver que ele estava tão solto que parecia balançar ao vento.

O úmero estava tão fraturado que foram necessários 44 pinos e duas placas. O cirurgião lhe disse que suspeitava ser consequência de todos os medicamentos que ela havia tomado, os quais teriam enfraquecido seus ossos.

A jornada de Merredith me leva de volta aos desafios de mexer com o sistema imunológico. No fim das contas, ela passou a se tratar menos com a medicina moderna e mais com métodos primitivos, os segredos de nossas bisavós: ervas, repouso, comida, vitaminas, cúrcuma e amarena. Essas escolhas não foram feitas de maneira aleatória, tampouco são meros frutos da sabedoria popular. Alguns deles contam com estudos acadêmicos que atestam suas propriedades anti-inflamatórias. (Ela também se vale dos probióticos.)

Merredith conhece seus gatilhos: o sol — "principalmente o sol" —, o açúcar, os alimentos processados, o soro do leite.

Ela se tornou a capitã do próprio navio. "As pistas estavam lá e consegui encontrá-las. Eu pude ouvir meu corpo. Tomei as rédeas do que foi possível, e pesquisei outros sintomas e causas, descobrindo artigos e estudos mostrando, por exemplo, que pacientes autoimunes costumam ter grande deficiência de vitamina D. Então acrescentei esta vitamina à dieta. Eu já sabia, por experiência própria, que as do complexo B podem ser extremamente úteis para afastar a fadiga. Comecei a adicioná-las à minha água. E assim por diante, tudo tentativa e erro, até tecer um regime que parecia funcionar. Não é perfeito, mas é importante notar que *não estou pior* do que quando tomava medicamentos."

Muito do que escrevi aqui é uma celebração da ciência e dos medicamentos nascidos graças a ela. Minha intenção ao relatar casos como o de Merredith não é de fazer pouco caso do progresso humano. O melhor exemplo é o advento do antibiótico. Ajudou a dar início a uma jornada que, neste momento, oferece-nos outro marco incrível: a droga que proporcionou a Jason um ano a mais de vida. Desejo a todos, à minha família e a mim, o desenvolvimento de tratamentos que prolonguem e enriqueçam uma vida com qualidade.

O que a história de Merredith evidencia, porém, é que essas drogas — como nos ensina o sistema imunológico — devem ser usadas com um olho também no delicado equilíbrio que levou à sobrevivência de nossa espécie. Mesmo hoje, porém, estamos reduzindo drasticamente o uso de antibióticos para que o mesmo elemento que nos salva não provoque uma pandemia que ponha a civilização em risco.

A lição da história é procurar entender os riscos e as motivações das empresas que vendem medicamentos direcionados.

"A indústria farmacêutica fez um grande negócio desenvolvendo drogas e anticorpos específicos. Não aguento mais isso", disse o dr. Dinarello, que nos ajudou a compreender a febre e as interleucinas. "Psoríase, artrite, doença inflamatória intestinal. A indústria procura diferentes maneiras de tratar essas doenças — todas elas mirando as citocinas."

Mas os riscos incluem infecções, até mesmo câncer. Por quê? Porque, como você sabe agora, está mexendo com um sistema muito sensível.

"Imagine um paciente. Seu sistema imunológico está praticamente sob controle. O médico diz a ele: 'Você vai se sentir um pouco melhor se adicionar esse anticorpo. Existe o risco de infecção, mas podemos cuidar disso'", explica o dr. Dinarello. "Os pacientes correm o risco."

Muito dinheiro está em jogo, disse, e acrescentou: "Basta olhar para os anúncios na TV".

Os lucros são gigantescos. Há uma boa chance de que o uso desses fármacos possa ajudar a salvar sua vida ou a de seus filhos e netos. E uma maior ainda de que haja efeitos colaterais.

Por coincidência (ou talvez não), na mesma noite em que entrevistei o dr. Dinarello sobre esse assunto, eu assistia ao noticiário, quando passou o anúncio de um medicamento chamado Otezla, usado para tratar psoríase. O anúncio citava uma lista de possíveis efeitos colaterais, que por si só não eram muito diferentes dos da maioria dos anúncios de medicamentos. Alguns pareciam bastante típicos, como náusea e diarreia, mas outros se destacavam. "Alguns pacientes relataram depressão e tendências suicidas."

No momento em que as conexões entre inflamação e humor se tornaram mais claras para mim, esses efeitos colaterais potenciais passaram a parecer mais reais, não só "coisa de cabeça".

Abri o site da empresa e lá encontrei informações complementares. A seção de perguntas frequentes sobre o Otezla diz:

> A forma exata como o Otezla age em pessoas com psoríase ou artrite psoriática não é inteiramente compreendida. Com base em estudos de laboratório, o que se sabe é que o remédio bloqueia a atividade de uma enzima do organismo chamada fosfodiesterase 4 (PDE4). A PDE4 está presente no interior das células inflamatórias do corpo, e acredita-se que ela afete o processo de inflamação. Ao bloquear a PDE4, o Otezla influencia indiretamente na produção de moléculas inflamatórias, ajudando a reduzir a inflamação.

Para o dr. Dinarello, a questão dos efeitos colaterais desses medicamentos enfatiza uma mensagem simples: "Ela mostra quão sensível à supressão é o sistema imunológico".

Comprador, atenção. Esteja ciente. Cuidado. **Se for mexer com o sistema imunológico, faça por sua conta e risco.**

Para aqueles que buscam um caminho diferente, como Merredith, há coisas que podemos administrar e que a ciência já nos mostrou que são poderosas. Os melhores exemplos são aqueles sobre os quais temos pleno controle: sono, exercícios, meditação e alimentação.

O sono e a prática de exercícios exercem um papel fundamental na manutenção do sistema imunológico, em parte, por impedir que o sistema adrenal entre em atividade muito intensa. Quando isso ocorre, a adrenalina — epinefrina e norepinefrina — pode dar início ao ciclo no qual são liberadas citocinas, provocando inflamação, desequilibrando o sistema, acarretando mais insônia e mais adrenalina. Não apenas a inflamação pode aumentar, mas outras partes do sistema imunológico podem ficar comprometidas, com a capacidade de ação prejudicada. Ao mesmo tempo, o festival se torna suscetível a células imunológicas excessivamente zelosas e a patógenos que não são contidos como deveriam, como o vírus do herpes.

Seguir o chamado "estilo de vida tipo A"[5] é uma ótima forma de fazer seu sistema imunológico entrar em parafuso, e sem final feliz. Linda Segre é um bom exemplo disso.

Com relação à alimentação, um conceito básico: quanto menos tóxicas as coisas que você coloca em seu corpo, menor a probabilidade de seu corpo gerar, ou precisar gerar, uma resposta inflamatória. Quando há uma presença estranha — digamos, fumaça de cigarro —, tal presença provoca

[5] A teoria da personalidade de tipo A e de tipo B, proposta pelos cardiologistas americanos Meyer Friedman e Ray Rosenman na década de 1950, atribui à personalidade de tipo A um perfil mais perfeccionista, competitivo, ambicioso e altamente organizado, em contraposição à personalidade de tipo B, mais relaxada, menos neurótica e menos frenética, com tendência a pôr menos pressão sobre si mesma. (N. E.)

uma sucessão de mazelas, incluindo inflamação e a necessidade de reconstrução do tecido danificado. Quanto mais vezes ocorrerem tais danos, maior a probabilidade de as novas células serem malignas, com a terrível combinação que leva a um câncer bem-sucedido. No que compete à alimentação, a ciência associa os riscos às substâncias não naturais que digerimos, aditivos, substâncias químicas e invenções industriais que não são comida de verdade. Elas tornam mais provável que seu sistema imunológico tenha pouca escolha senão reagir.

Há ainda mais evidências reforçando o valor da prática de exercícios por toda a vida. Um estudo em particular, publicado em 2018, demonstra a importância dos exercícios para o sistema imunológico e a longevidade. A análise analisou o sistema imunológico de pessoas com idades entre 55 e 79 anos, comparando pessoas sedentárias com ciclistas regulares. As pessoas que se exercitavam mostravam várias diferenças cruciais em suas elegantes defesas: os atletas produziam mais células T novas a partir do timo e tinham menos citocinas, que provocam a deterioração do timo. A conclusão do estudo é que os exercícios retardam o processo natural de envelhecimento do sistema imunológico.

Essas dicas não são novidade, mas talvez, neste momento, você possa pelo menos ver a base científica por trás delas e a forma como elas estão relacionadas ao sistema imunológico.

Ou você pode seguir o exemplo do dr. Ephraim Engleman, um gigante da imunologia que, para a maioria dos padrões, viveu para sempre. Com 104 anos, ele conseguiu renovar sua carteira de motorista. Ele ia e voltava dirigindo para o escritório, onde estudava doenças autoimunes. Morreu pouco antes de seu 105º aniversário. Ele estava em seu laboratório, na Universidade da Califórnia em San Francisco, onde desenvolveu pesquisas pioneiras sobre as causas e a cura da artrite reumatoide. O ano era 2015.

Um obituário publicado pela universidade listou seus segredos para a longevidade: *Evite viagens aéreas, faça muito sexo, continue respirando e, especialmente, curta seu trabalho, seja ele qual for, ou então mude de área.*

É isso.

Amarro esses pontos usando minhas próprias observações, baseadas em minha pesquisa como um todo. Quanto mais ativo você se mantém, corpo e mente, mais você sinaliza para seus sistemas internos que continua a desempenhar um papel vital para sua própria sobrevivência e para a da espécie. Isso leva a um ciclo virtuoso no qual os principais mecanismos internos não param de se regenerar, permitindo que você desempenhe um papel vital e, com isso, impulsione o ciclo. Por outro lado, se você ficar estagnado, física e mentalmente, o sistema recebe a mensagem de que você está desistindo e de que ele não precisa "desperdiçar" recursos com sua sobrevivência.

Por fim, entre todas essas lições está a maior surpresa que tive ao escrever este livro. Vou chamá-la de "O sentido de Jason".

55

O sentido de Jason

Quando comecei a escrever esta história, logo que Jason se levantou do leito de morte, seu câncer tendo desaparecido milagrosamente, achei que estivesse preparando um livro sobre a busca pela imortalidade. A jornada dos imunologistas estava chegando a um ponto em que poderíamos ressuscitar as pessoas. Em termos de espécie, liderados por um grupo de cientistas brilhantes do mundo todo, estávamos descobrindo como manipular o sistema imunológico de modo que pudéssemos prolongar a vida por um tempo ainda desconhecido.

Foi a primeira pergunta que passei a fazer: estamos planejando viver muito, muito tempo? Como não ficar admirado? Isso tudo tem a ver com a imortalidade?

É absolutamente justo dizer que a jornada para aumentar a expectativa de vida tem sido uma característica definidora da condição humana.

Se a busca tem sido a imortalidade, fracassamos de forma lamentável. Sim, estamos vivendo mais e melhor, mas o máximo que temos para mostrar é a pessoa que ocasionalmente chega aos 110 anos. Trata-se de um vislumbre. Agora entendo uma das razões disso. Nosso sistema imunológico está nos matando.

Você leu direito. A rede de defesa, tantas e tantas vezes tida como a chave para a saúde, e ela sem dúvida o é, desempenha um importante papel na maneira como a história de Jason terminou, e no modo como todas as nossas histórias terminarão.

A razão subjacente para esse particular sentido da vida vem de vários aspectos-chave do sistema imunológico, atributos que expus ao longo deste livro.

Um deles tem a ver com as permutas que o sistema imunológico faz constantemente para manter as coisas em equilíbrio no Festival da Vida. Vejamos, por exemplo, a cicatrização. O sistema tem que permitir que nossas células se dividam para que possamos cicatrizar após uma lesão. Ele promove o desenvolvimento de novas células, facilita o acesso a sangue e nutrientes, permite que o festival prospere. Mas essa concessão inclui uma alta possibilidade — às vezes inevitável — de que células malignas prosperem.

"O câncer acontece em todo mundo", disse o dr. Jacques Miller, que muito tempo atrás descobriu o papel do timo, quando discutimos o significado do sistema imunológico e da vida. O cérebro vai falhar, os órgãos vão parar, os pulmões vão ser inundados. Algumas dessas coisas se devem ao colapso de nossas defesas, algumas a um patógeno avassalador, mas outras, como o câncer, surgirão com a cumplicidade do próprio sistema imunológico.

A razão para isso é que ele não evoluiu para nos defender como indivíduos. Ele evoluiu para defender nosso material genético e a espécie como um todo. Ele faz um trabalho extraordinário ao nos manter vivos até nos reproduzirmos e criarmos nossos descendentes. Depois disso, faz um trabalho ainda melhor de nos tirar do caminho.

"A evolução decretou que não podemos viver para sempre", disse o dr. Miller. "A natureza e a evolução, decretaram que você tem que abrir caminho para a geração seguinte."

Ruslan Medzhitov, o pesquisador de Yale cujo trabalho pioneiro jogou luz sobre o sistema imunológico inato, ecoou esse pensamento e acrescentou a observação de que nenhum reparo medicinal que inventarmos nos fará viver para sempre. "Não existe uma solução definitiva. Não existe almoço grátis. Se curarmos o câncer, haverá mais casos de doenças neurodegenerativas. Se curarmos as doenças neurodegenerativas, uma grande praga acometerá pessoas com cem anos de idade. Não existe solução definitiva, nem deveria haver."

Mas essa realidade carrega uma luz de esperança. "Temos que distinguir entre expectativa de vida e expectativa de *saúde*", disse Medzhitov. "Você não quer viver para sempre, mas quer estar saudável enquanto envelhece."

É isso que todas essas invenções e inovações nos proporcionaram: um pouco mais de vida e muito mais conforto à medida que ficamos mais velhos. Menos dor, menos ansiedade, menos doenças incapacitantes. Menos fragilidade.

Como espécie, temos lutado pela imortalidade e obtido apenas um distante segundo lugar. Mas o terceiro era bem ruim, com mortes prematuras e agonia.

O sentido de Jason mantém dois princípios antagônicos em primoroso equilíbrio: devemos continuar lutando, sonhando e colocando em prática todas as paixões que nos trouxeram até aqui, ao mesmo tempo que seria muito melhor se aceitássemos a morte. Esta não é apenas inevitável, não apenas está programada em nosso ser e é favorecida de diversas formas por nosso sistema imunológico. Ela é essencial para nossa sobrevivência.

Não é fácil dar esse salto de ser guiado pelo pavor da morte e, ao mesmo tempo, abraçá-la com humildade e graça. A conservação da nossa saúde consiste em criar esse equilíbrio, tão elegante quanto o conquistado pelo próprio sistema imunológico.

No dia 1º de janeiro de 2017, eu estava de volta ao Colorado, colocando a família no carro depois de passar o dia esquiando, quando meu celular tocou. Achei que fosse entrar na caixa postal. A neve caía em flocos pesados, e eu estava preocupado. Mas quem ligava era Guy Greenstein, irmão de Jason, e tive uma sensação estranha.

"Oi, Guy."

"Oi, Matt. Tenho más notícias. Minha mãe morreu."

Guy encontrara a mãe desmaiada perto da porta do banheiro. Parecia que tinha sido o coração, fulminante.

"O legista me perguntou: 'Eu não te vi há pouco?'."

Descanse em paz, Catherine Greenstein.

Seis meses depois, perdi minha avó amada, Anne Richtel, poucos dias antes de seu centésimo aniversário.

Em outubro de 2017, Ron Glaser passou para o setor de assistência a pacientes terminais na unidade de cuidados da memória. Ficou confinado a uma cadeira de rodas, por causa do risco de queda. Ele não entendeu muita coisa.

"Posso colocar meu rosto a dois centímetros dele, e, mesmo assim, seu olhar me atravessará como se eu não estivesse ali", disse-me Jan Kiecolt--Glaser. Com seu espírito singular, ela conseguiu encontrar o lado bom. "Ainda há momentos mágicos quando ele me reconhece e sorri."

Dois meses depois, em 27 de dezembro de 2017, quase um ano após a morte de Cathy, o dr. Ben Barres, guru da demência e do sistema imunológico, faleceu. Tinha 63 anos. Esperava, como me disse, que a imunoterapia lhe desse algum alívio, tal qual dera a Jason. Ele deixou um legado gigantesco, que poderá um dia nos poupar da cruel ignomínia da demência. O dr. Barres incorporou a prova do valor da diversidade. Nascido mulher, se tornou homem e enxergou o mundo através de um olhar diferente, que talvez tenha permitido a ele ver o que os outros não podiam.

Ao longo deste projeto, a morte foi e voltou. Este, como mencionei, não era o ponto ao qual eu pretendia chegar. Pensei em contar a história de Jason dirigindo seu fedorento Ford Windstar até Denver para tomar sua injeção, acordar um dia com sua namorada dizendo que o tumor tinha desaparecido e, depois, partir para mais uma aventura. Pensei que ele fosse encher o mundo de causos e fumaça, parando rapidamente num 7-Eleven para fazer um lanchinho. Nessa história de sobrevivência, imaginei, residiria uma esperança para todos nós.

Não poucas vezes, depois da morte de Jason, e até bem antes, passei a enxergá-lo sob uma ótica nova e particular. Eu o via como um filho — o filho que perdeu o pai. Essa perspectiva é dolorosa para mim porque o meu próprio filho tem 10 anos. Assim como Jason, ele é atleta — o Prodígio 2, como o chamava. Sou o treinador de Milo, assim como o pai de Jason o treinava. Como os dois, meu filho e eu somos unha e carne. Assim como a maioria dos pais e filhos. Minha filha, Mirabel, tem 8 anos, uma alma criativa, divertida e amorosa; uma criança magnífica, como seu irmão. Não me atrevi a sonhar com essa prole, mas de alguma forma o fiz. O possível horror de deixar para trás um filho e uma filha, uma família, ou perder um deles, tornou-se palpável. Como muitos, penso todos os dias no quanto sou abençoado. Diariamente manifesto um pouco mais de gratidão. Nosso tempo neste Festival da Vida é finito. Isso é lindo. Isso dói.

Graças à ciência e à sabedoria, hoje temos mais conforto à medida que envelhecemos, e mais conhecimento sobre como nosso corpo funciona, para fazermos escolhas melhores. Quando a doença chegar, teremos mais um ano, ou dois ou dez. Os Argonautas nos deram o milagre dos dias extras, e, quando minha hora estiver chegando, vou devorar com gratidão cada minuto a mais que me for dado.

Velo também outro motivo para ter esperança. Os presentes que o aprendizado humano nos deram surgiram graças a uma cooperação extraordinária, por meio de experimentos que arrancaram suor e sorrisos — em laboratórios, sim, mas também em casas, no Parlamento, e nos "dois passos para a frente, um passo para atrás" dos avanços culturais, políticos, sociais e científicos. Não vamos driblar a morte inevitável, não como indivíduos. No entanto, olhando por outro ângulo, o Festival da Vida pode continuar se encontrarmos a harmonia do ponto de vista da espécie. Talvez, quando chegar a hora, eu tenha sido capaz de dar aos meus filhos ferramentas que eles levarão consigo e que nos colocarão mais próximos da paz, uma molécula de cada vez.

Depois da morte de Jason, fiquei ao pé de sua cama e o agradeci. Dependendo da situação, cada um de nós pode ser o cara baixinho, como ele, ou o grandalhão, o necessitado ou o que pode ajudar, o suplicante, o amigo, o valentão ou o antagonista. Cada um de nós, como pequenos agentes microscópicos dentro de um organismo maior, tem um poder descomunal para demonstrar capacidade de cooperação, para encontrar harmonia, para acentuar as hostilidades ou enfraquecê-las.

A profunda amizade que acabei por desenvolver com Jason resume uma lição comovente ensinada pelo sistema imunológico. Estamos todos no mesmo barco.

AGRADECIMENTOS

Um dia, fazendo pesquisas para este livro, eu conversava sobre o sistema imunológico com o dr. Mike McCune, pesquisador e clínico da Universidade da Califórnia em San Francisco. Passamos horas falando sobre vários tópicos. Agradeci a ele pela generosidade em ceder seu tempo.

Ele disse: "Estou tentando formar o imunologista mais eloquente do mundo."

Perguntei a ele o que queria dizer com aquilo, e o pesquisador explicou que a imunologia precisa de um tradutor, alguém para dar vida a seus conceitos e explicá-los para o público.

Dr. McCune, espero que sinta que seu tempo foi investido com sabedoria. Esse é um desejo que tenho em relação a dezenas e dezenas de cientistas e médicos com quem tenho uma dívida incrível. Esse grupo inclui os homens e mulheres sobre os quais escrevi e que citei no livro, e muitos outros cujos nomes não estão incluídos aqui, mas cujos tempo e sabedoria se revelaram inestimáveis para mim. Por favor, aceitem minha mais profunda gratidão por sua paciência, seu bom humor e, acima de tudo, seu trabalho científico. Vocês salvaram, fortaleceram e prolongaram muitas vidas.

Obrigado a Dorsey Griffith por sua assistência na pesquisa de pacientes. Vicki Yates, você tem sido uma dádiva divina neste e em outros projetos.

Tenho sorte de ter encontrado uma família na William Morrow. Peter Hubbard, editor e amigo, obrigado por seu bom humor, pela paciência em explicar as coisas e por sua grande sabedoria. Obrigado a Nick Amphlett, sempre presente, sempre disposto. Muito obrigado, como sempre, a Liate Stehlik, editora, amiga e imperturbável capitã do navio nos mares revoltos do mundo dos livros.

Laurie Liss, minha agente e irmã levemente distante, muito amor. Nossa árvore ainda não está morta.

Tenho uma tremenda dívida com Douglas Preston, escritor e professor de renome internacional, que assumiu o papel de ouvinte e editor recorrente deste livro. Eu não poderia ter pedido um conselheiro melhor.

Agradecimento e amor à minha esposa, Meredith Jewel Barad, o alicerce de toda esta maldita coisa, a Milo e Mirabel, nossos anjos, e Uncle Mort e Pickles, nossos animais de estimação. Obrigado, mamãe e papai.

Ao dr. Mark Brunvand: você passou horas compartilhando, explicando, abrindo seu coração, tornando-se professor e amigo. Obrigado por tudo isso e por toda uma vida passada fazendo o mesmo com muitos de seus pacientes, orientando os ignorantes.

A Bob Hoff: vou carregar para sempre sua história, porque ela me ensinou muito sobre coragem. Você atravessou um período brutal deste país e, claro, de sua própria saúde e da morte de tantos amigos. Sua dignidade me comove. Obrigado por ter sido tão aberto. Acho lamentável que ainda restem bolsões de preconceito, e torço, com todas as forças, para que essa doença, a autoimunidade de intolerância, desapareça antes que leve à catástrofe.

A Linda Segre: ofereço três palavras: graça sob pressão. Eu me dei conta de que não pode ser tão fácil quanto você às vezes faz parecer. Tenho certeza de que o leitor compartilha da minha gratidão por você ter dividido comigo os desafios de construir seu próprio caminho enquanto lutava contra os demônios da autoimunidade.

A Merredith Branscombe: por favor, aceite uma dose dupla de agradecimento. Você me contou sua história e agiu como um ajudante de campo com olhos perspicazes em meu raciocínio jornalístico. Sua experiência como escritora e criadora adicionou uma camada de boas ideias que levou esta empreitada um patamar acima. Obrigado.

À família de Jason e a Beth: palavras não bastam. Vocês me trataram como um irmão. Sinto muito pela perda de Jason e por Cathy. Ela era uma explosão de ser humano, engraçada e calorosa, certamente a fonte do combustível de Jason.

Jason.

De vez em quando, converso com ele. Em geral, é um sussurro depois que Milo, meu filho, fez algo especial no campo de beisebol. “Greenie”, eu digo, “eu teria te ligado para falar sobre isso.” Ou “Você viu isso, Greenie?”.

Você estará sempre em meu coração. Eu me sinto abençoado por termos chamado um ao outro de amigo. Sua luz continua a brilhar.

ÍNDICE REMISSIVO

Nota: números de página em itálico fazem referência a imagens.

Este livro foi impresso pela Vozes, em 2024, para a HarperCollins Brasil.
O papel do miolo é avena $70g/m^2$, e o da capa é cartão $250g/m^2$.